개정판

인체해부학
컬러링 실습노트

저자 김항래(서울대학교 의과대학 교수)

HUMAN ANATOMY COLORING BOOK NOTE

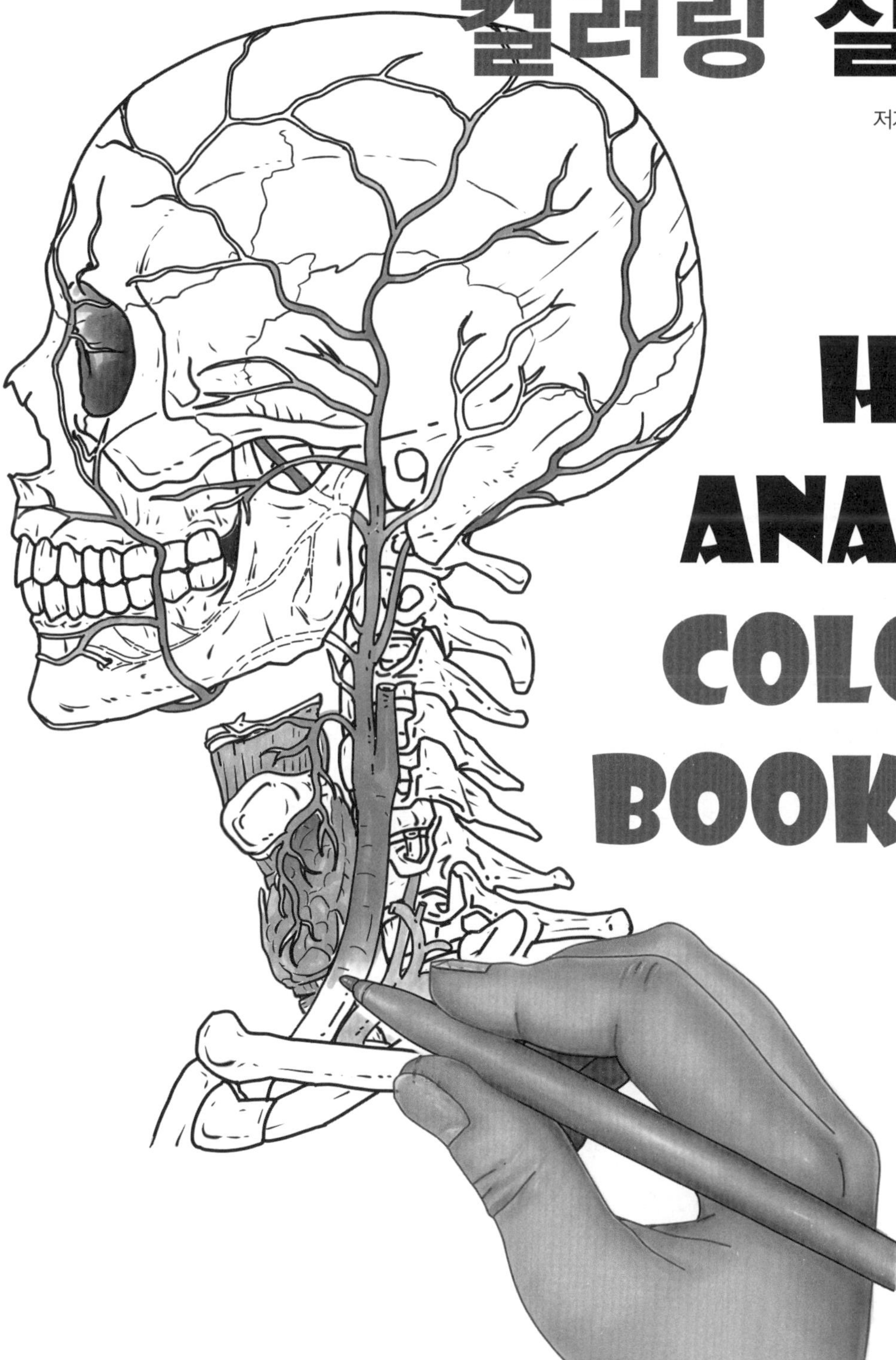

머리말

본서인 〈인체해부학 컬러링 실습노트〉는 의학을 공부하는 의대생 및 간호, 물리치료, 작업치료, 임상병리, 방사선, 응급구조, 보건행정, 의무행정, 치위생, 치기공, 피부미용, 약학, 미술, 체육 등 사람을 대상으로 하는 모든 분야의 교육과정에서 인체의 형태학적인 구조와 기능을 이해하는데 필수 과목으로 그 범위가 광범위하게 넓혀져 있습니다.

본서는 다년간 인체해부학을 강의해 오신 교수님들이 인체해부학을 보다 빠르고 쉽게 기억할 수 있는 방법으로 내실있는 해부학컬러링 실습서가 반드시 필요하다는 공감대가 형성되어 본서를 발간하게 되었으며 BM시리즈 2 인체해부학 교재에 부합하도록 편집하였습니다.

본서는 인체해부학을 공부하는데 꼭 필요한 그림들을 선정하여 깨끗하고 정교한 일러스트그림들을 12장으로 나누어 해부학을 공부하는 학생들이 흥미를 가지고 색칠을 직접 하면서 이해하기 어려운 인체의 명칭을 자연스럽게 기억할 수 있도록 그림들을 편집하였습니다.

계통별로 1장 서론, 2장 골격계, 3장 관절계, 4장 근육계, 5장 신경계, 6장 내분비계, 7장 순환계, 8장 호흡계, 9장 소화계, 10장 감각계, 11장 비뇨계, 12장 생식계 등으로 구성하였습니다.

짧은 시간동안 원고정리에 미흡한 점들이 많으리라 생각되며, 앞으로 더욱 보완하여 해부학을 공부하는 학생들에게 최고의 인체해부학 실습서로 거듭날 것을 약속드리면서 많은 독자여러분들의 아낌없는 지도편달을 바랍니다.

끝으로 어려운 여건 속에서도 본 〈인체해부학 컬러링 실습노트〉가 나올 수 있도록 격려와 협조를 해주신 도서출판 의학서원 김지연 사장님과 오랜 시간동안 일러스트작업에 정성을 다해주신 강서구 선생님 및 직원 여러분들께 감사를 드립니다.

서울대학교 의과대학 해부학교실 **김 항 래**

목차

1장 서론

2장 골격계

3장 관절계

4장 근육계

5장 신경계

6장 내분비계

7장 순환계

8장 호흡계

9장 소화계

10 장 감각계

11 장 비뇨계

12 장 생식계

정 답

1장

서론

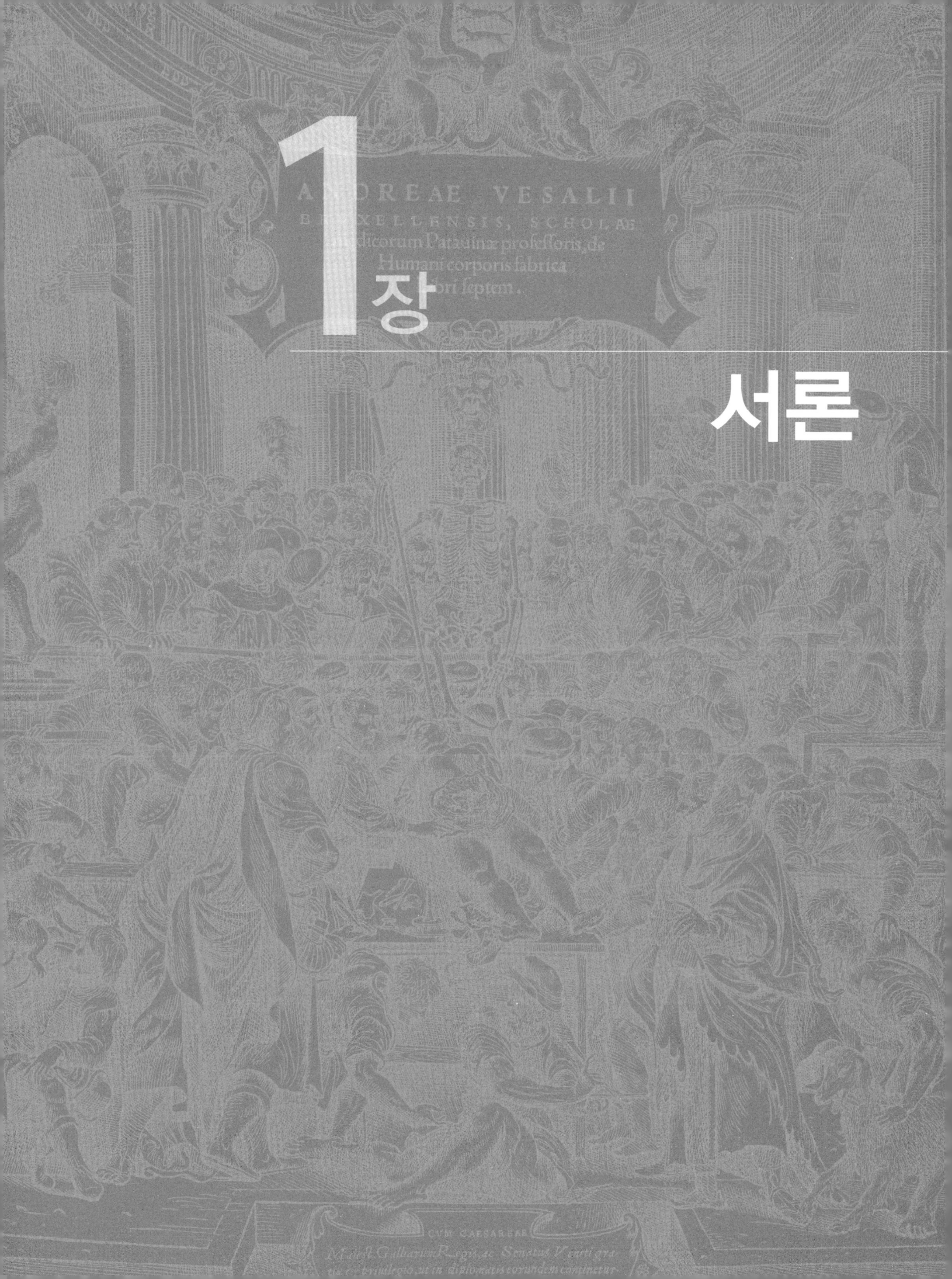

인체의 구분

인체의 표면은 뼈와 근육에 의한 굴곡을 기준으로 구분되어 이름이 붙었다. 인체 내부에는 장기가 들어 가는 공간이 있다.

■ 몸 표면의 구분

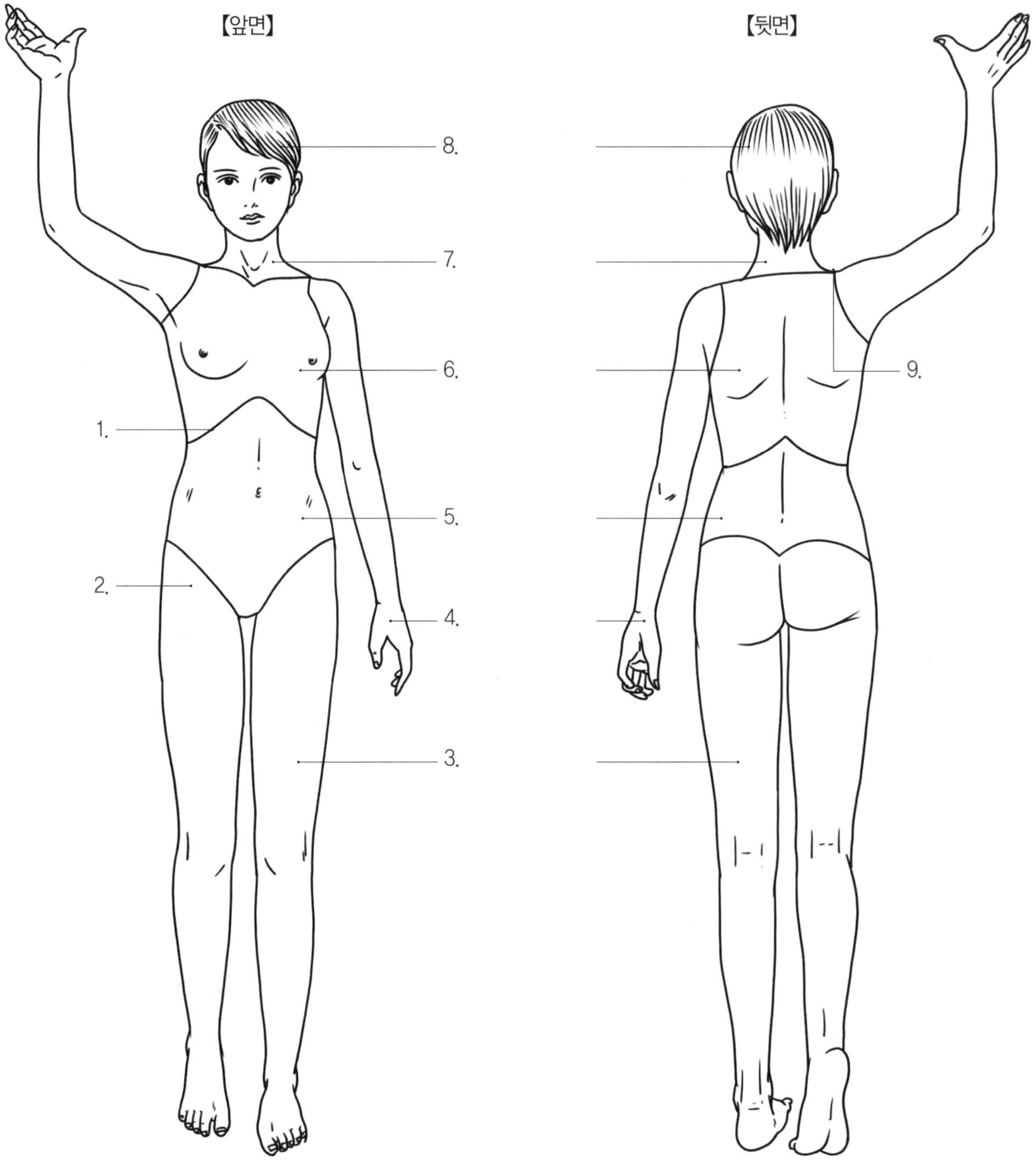

■ 인체 내부의 공간

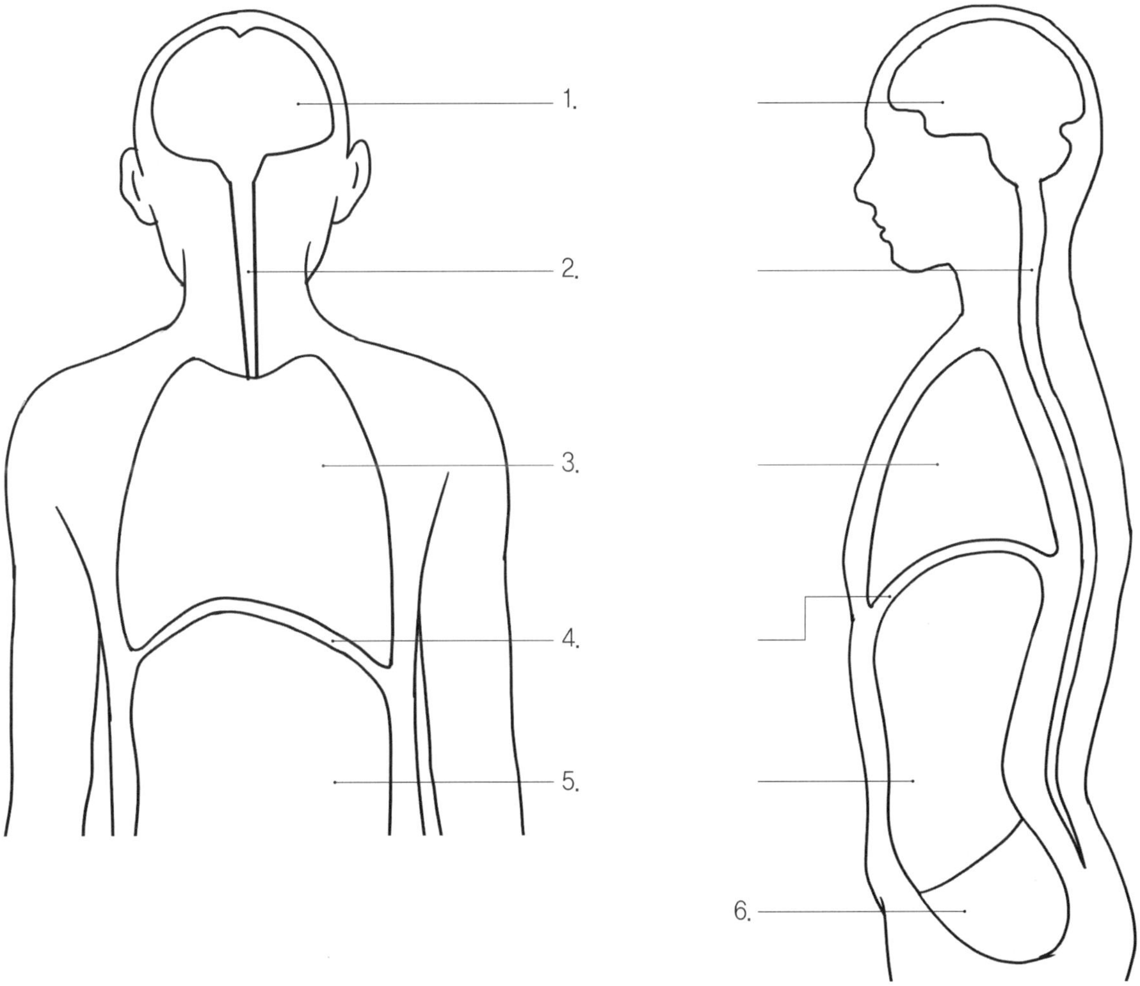

해부학 용어

인체의 내부 구조를 표현하기 위한 단면에는 3가지 기준면이 있다. 또, 2가지 부위의 위치관계를 표현하기 위한 용어가 있는데, 해부학적 자세에 따라 규정된다.

■ 인체의 단면을 표현하는 용어

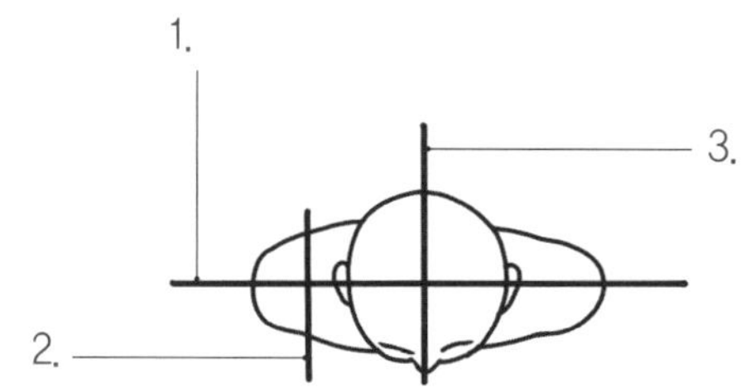

수직면(vertical plane)이란 지면에 수직인 단면을 말하며, 인체의 앞 · 뒤축에 평행한 시상면과 오른 · 왼쪽을 연결하는 관상면이 여기에 해당한다.

【 정중면 】

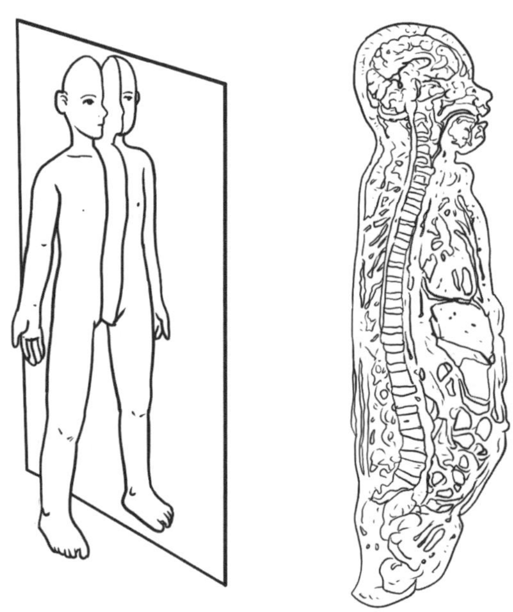

인체의 중심을 관통하여 오른 · 왼쪽으로 나뉘는 앞뒤 방향의 면

【 시상면 】

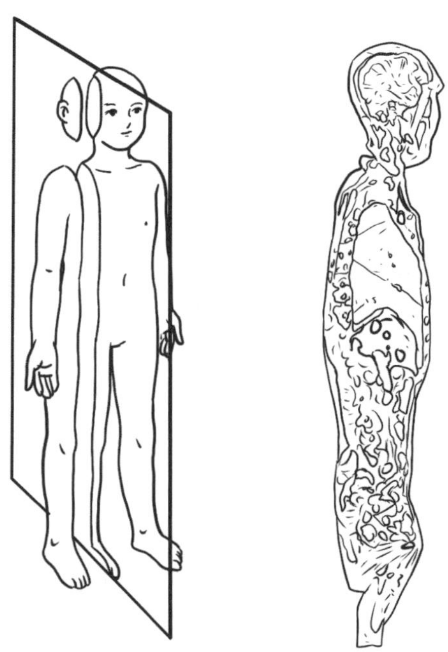

정중면에 평행한 면

【 관상면 】

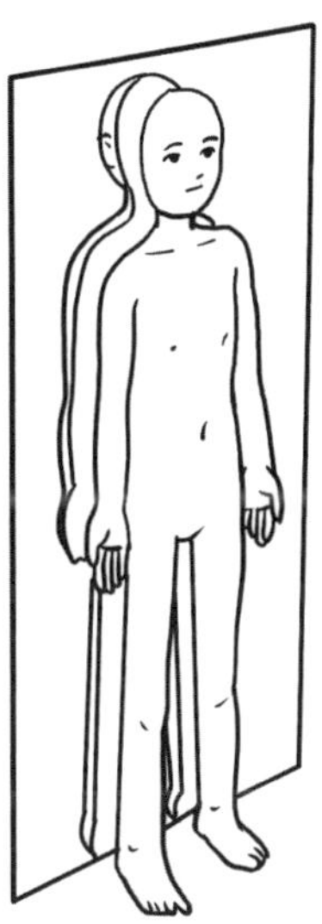

인체의 오른 · 왼쪽을 연결하여
앞뒤로 나누는 면

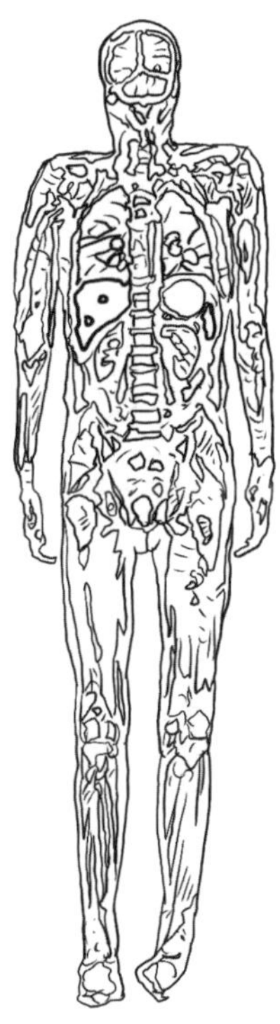

【 수평면 】

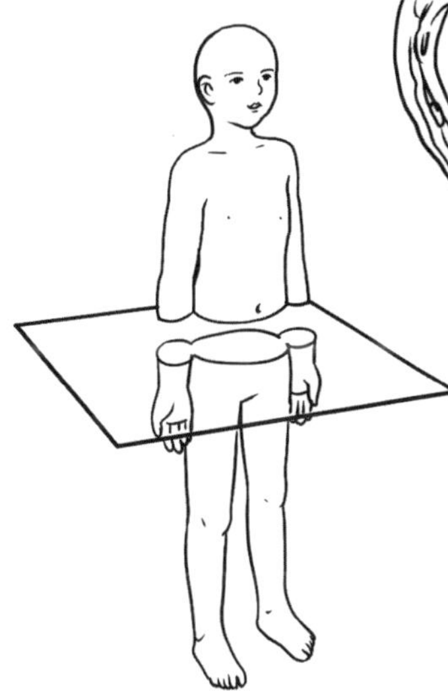

지면에 평행한 면

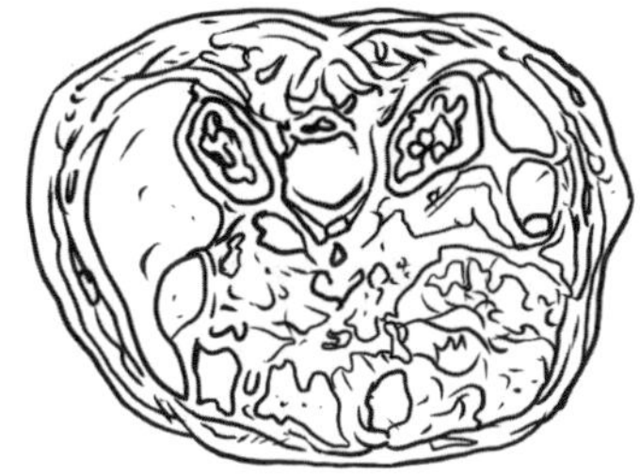

배의 수평단면

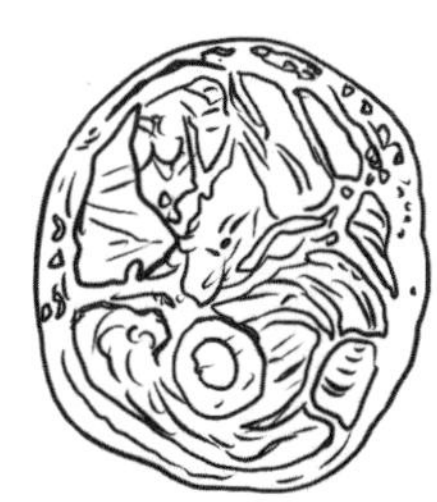

넙다리의 수평단면

■ 몸의 방향을 표현하는 용어

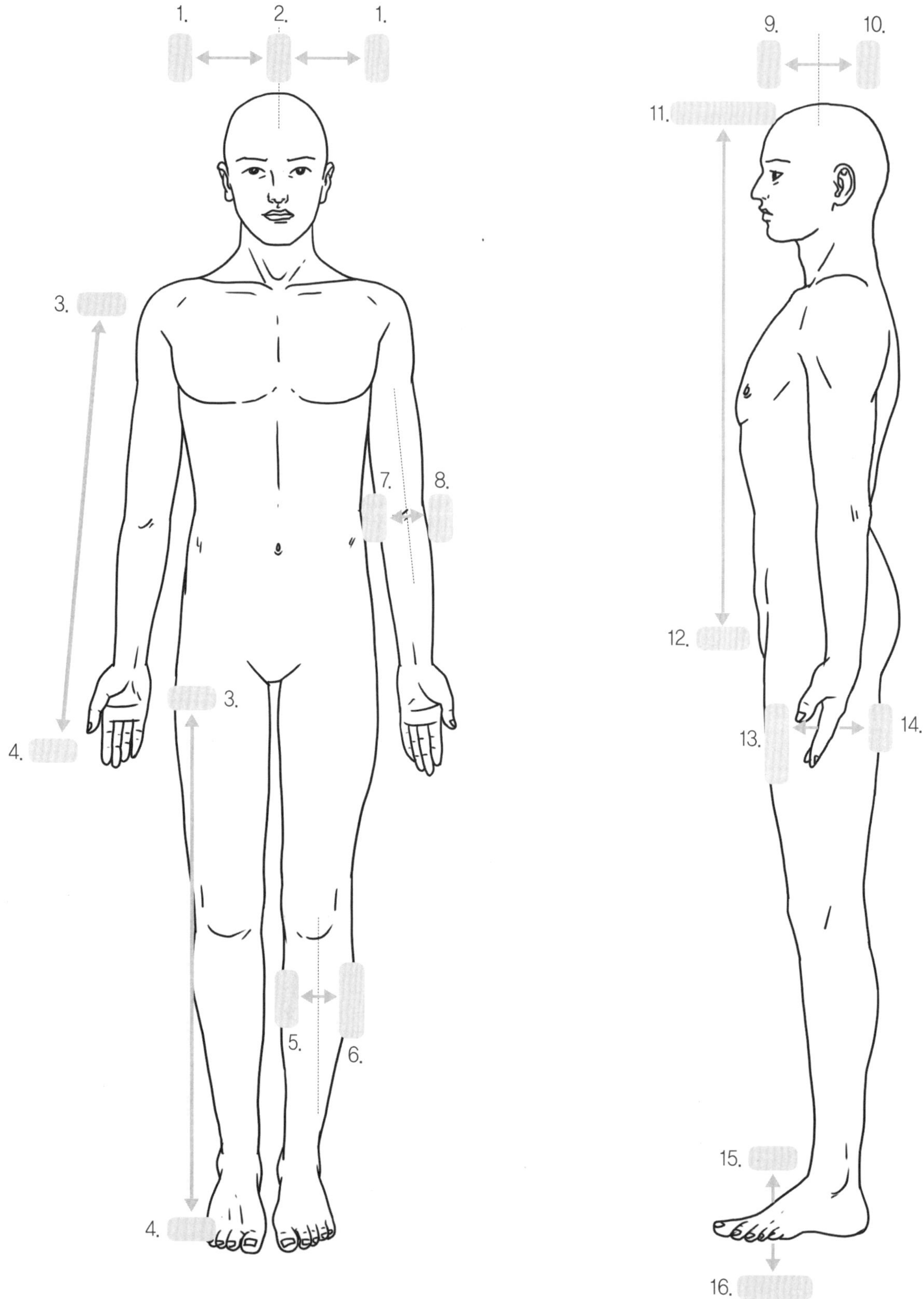

인체부위

인체는 뼈와 근육에 의한 굴곡을 기준으로 각 부위가 자세하게 구분된다.

■ 머리와 목의 각 부위 명칭(앞면)

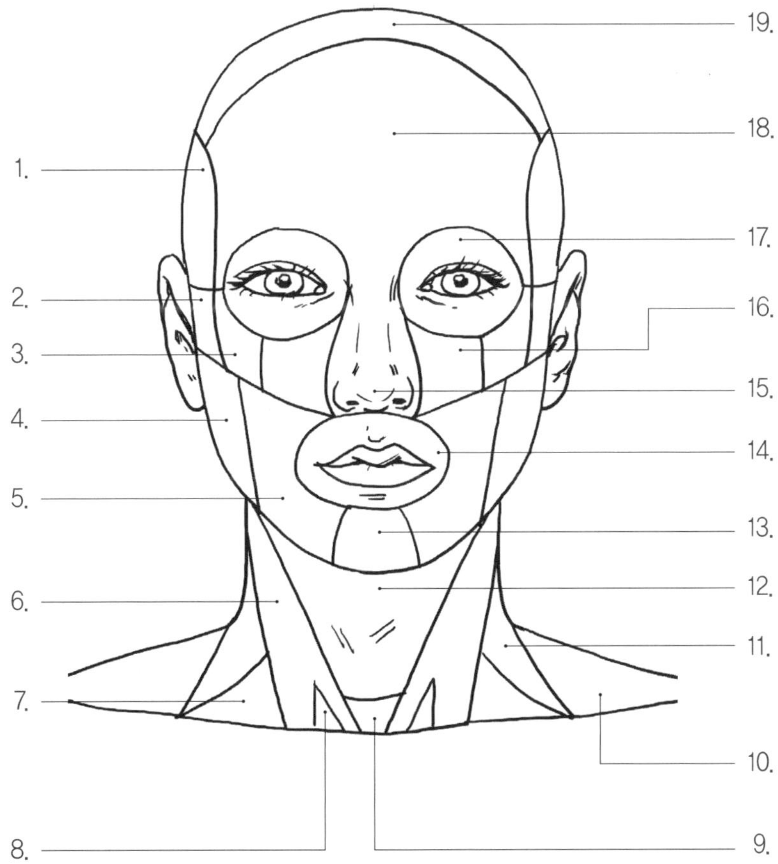

■ 머리와 목의 각 부위 명칭 (옆면)

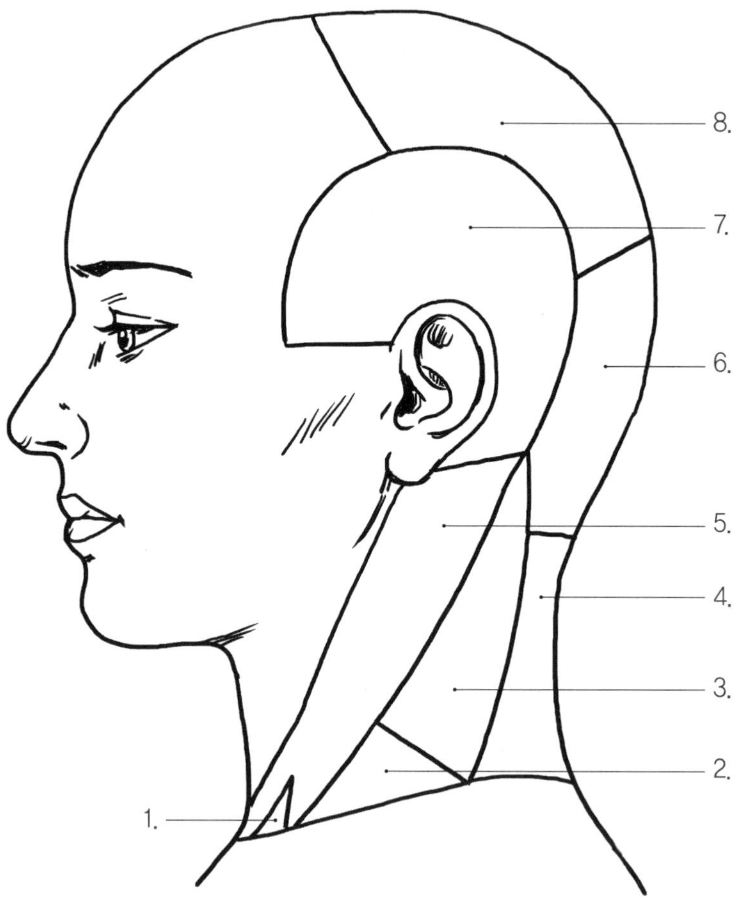

■ 앞목부위의 각 부위 명칭

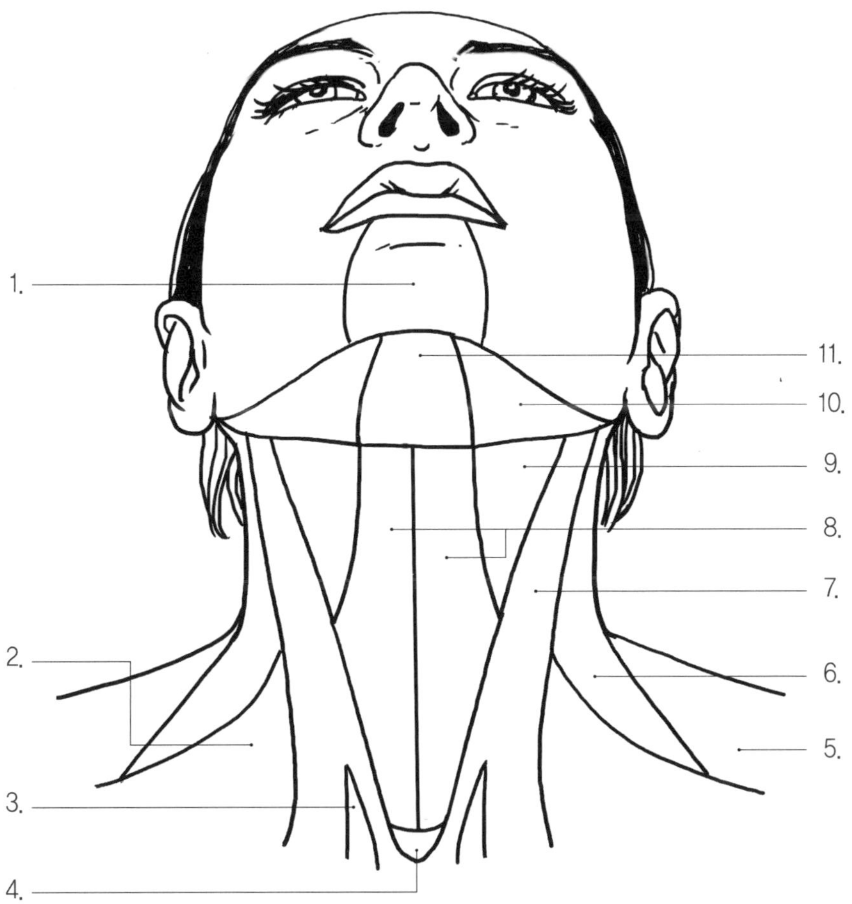

■ 가슴부위 명칭

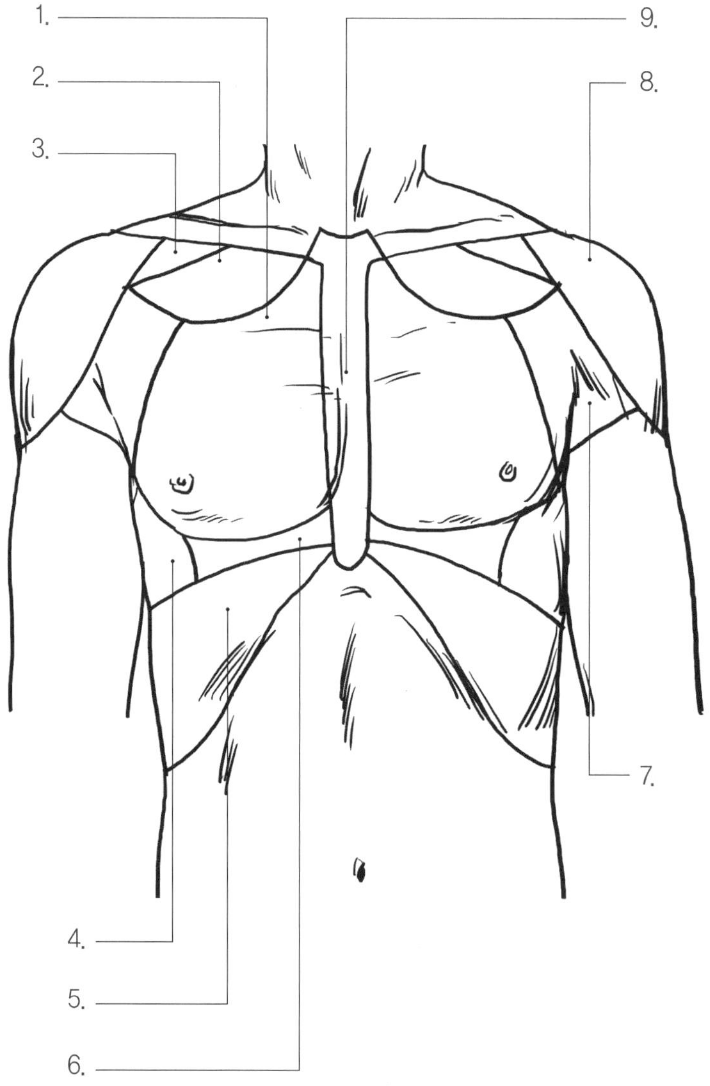

■ 배부위 명칭

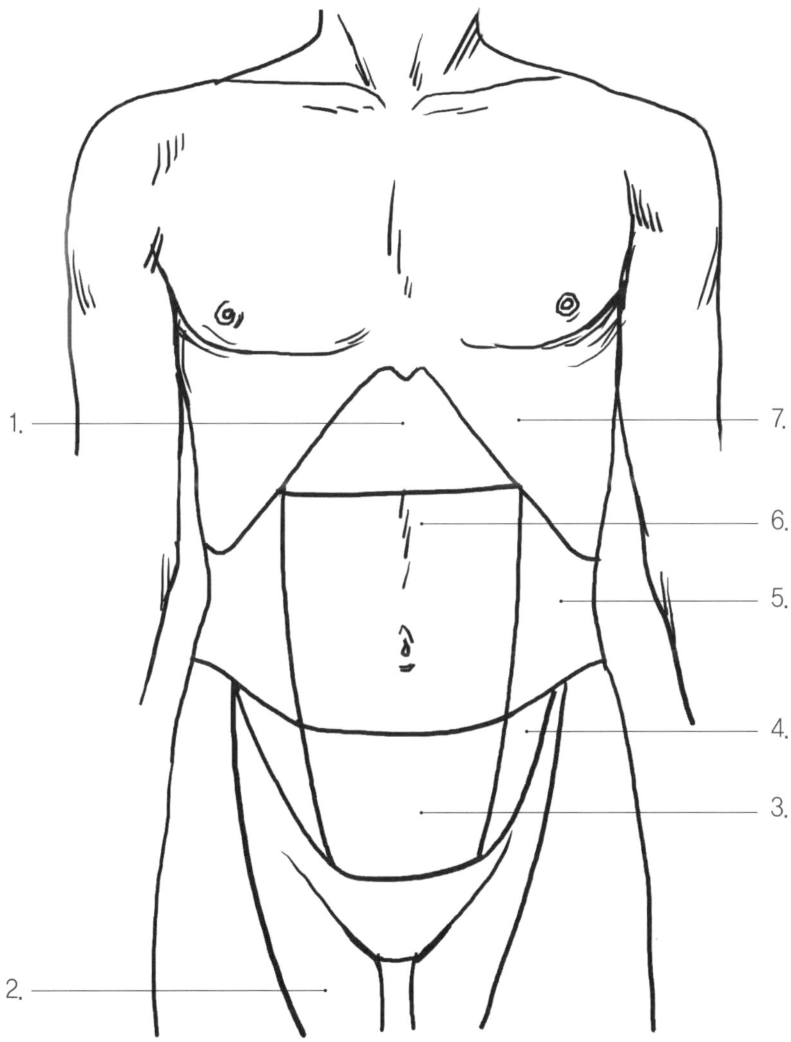

■ 등부위 명칭

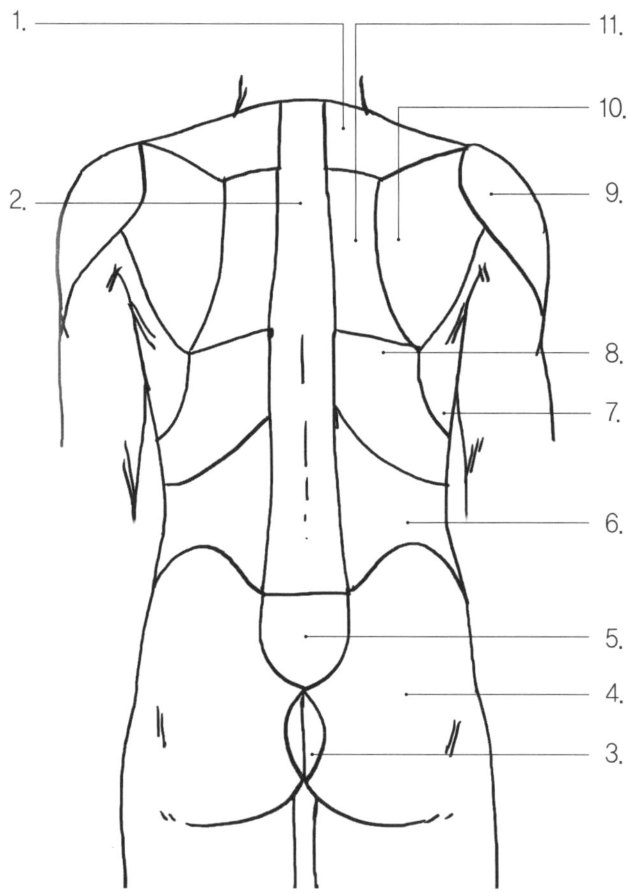

■ 팔부위 명칭

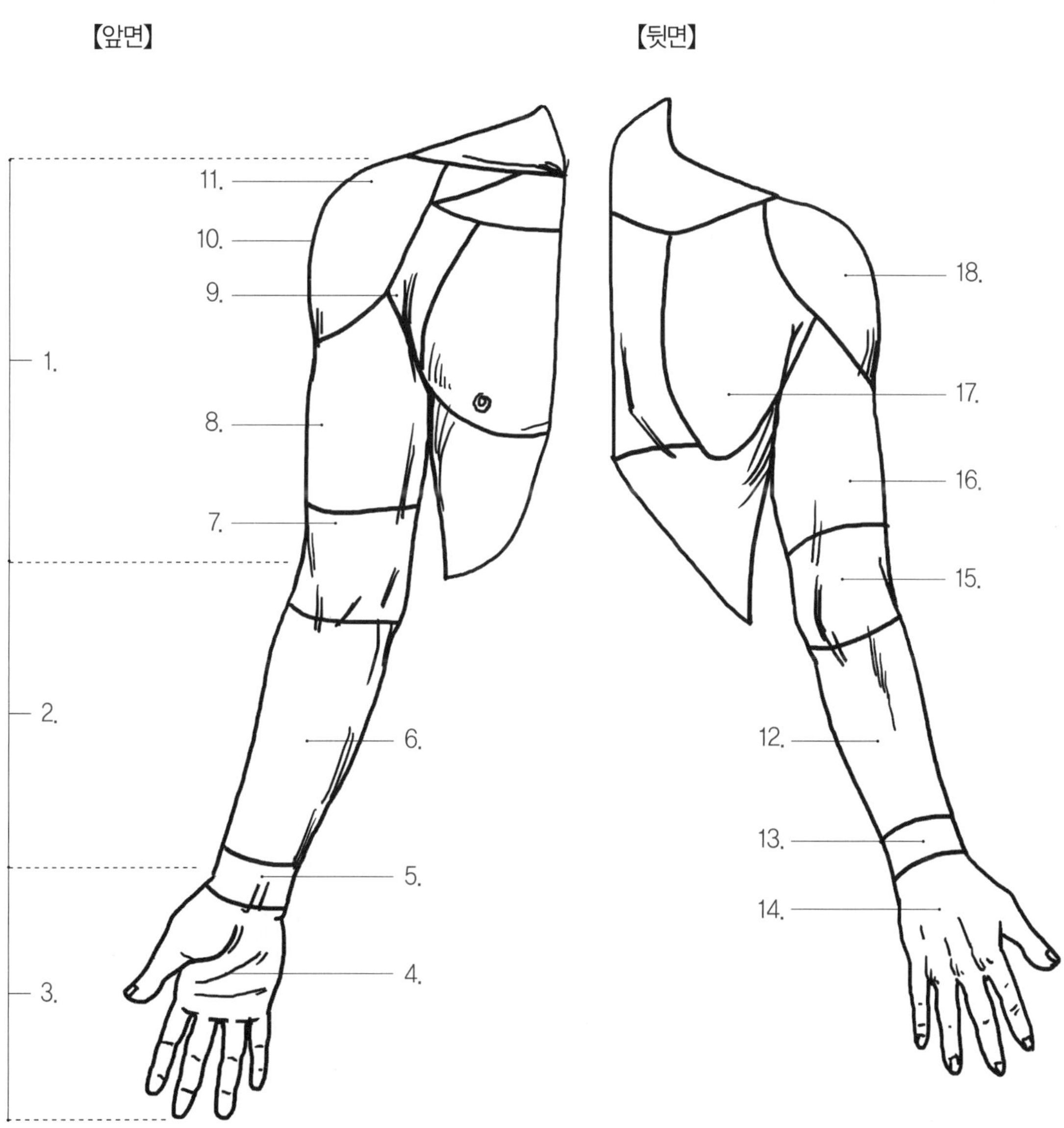

■ 다리부위 명칭

【앞면】

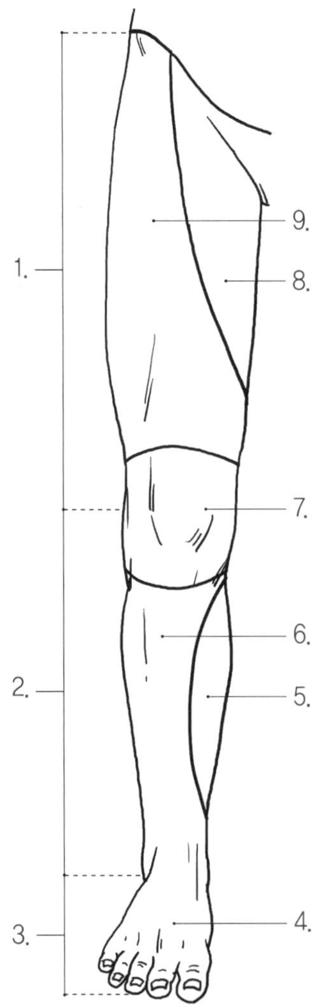

【뒷면】

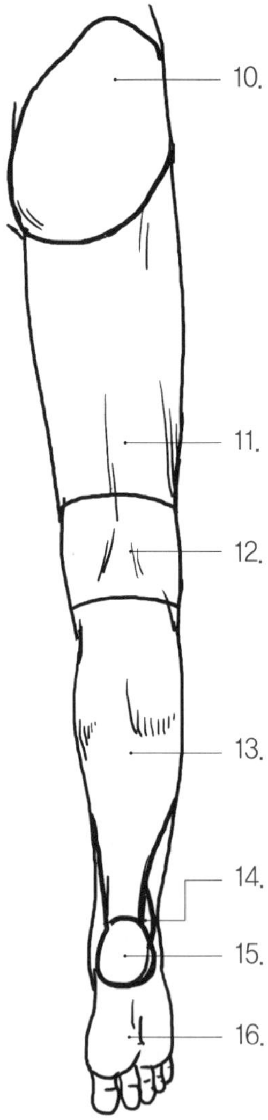

2장

골격계

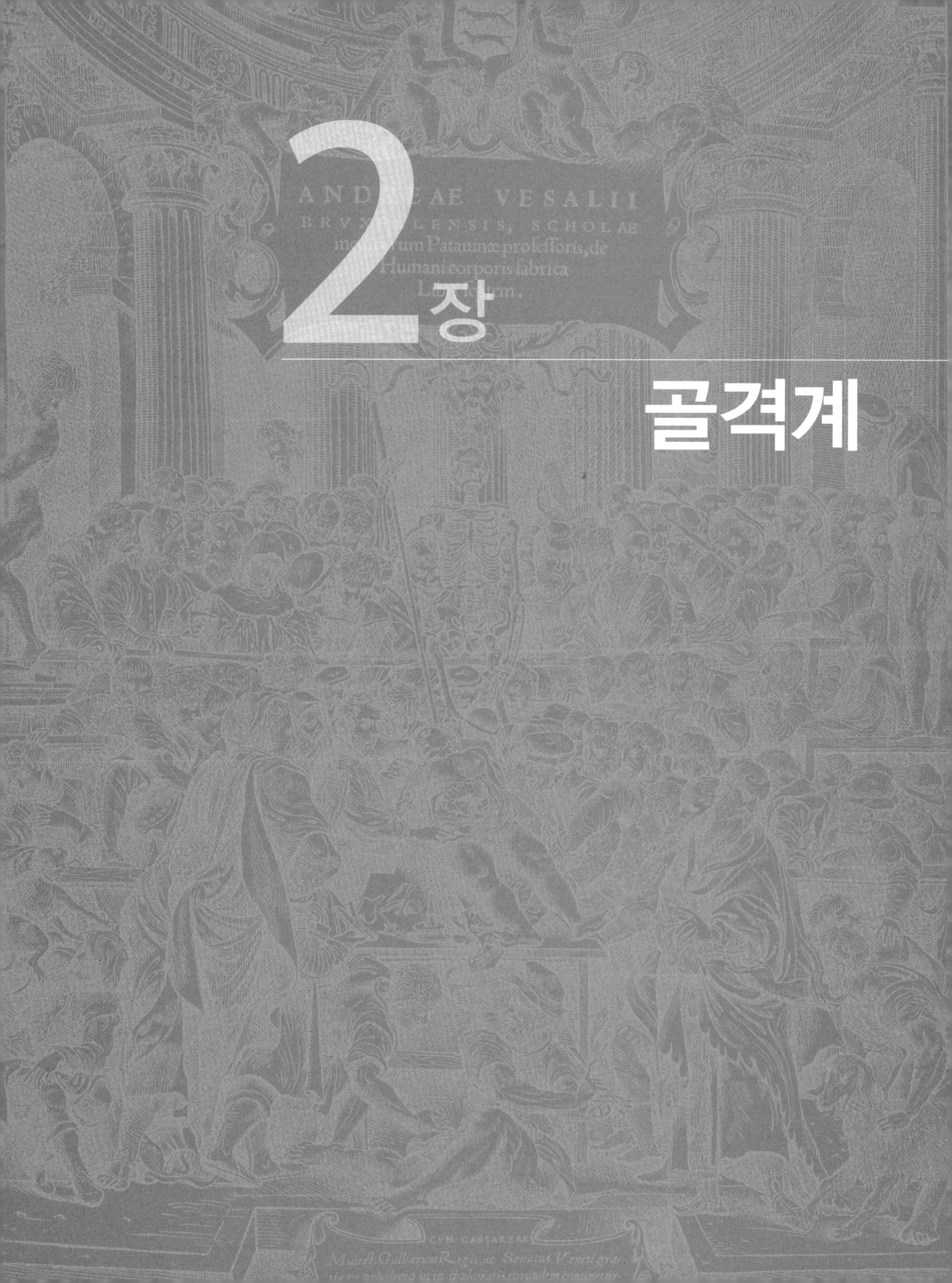

인체의 골격

■ 인체의 골격 (앞면)

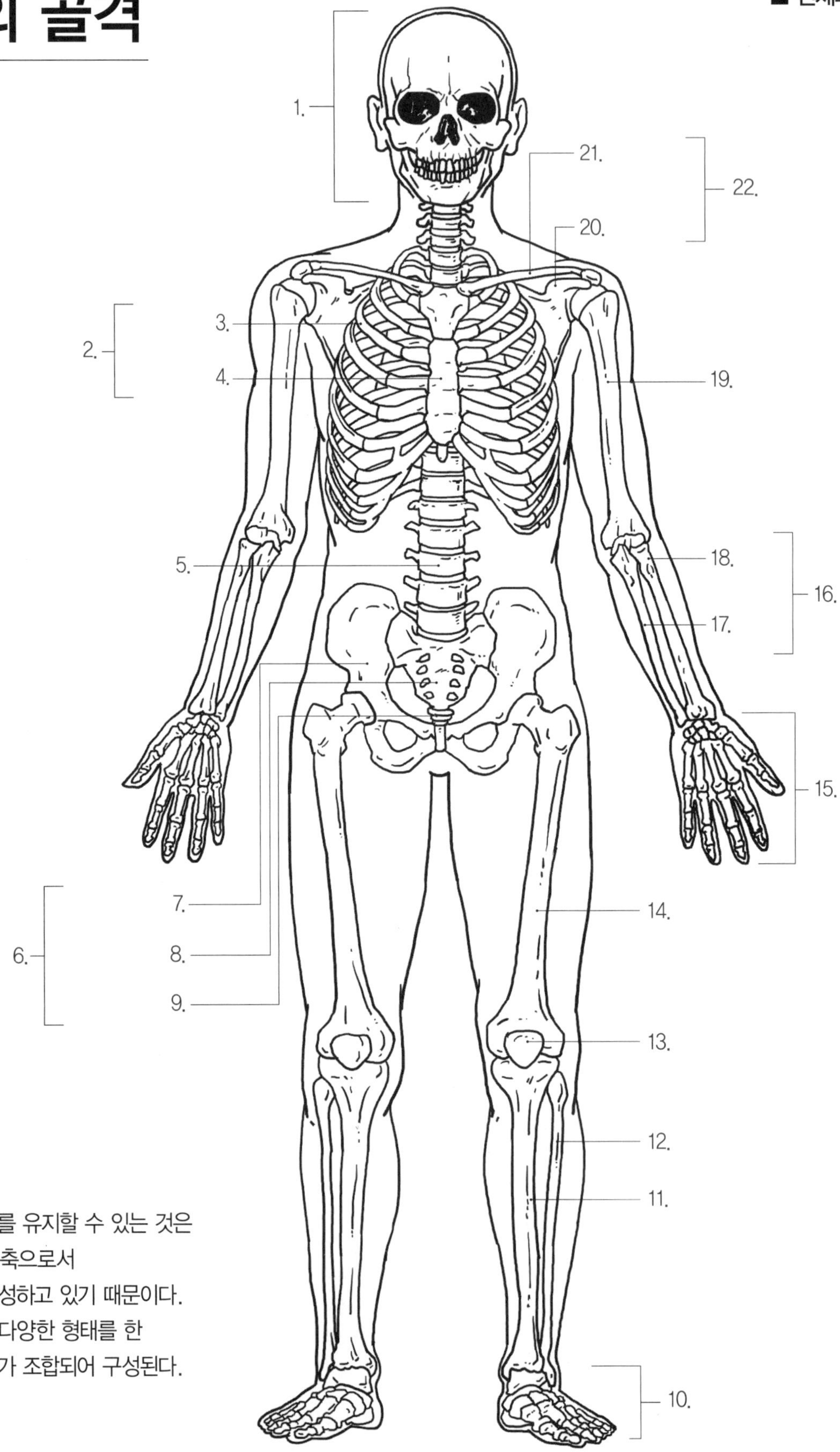

인체가 그 형태를 유지할 수 있는 것은
몸을 관통하는 축으로서
뼈가 골격을 형성하고 있기 때문이다.
인체의 골격은 다양한 형태를 한
약 200개의 뼈가 조합되어 구성된다.

■ 인체의 골격 (뒷면)

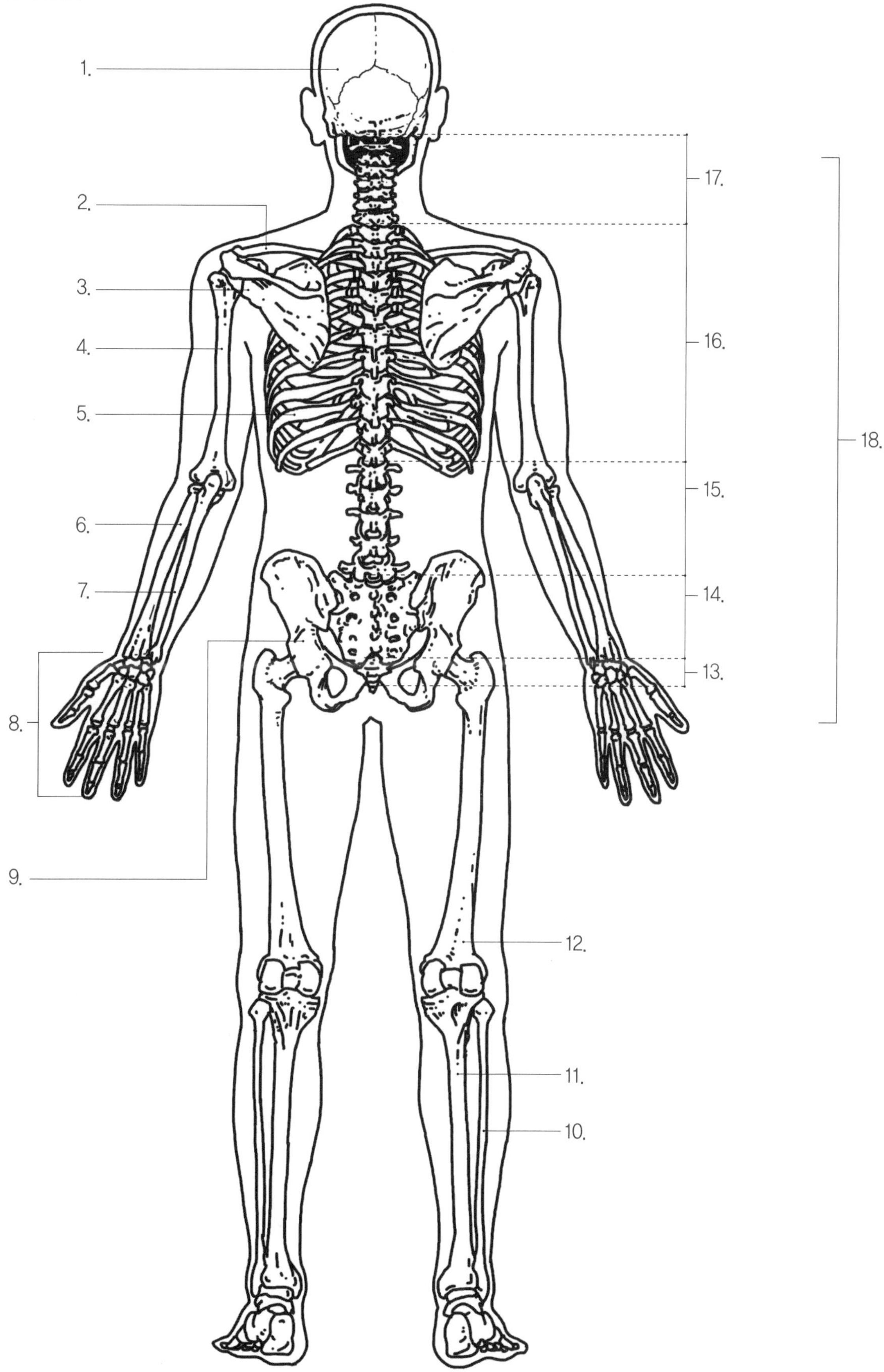

뼈의 구조

뼈의 바깥쪽은 뼈막에 싸여 있고 그 내부의 뼈아교질은 치밀질과 해면질로 구성된다.
뼈의 중심부에는 뼈속질공간이라는 공간이 있고 뼈속질이 차있다.

■ 긴뼈의 내부 구조

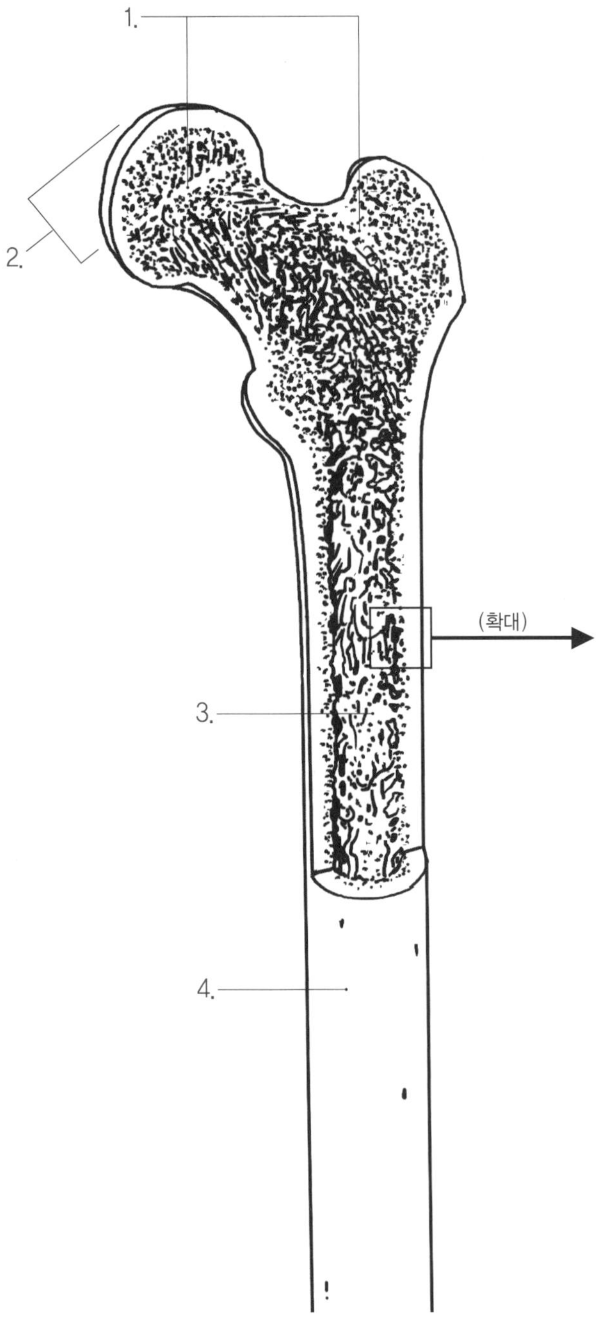

■ 뼈아교질의 구조

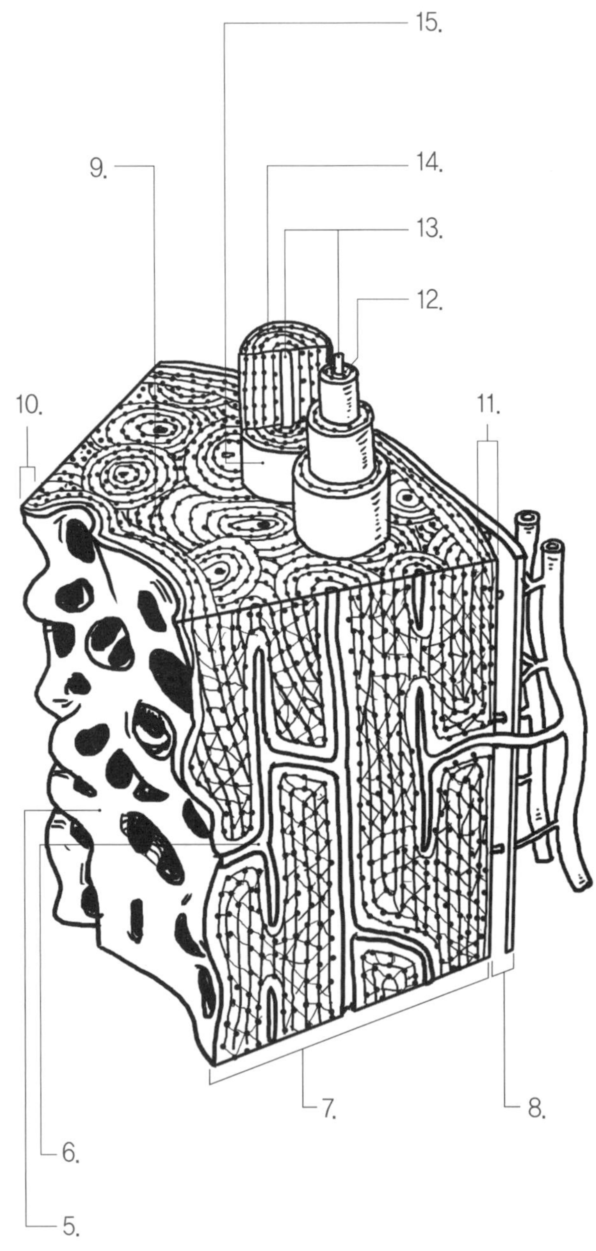

머리의 뼈

머리뼈는 15종류의 뼈로 구성되며 뇌가 들어가는 뇌머리뼈와 얼굴을 구성하는 얼굴머리뼈로 이루어진다. 성인에서는 일부의 뼈를 제외하고 봉합에 의해 뼈와 뼈가 견고하게 연결되어 있다.

■ 머리뼈를 구성하는 뼈와 각 부위의 명칭 (앞면)

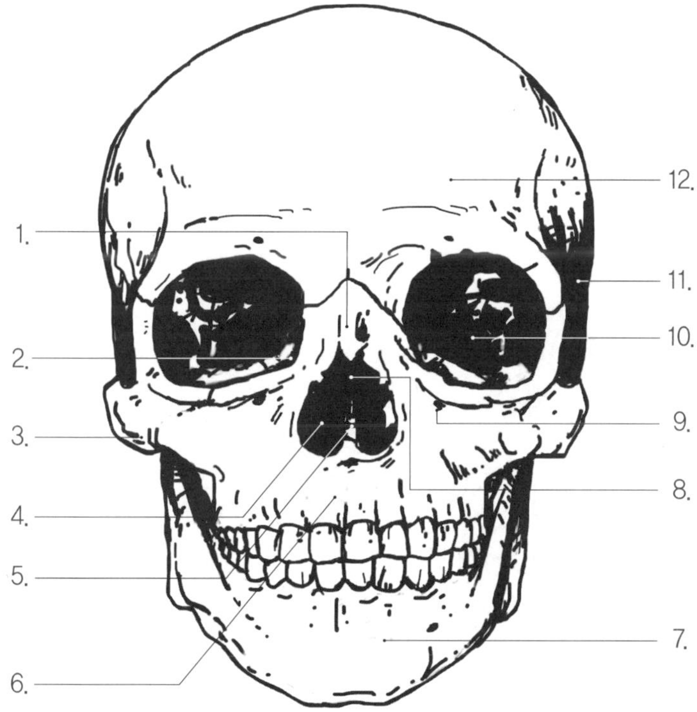

■ 머리뼈를 구성하는 뼈와 각 부위의 명칭 (옆면)

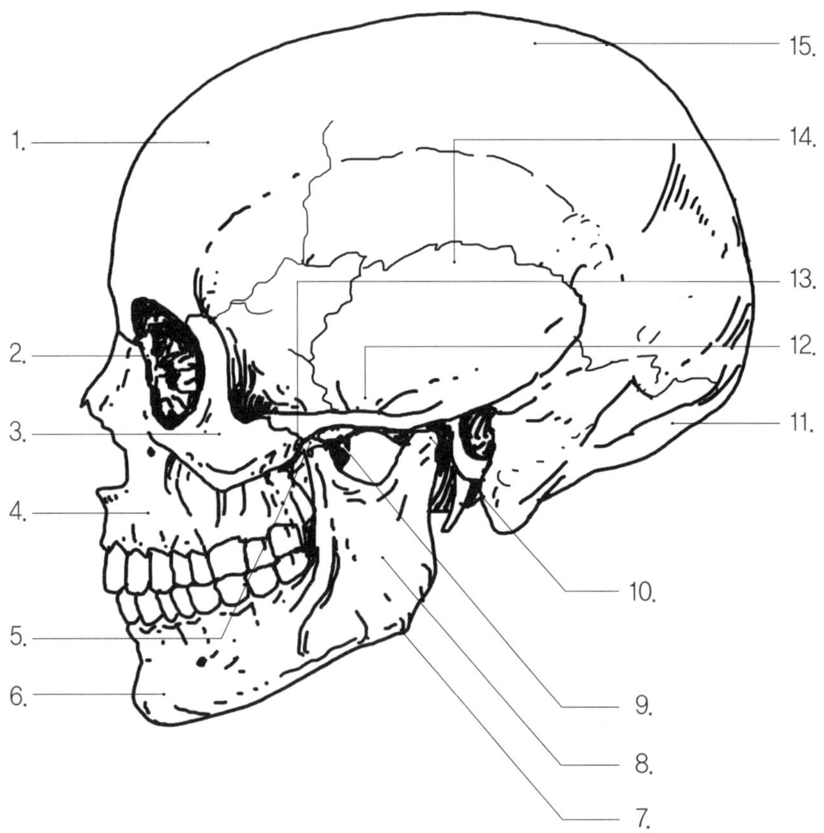

가슴의 뼈

갈비뼈, 등뼈, 복장뼈가 뼈대가 되어 가슴 내장이 들어가는 공간을 만든다.

■ 갈비뼈와 복장뼈의 명칭

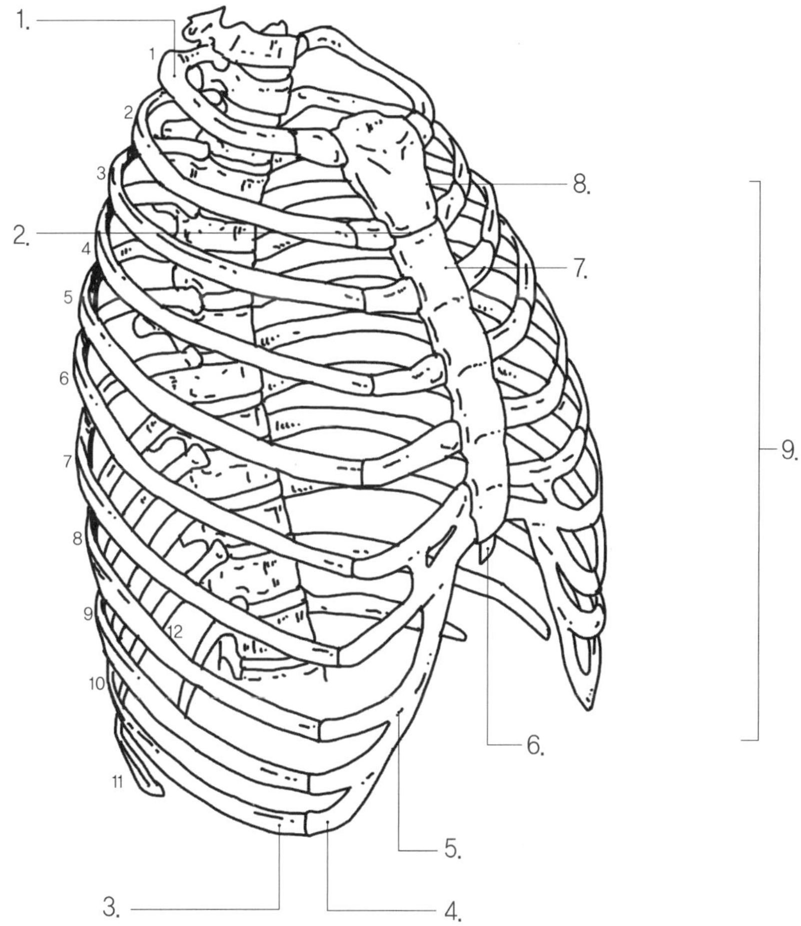

척주

척주는 7개의 목뼈, 12개의 등뼈, 5개의 허리뼈, 엉치뼈, 2~5개의 꼬리뼈가 연결되어 구성된다.

■ 척주의 구조와 형태

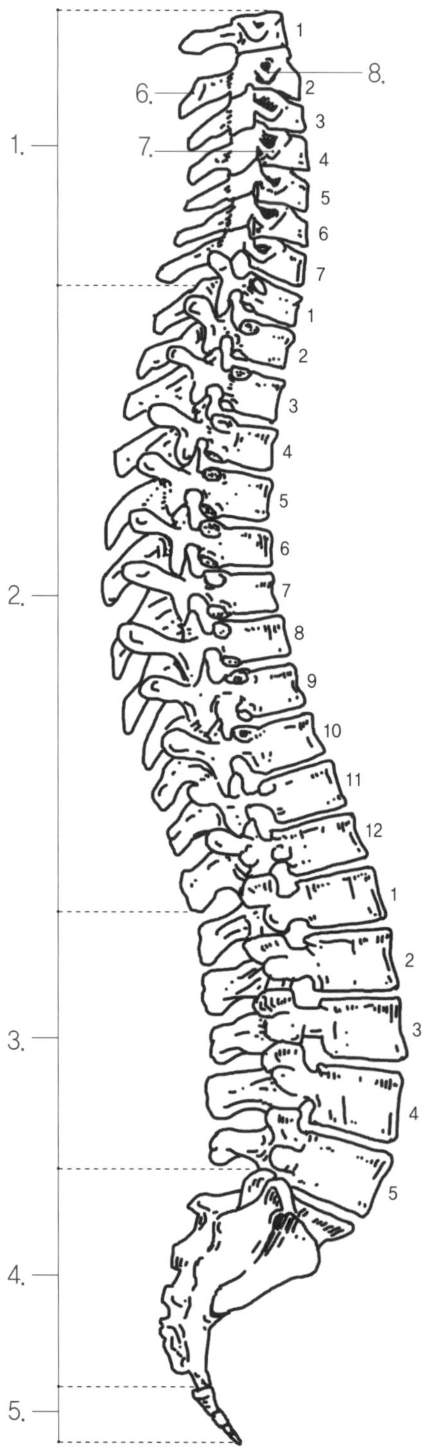

【목뼈】

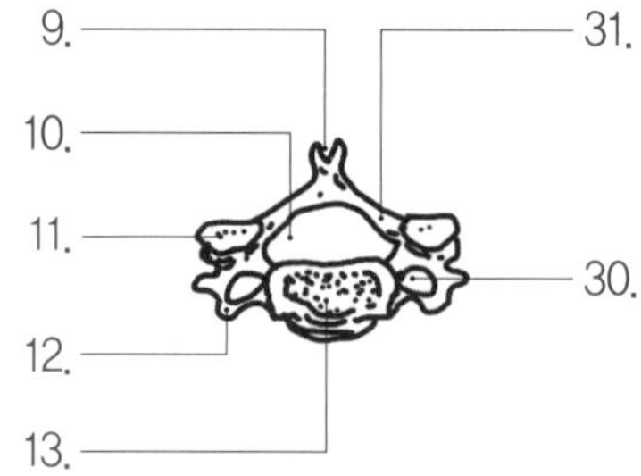

【등뼈】

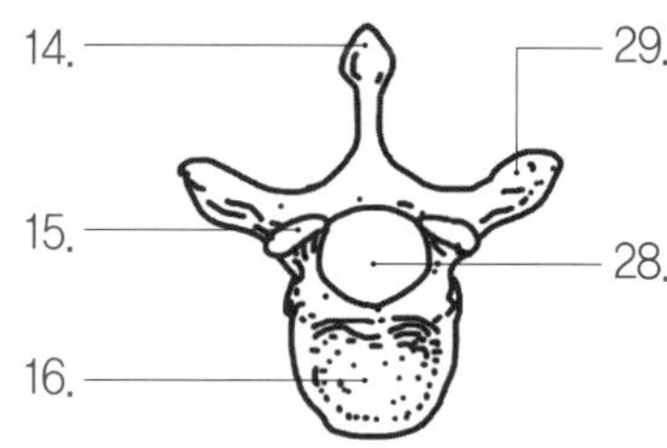

【허리뼈】

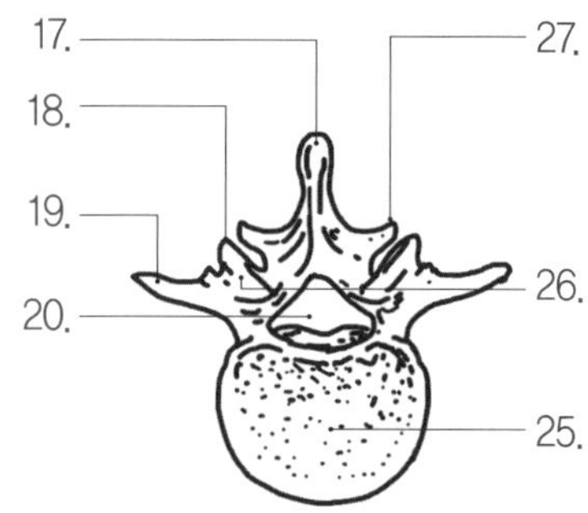

【엉치뼈 · 꼬리뼈】

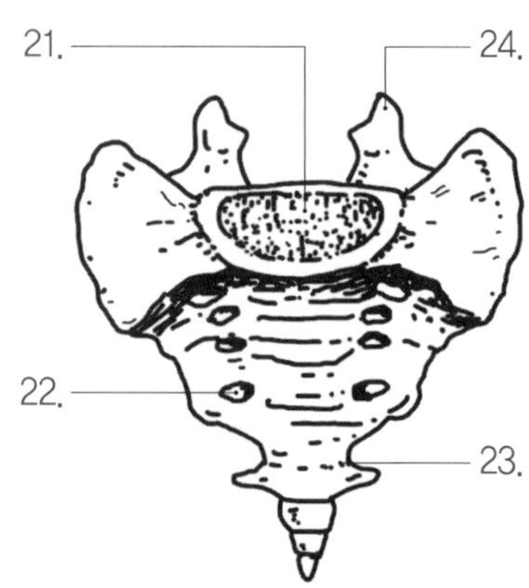

골반

큰골반은 배안의 바닥으로서 내장을 지지한다. 작은골반은 방광이나 곧창자 등을 담는다. 골반은 남녀 간에 형태가 다르며, 여성은 임신 시에 자궁을 지지하기 위해 오른 · 왼쪽으로 퍼져 있다.

■ 골반을 구성하는 뼈의 각 부위 명칭

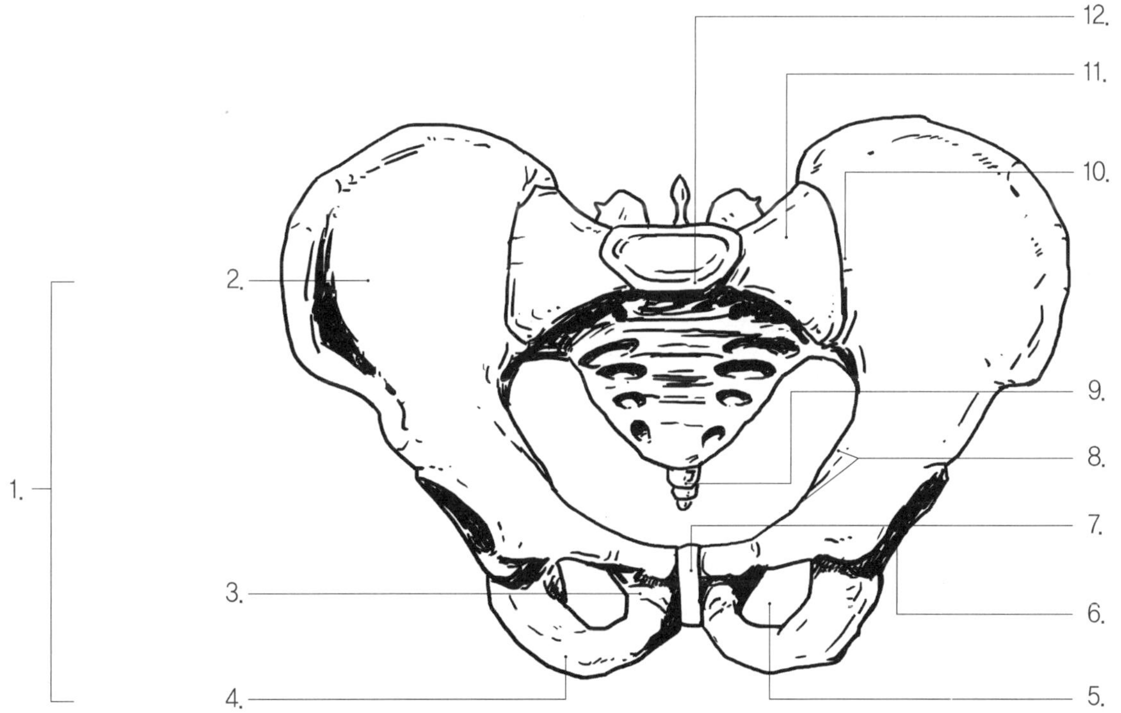

팔의 뼈

팔은 한쪽이 32개의 뼈로 구성된다.
손에는 많은 수의 작은 뼈가 손가락을 형성하는데 이는 정교한 동작을 가능하게 한다.

■ 팔의 뼈

【앞면】 【뒷면】

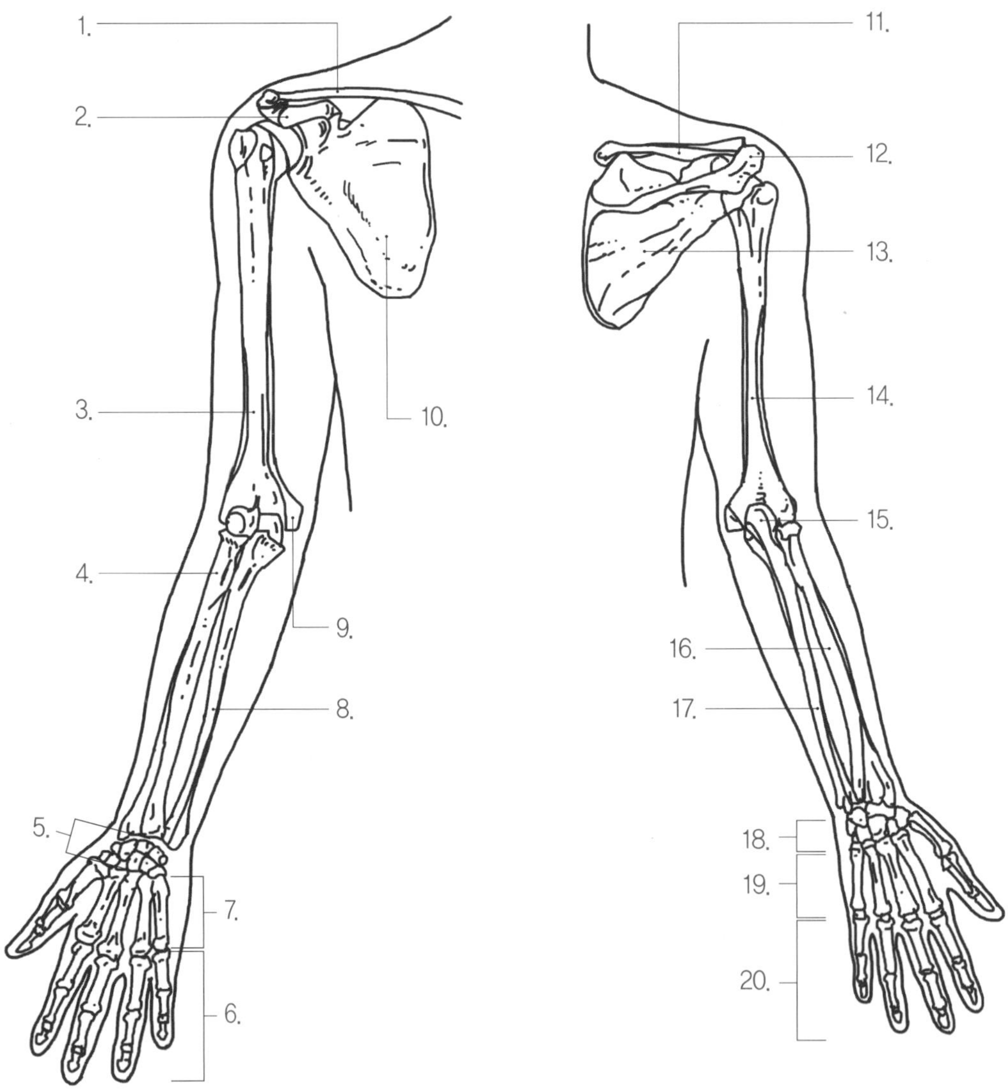

■ 오른손의 뼈

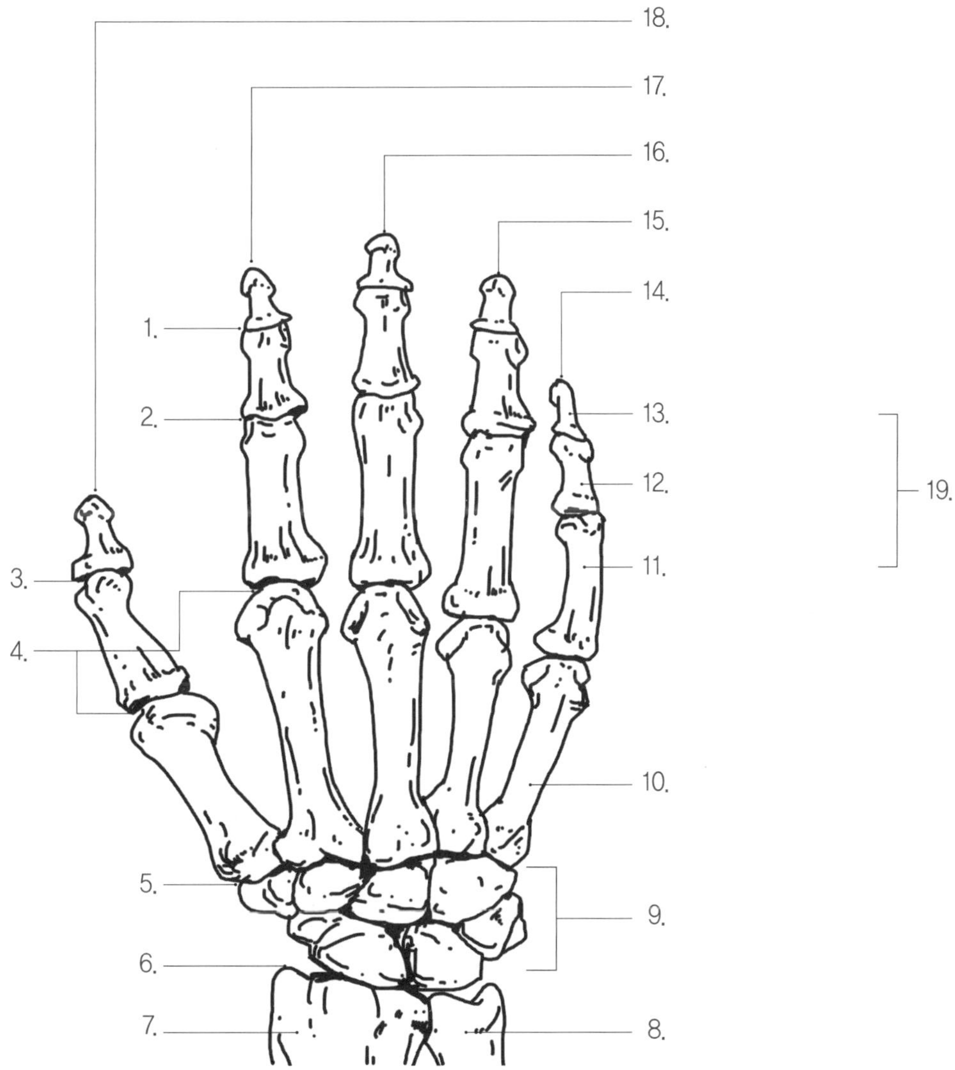

다리의 뼈

다리는 한쪽이 31개의 뼈로 구성된다.
발에는 발가락을 형태 짓는 작은 뼈가 있으며, 활 모양으로 뼈가 배치되어 체중을 지지하는 역할을 한다.

■ 다리의 뼈

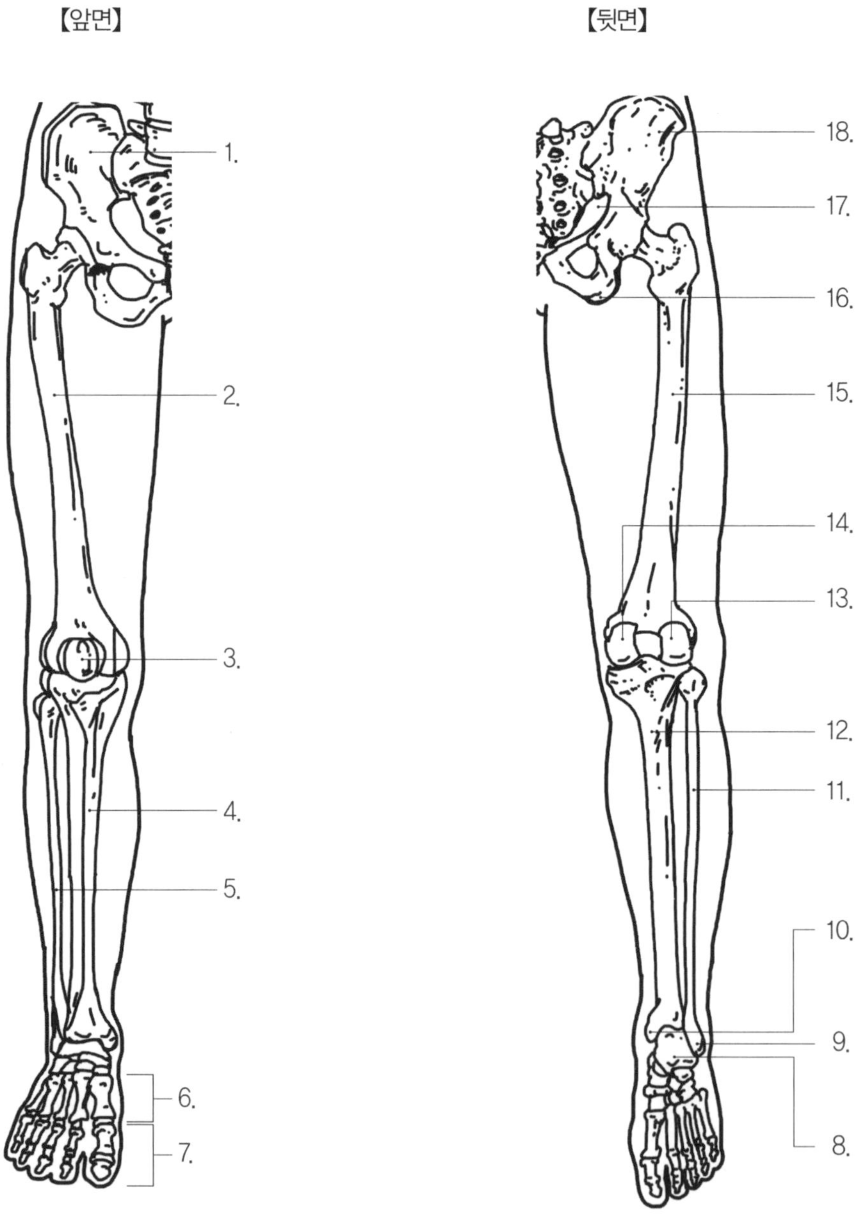

■ 오른발의 뼈 (발등쪽)

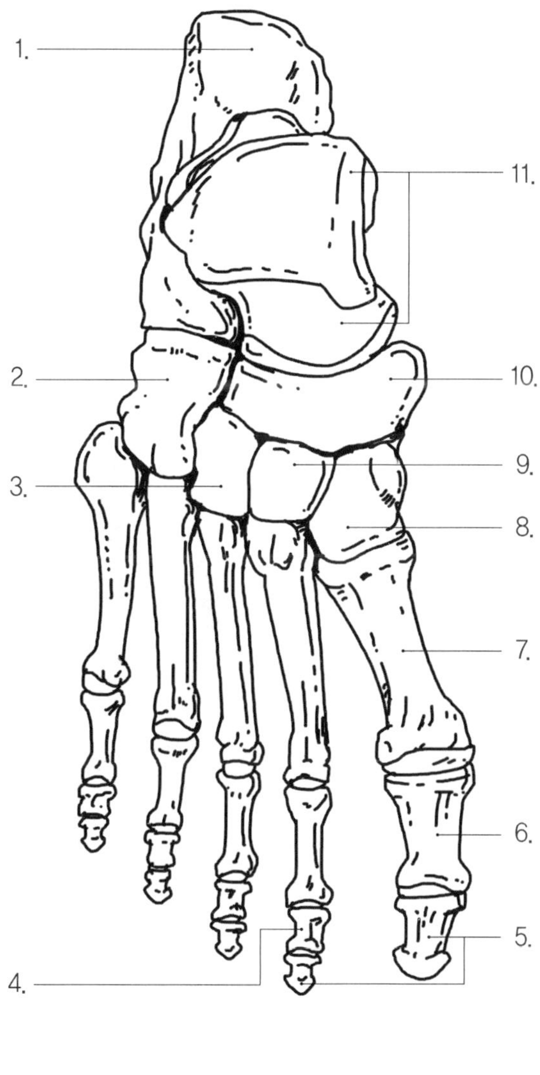

■ 오른발의 뼈

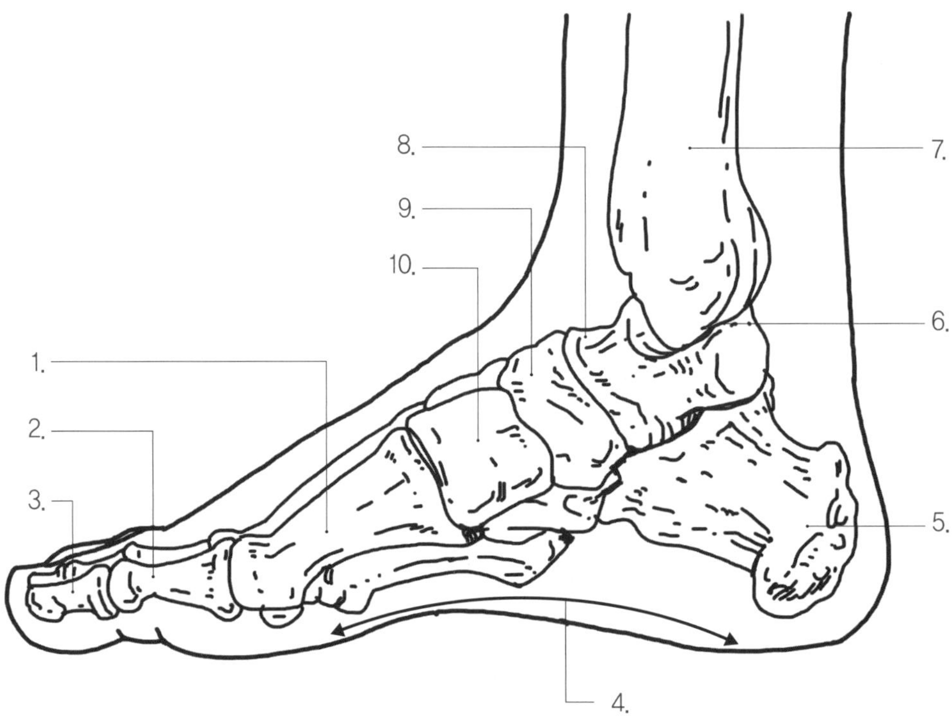

3장

관절계

관절의 형태와 구조

관절이란 뼈와 뼈 사이에 틈새가 있는 연결양식이다.
서로 마주 본 뼈가 어떤 형상인가에 따라 그 관절이 어떻게 움직일지가 결정된다.

■ 머리뼈의 봉합

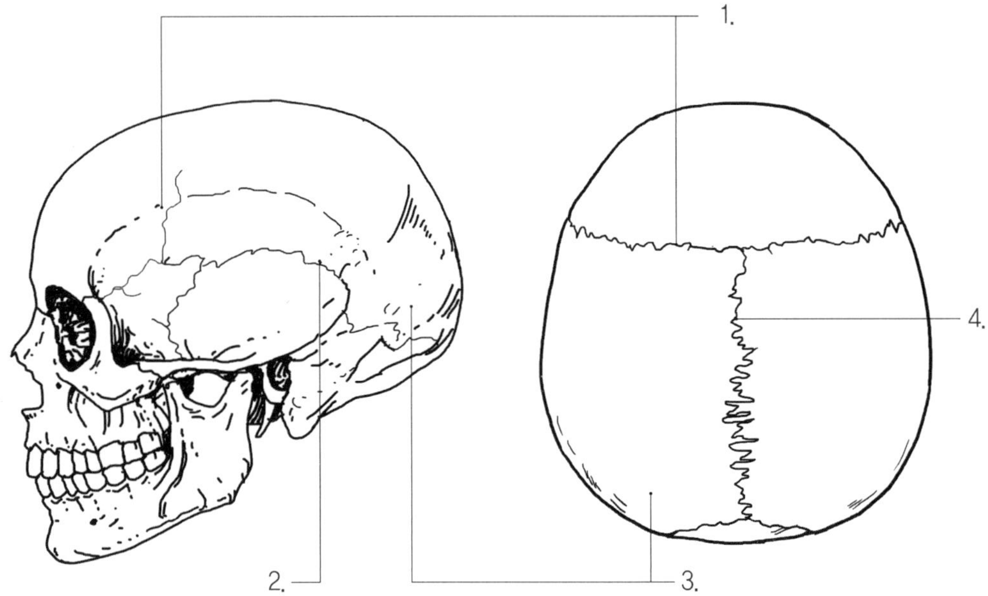

■ 아동의 머리뼈와 숫구멍

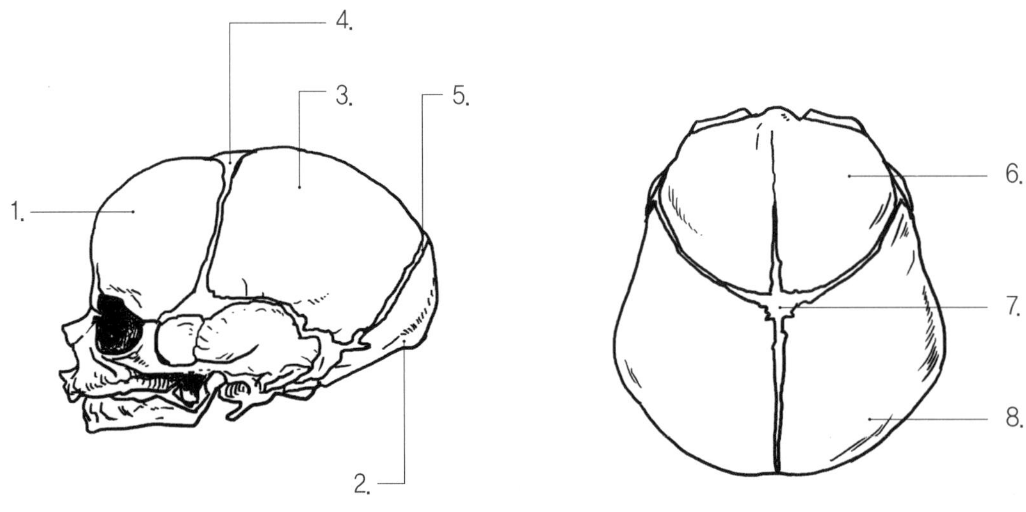

■ 가슴의 연골관절

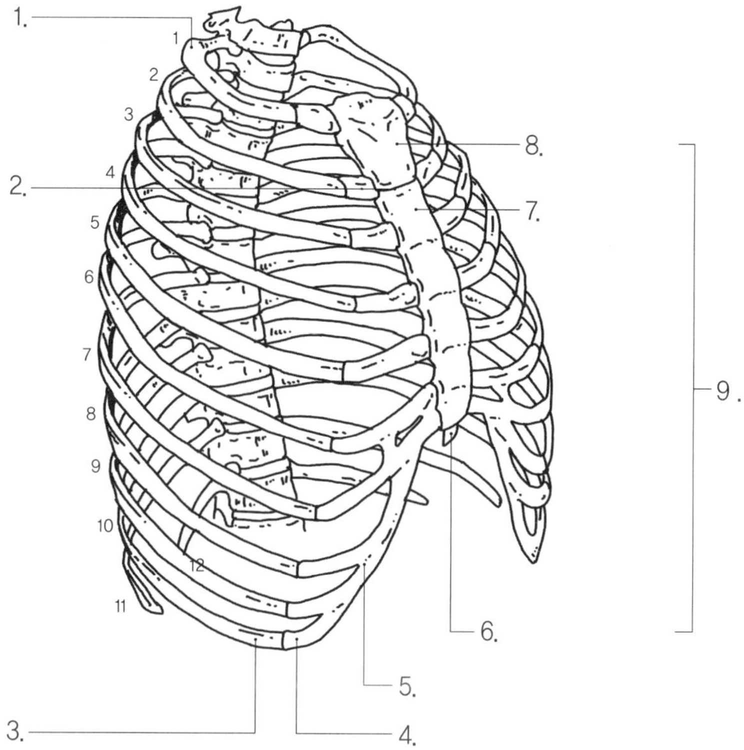

■ 척주의 연골관절

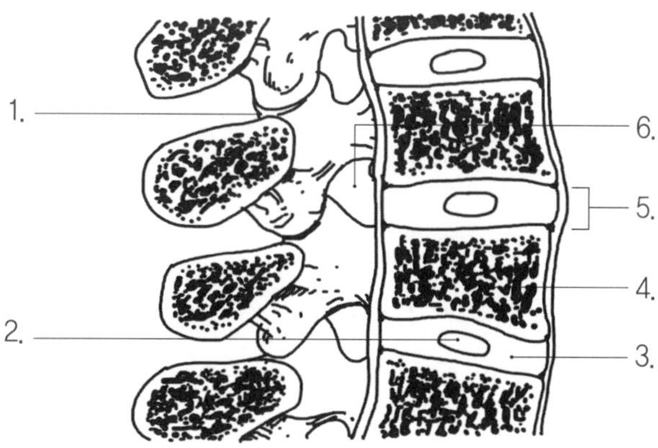

■ 관절 구조의 모식도

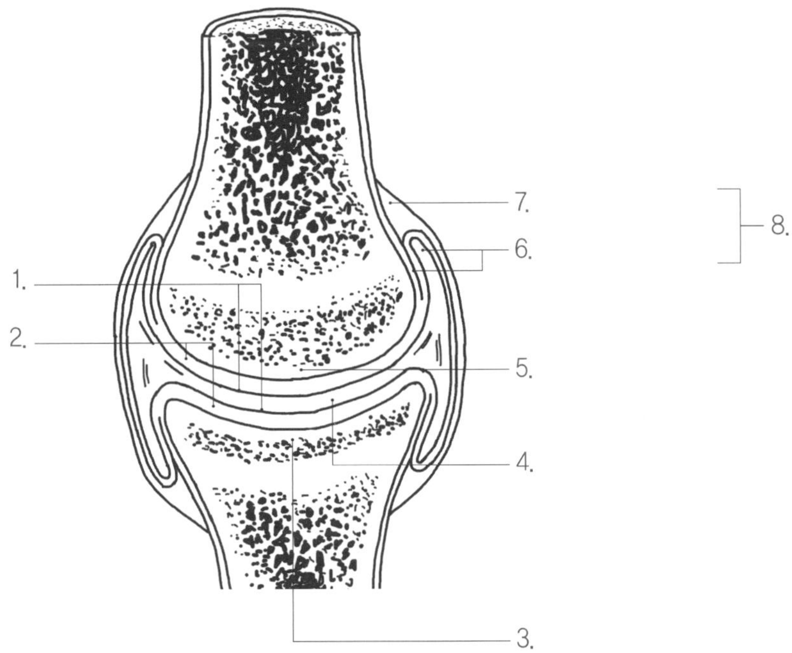

■ 관절의 주요 종류와 운동방향

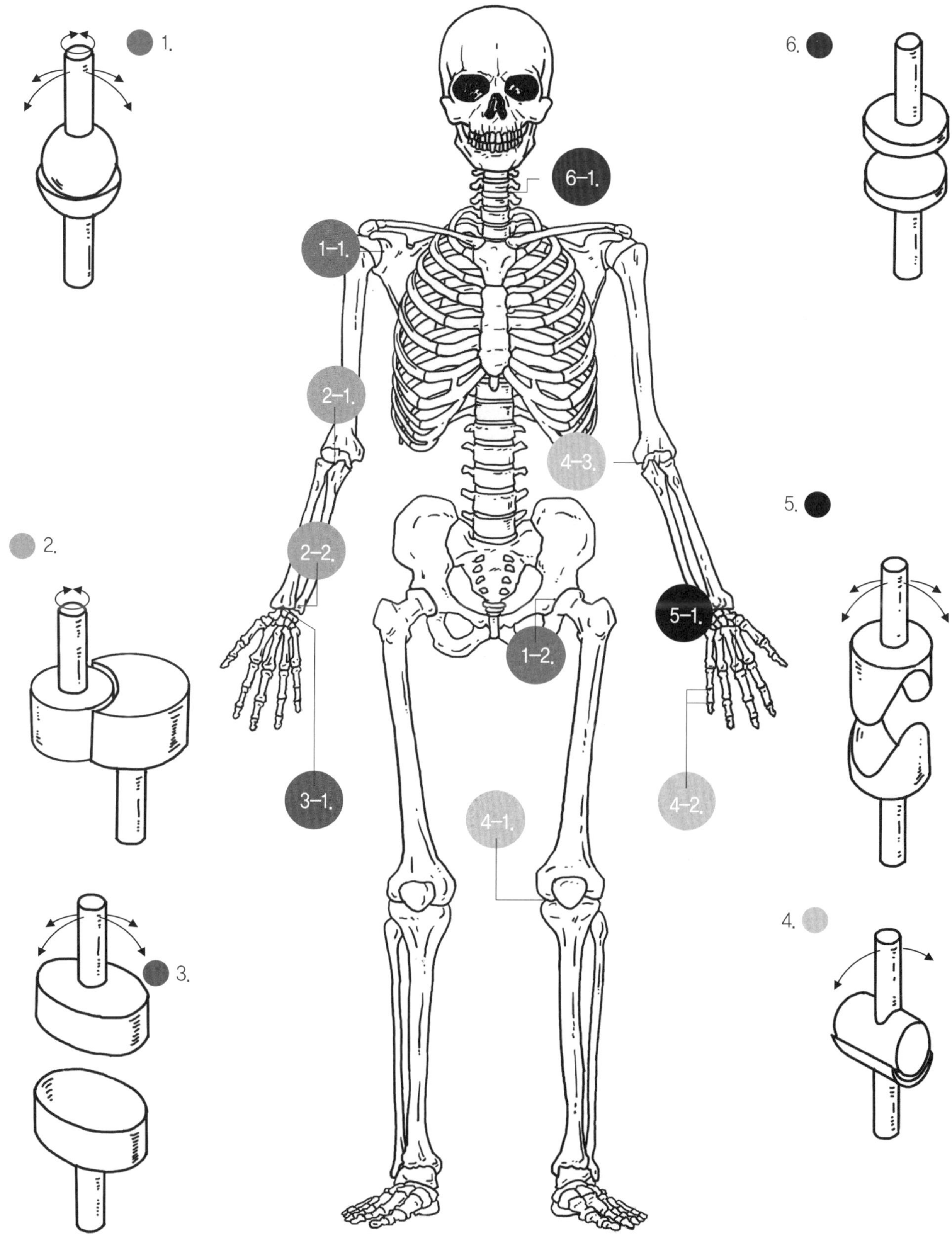

■ 엉덩관절의 구조

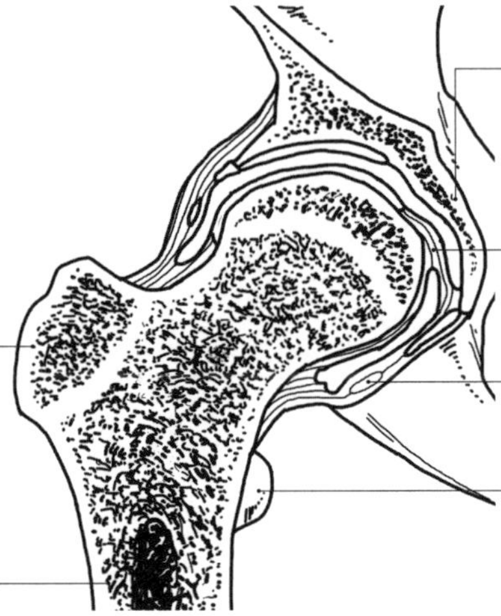

■ 무릎관절의 구조와 인대 (오른쪽 무릎관절의 뒷면)

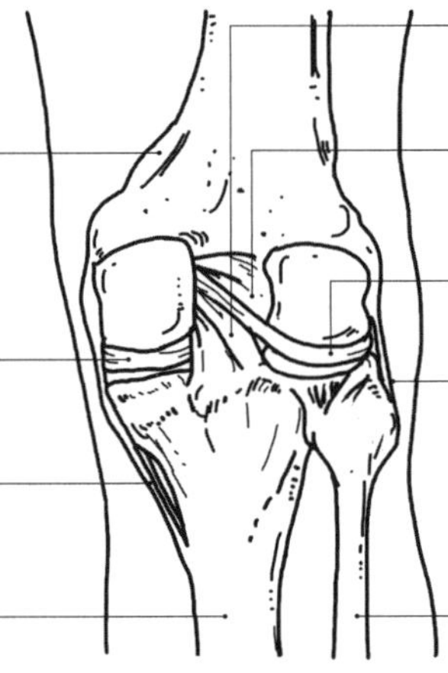

몸의 운동

많은 근육이 관절을 끼고 양 끝이 다른 뼈에 붙어 있다.
또한, 각 부위의 운동은 움직이는 방향에 따라 이름이 다르다.

■ 몸의 운동

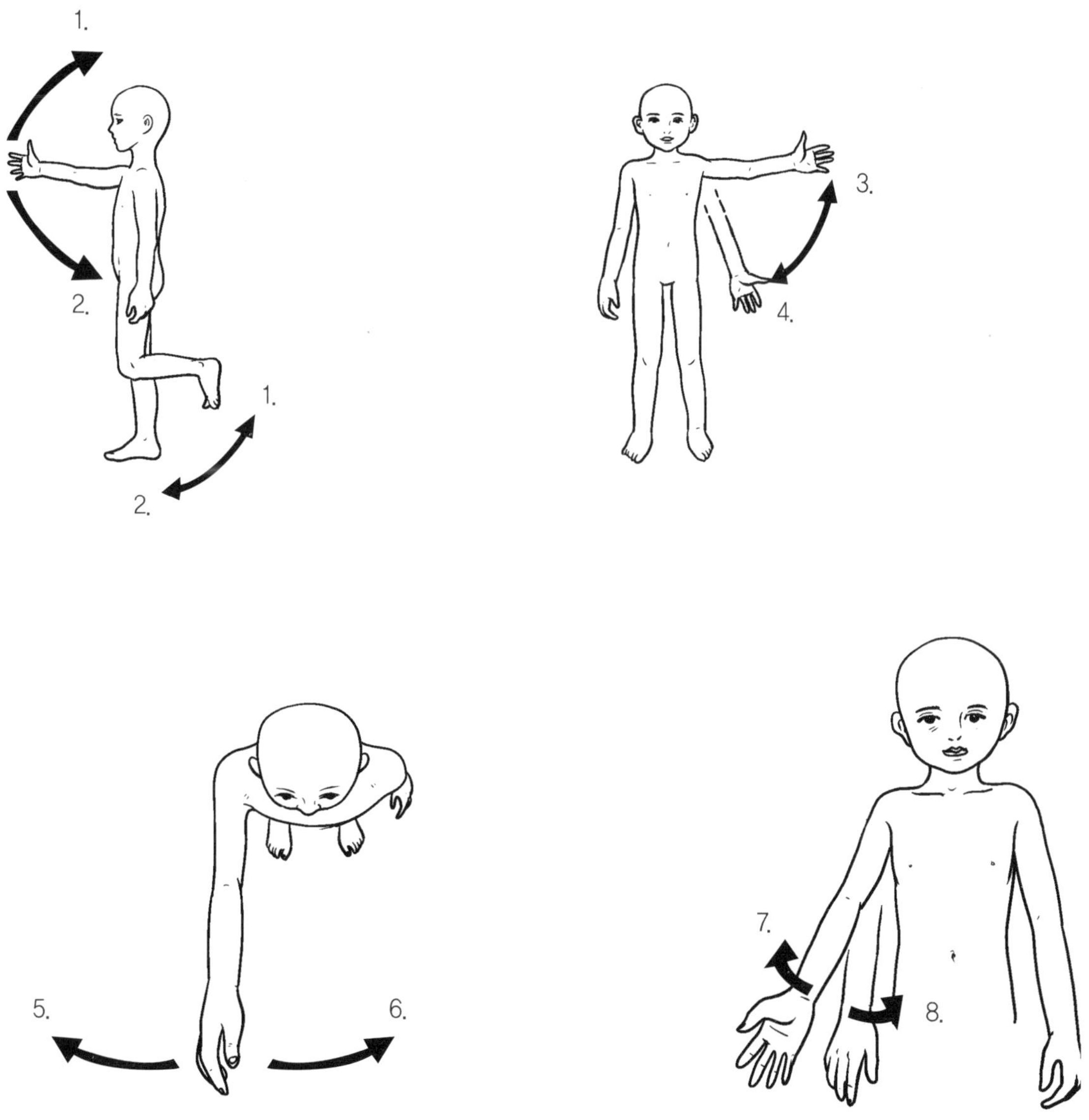

4장

근육계

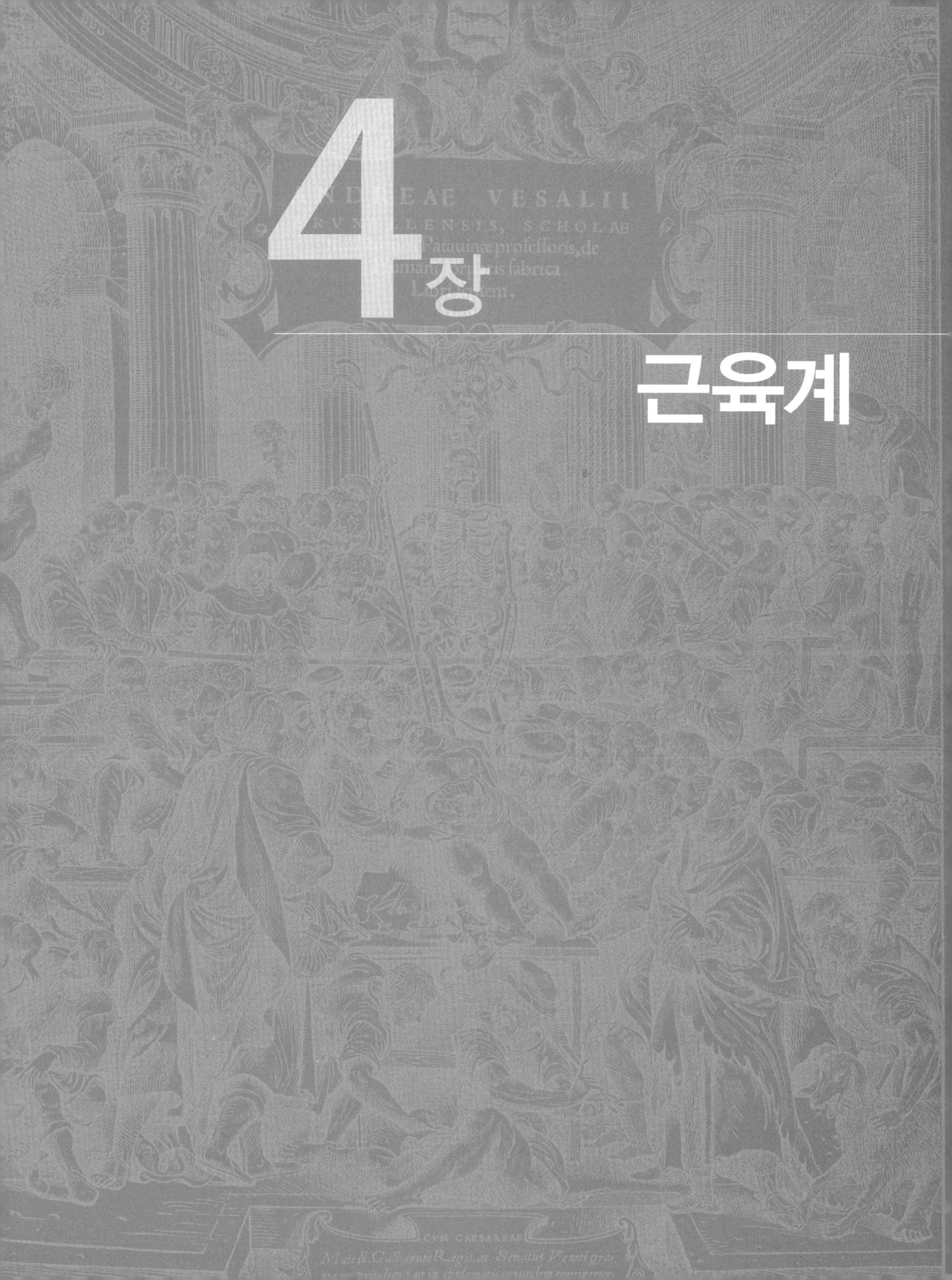

인체의 근육

■ 온몸의 주요 골격근 (앞면)

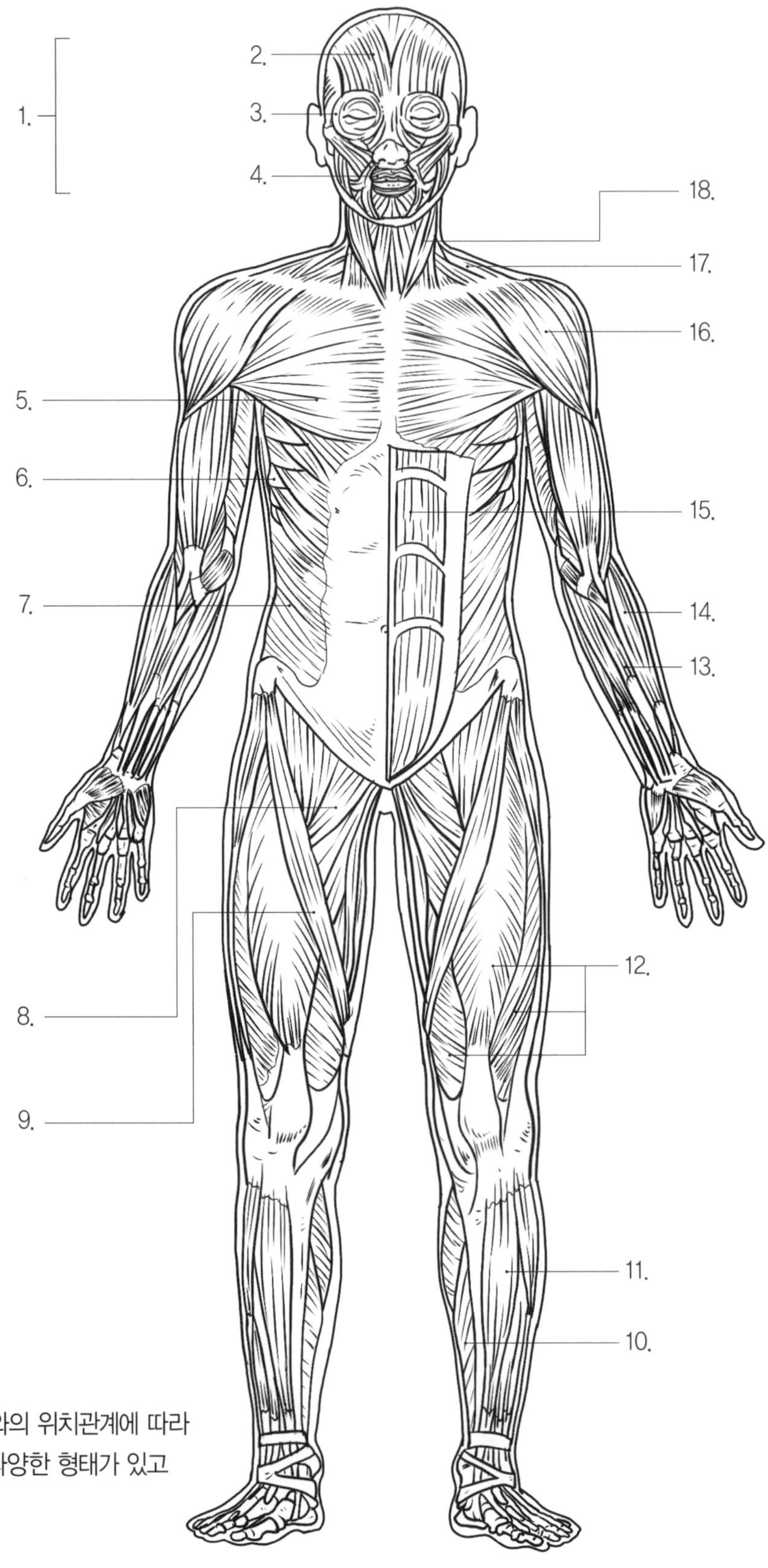

한 근육의 각 부위는 인체와의 위치관계에 따라 명칭이 다르다. 근육에는 다양한 형태가 있고 그 특징에 따라 분류된다.

■ 온몸의 주요 골격근 (뒷면)

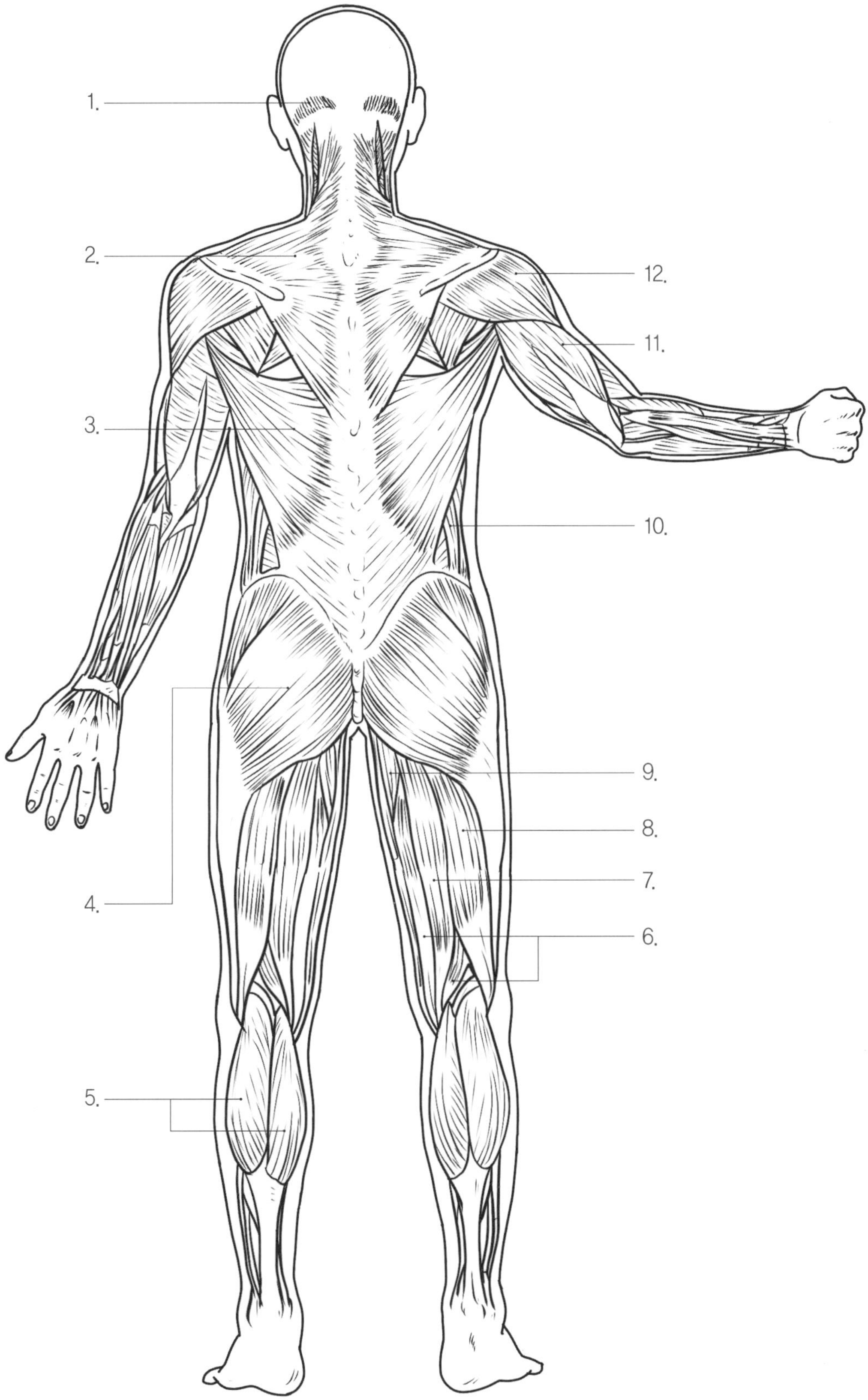

■ 근육의 형상

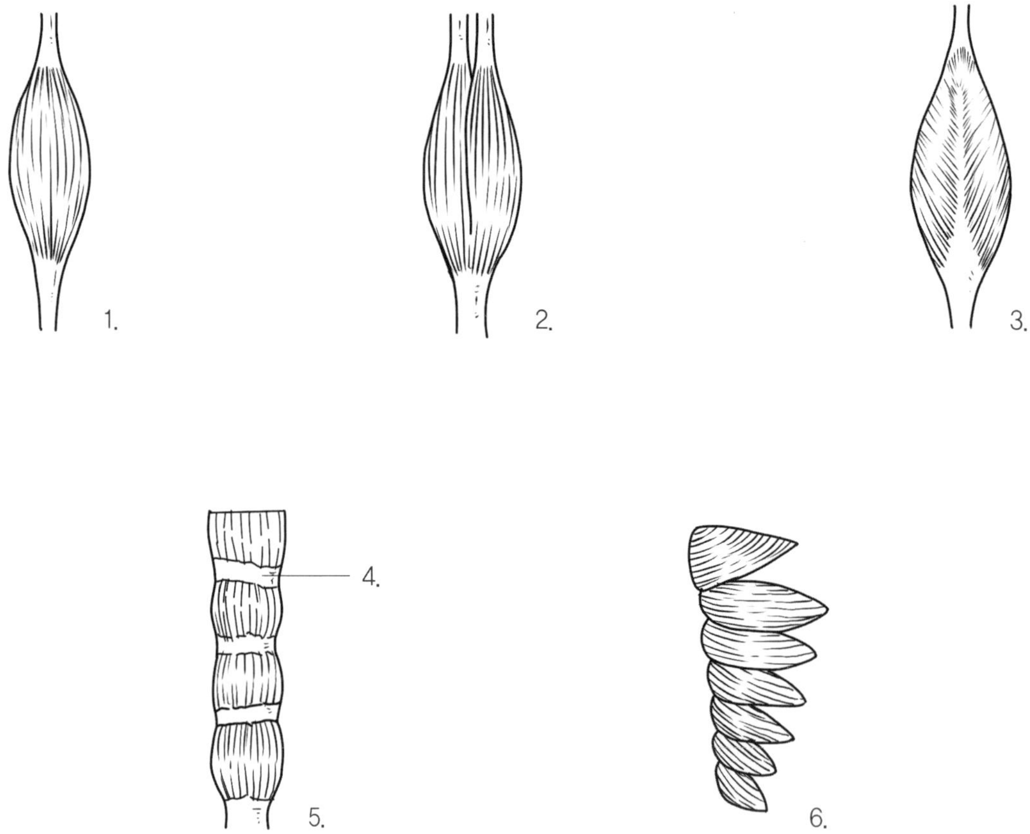

근육의 구조

뼈대근육은 가는 근섬유(근세포)가 다수 모여 다발을 이룬 것이다.
내부에 빗살과 같은 구조를 반복하는 근세포가 전체로서 길이를 바꾸어 수축한다.

■ 뼈대근육의 구조

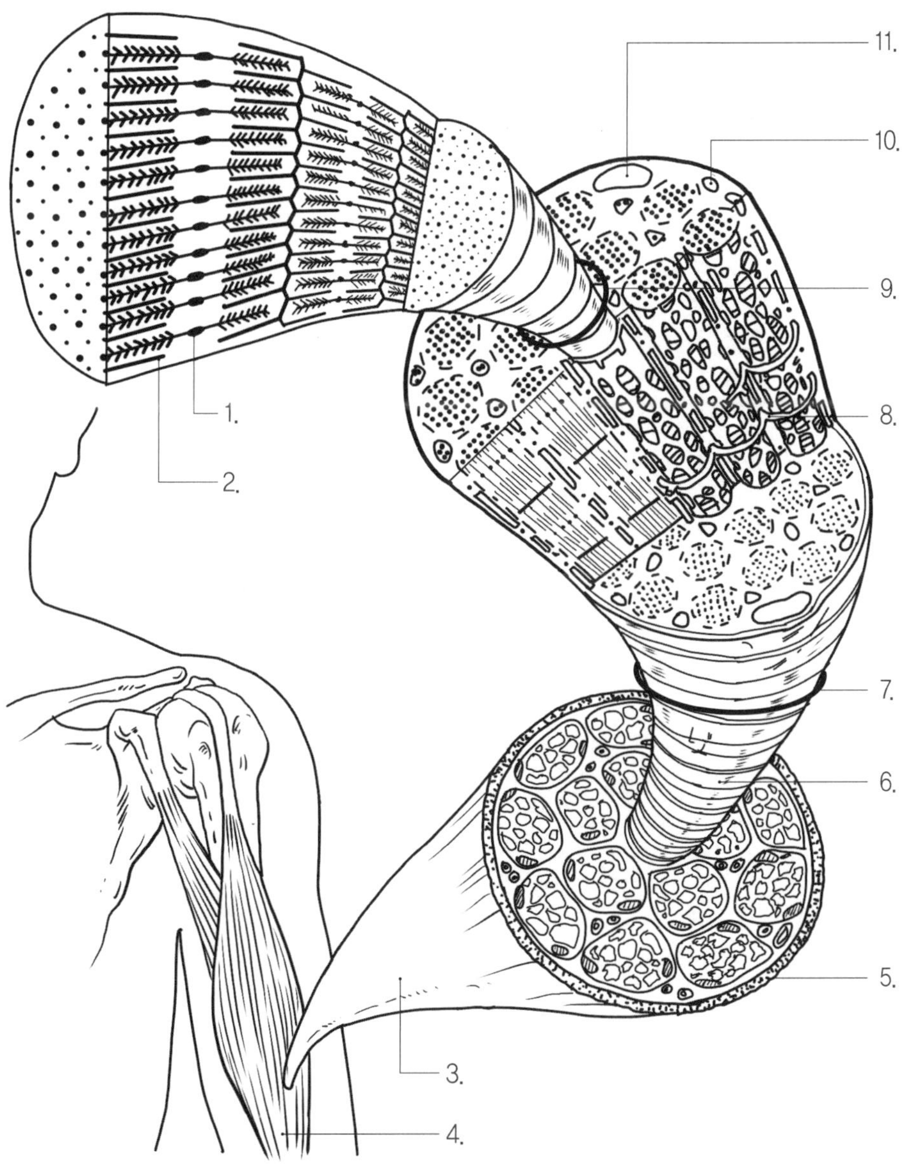

근육의 보조장치와 근육의 종류

근육이 수축하여 작용할 때 힘의 방향을 바꾸거나 부드럽게 움직이게 하기 위한 보조장치가 있다.
또, 근육은 뼈대근육, 심장근육, 민무늬근육으로 분류된다.

■ 각종 보조장치

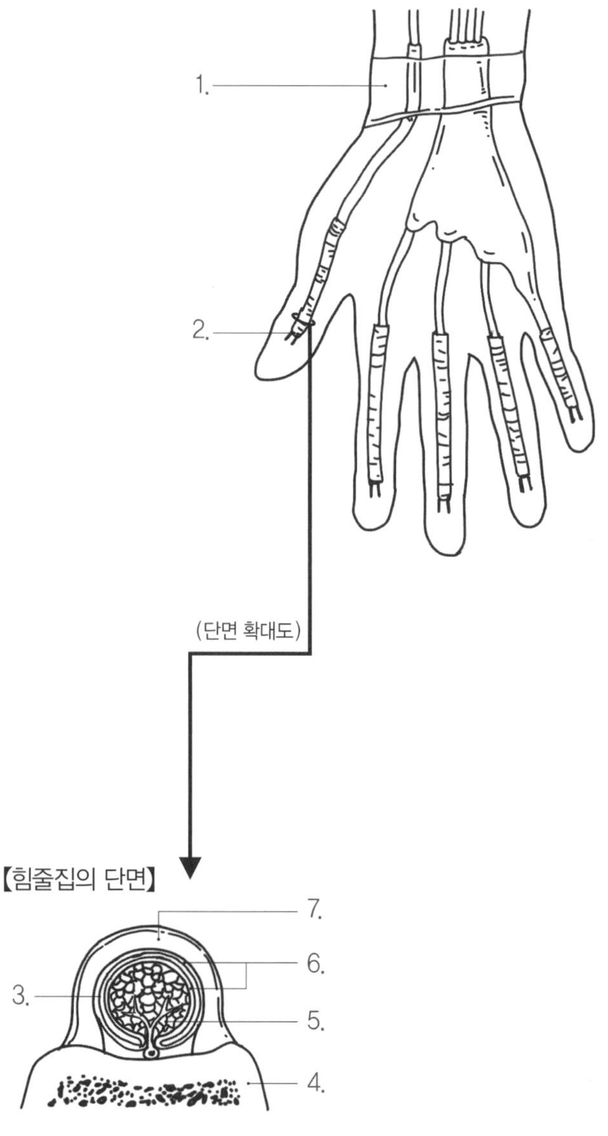

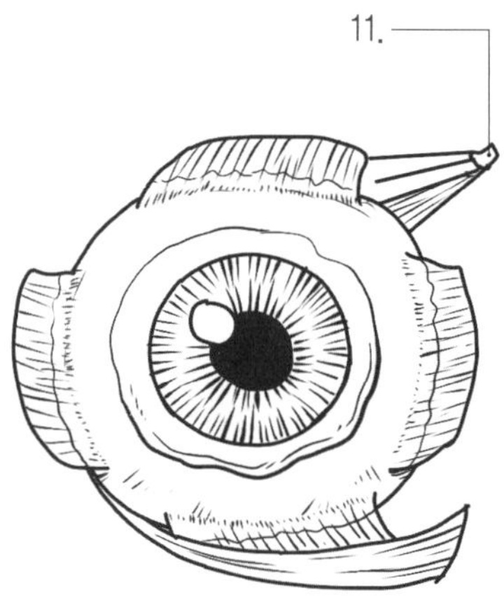

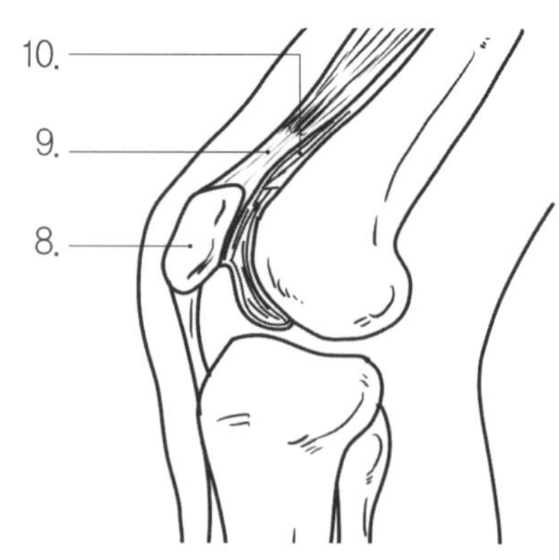

■ 근육의 종류와 구조

가로절단면	옆면

【민무늬근육】

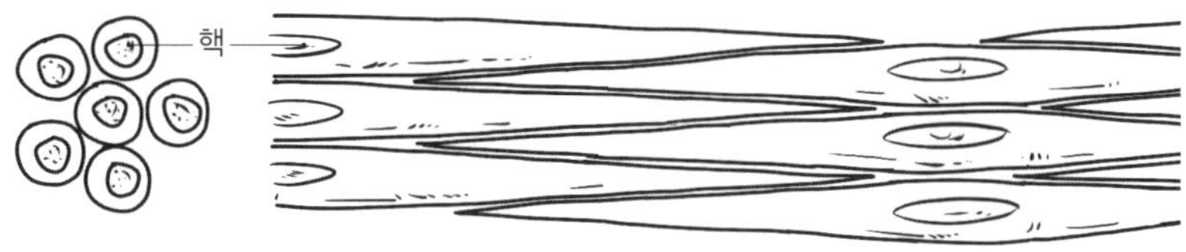

3.

【가로무늬근육】

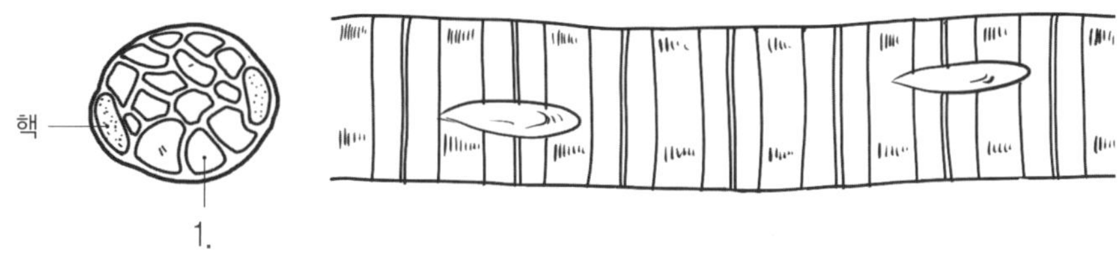

4.

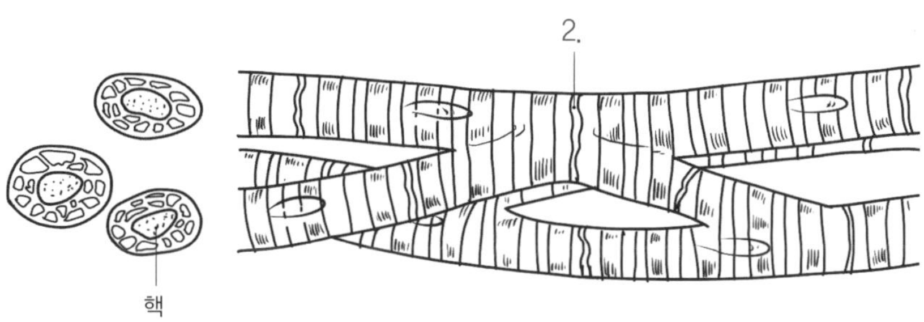

5.

머리의 근육

얼굴 표정근은 눈썹이나 입꼬리를 올리고 내리는 등 피부를 움직여 표정을 만든다.
씹기근육은 아래턱을 움직여서 입안의 음식을 잘게 부순다.

■ 얼굴 표정근 (앞면)

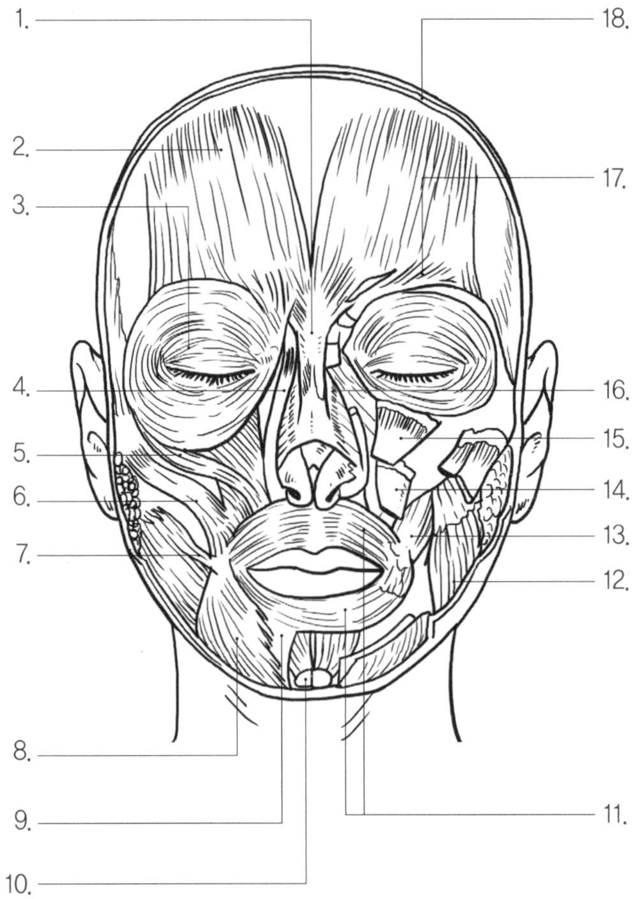

■ 얼굴 표정근 (옆면)

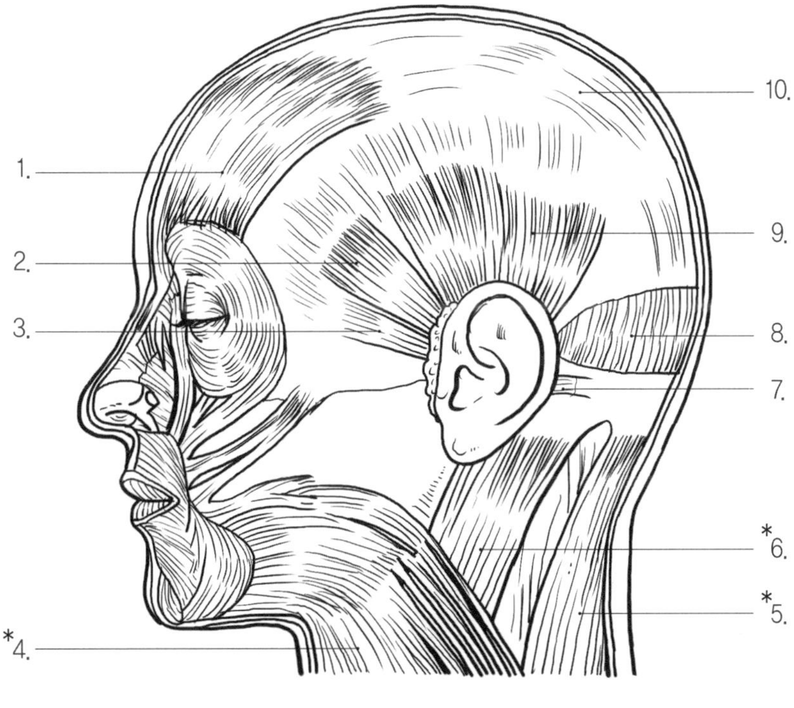

*는 얼굴 표정근이 아니다

■ 씹기근육

【얕은층】

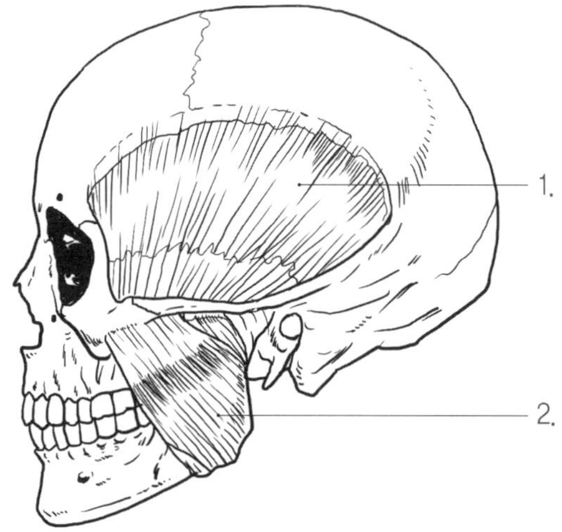

【깊은층】

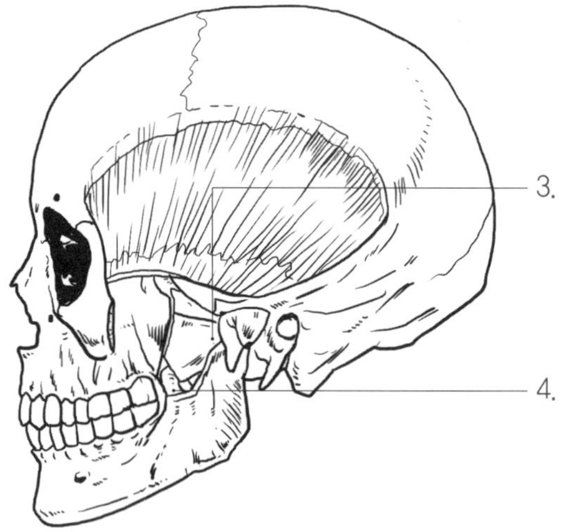

목의 근육

목에는 많은 근육이 있고 얕은층에서 깊은층까지 4개의 층으로 나뉜다.
머리를 움직이는 근육뿐만 아니라 입을 벌리는 근육이나 혀의 움직임에 관여하는 근육도 있다.

■ 목뿔위근육과 목뿔아래근육

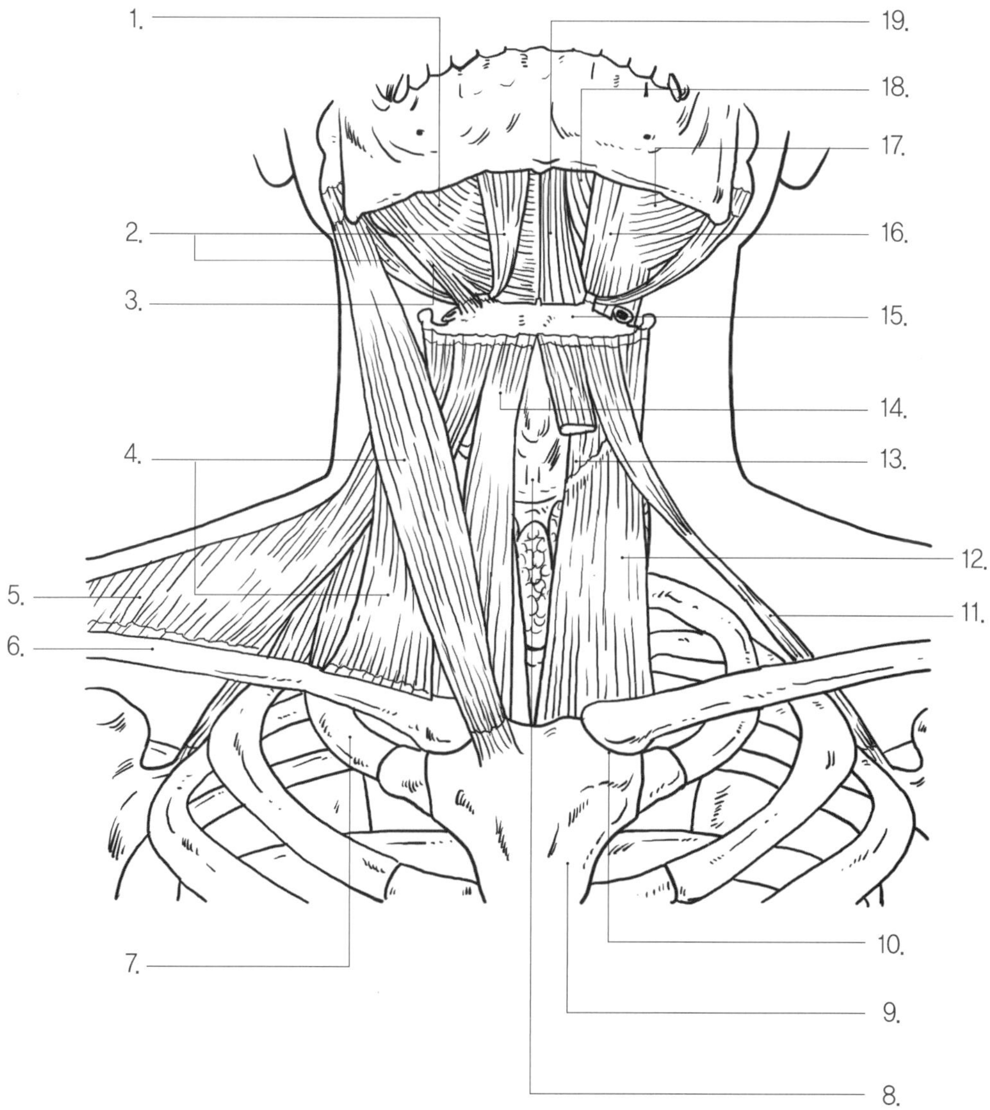

■ 목갈비근 무리와 척추앞근육 무리

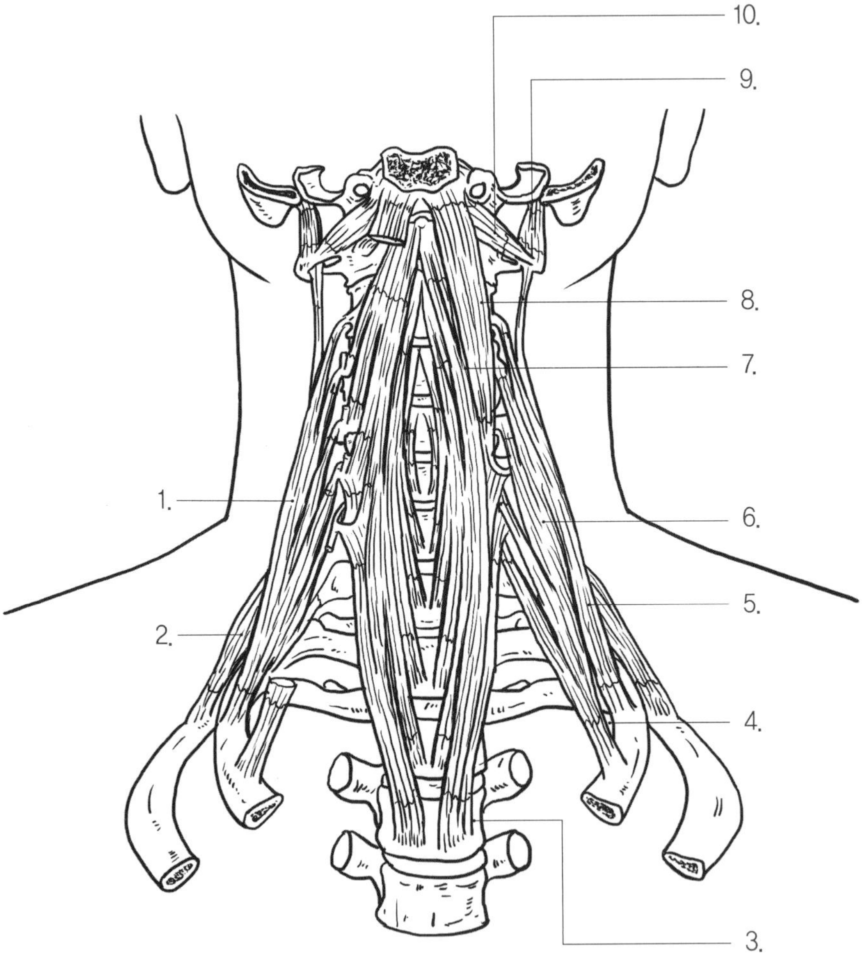

가슴의 근육

갈비뼈, 등뼈, 복장뼈가 뼈대를 이루고 있는 가슴에는 어깨뼈나 팔의 운동, 호흡에 관여하는 근육 등이 있다.

■ 가슴의 주요 근육

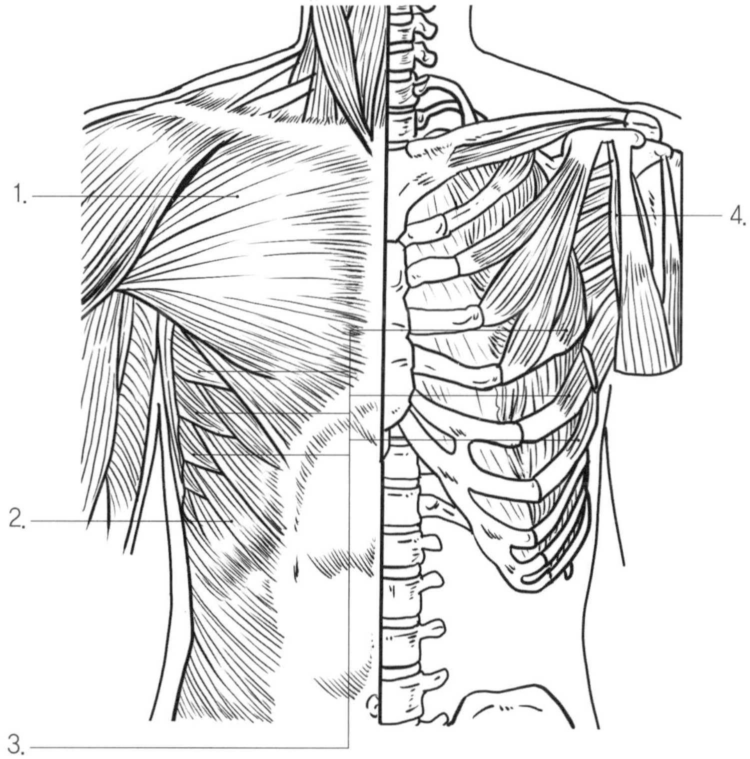

■ 호흡에 관여하는 근육

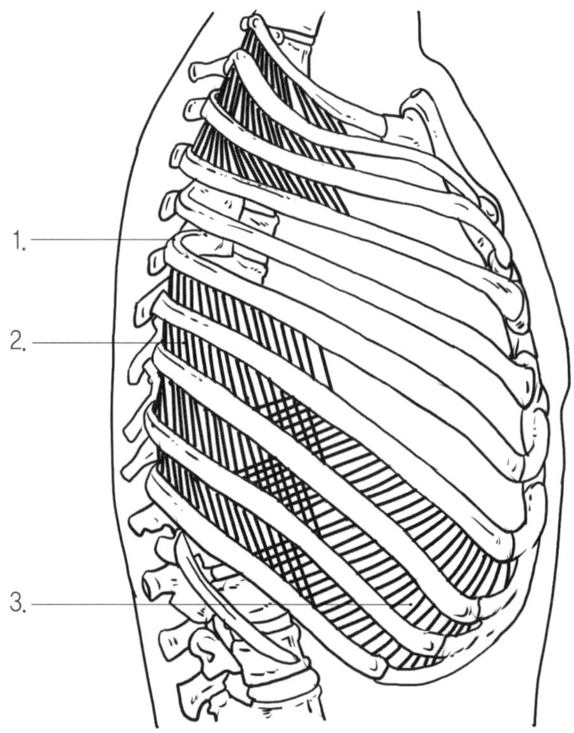

배와 등의 근육

앞배, 옆구리, 허리의 근육으로 구성되는 배벽이 배안을 싸고 있다.
근육이 불거져 나온 모습에 따라 구분된다.

■ 배부위의 주요 근육

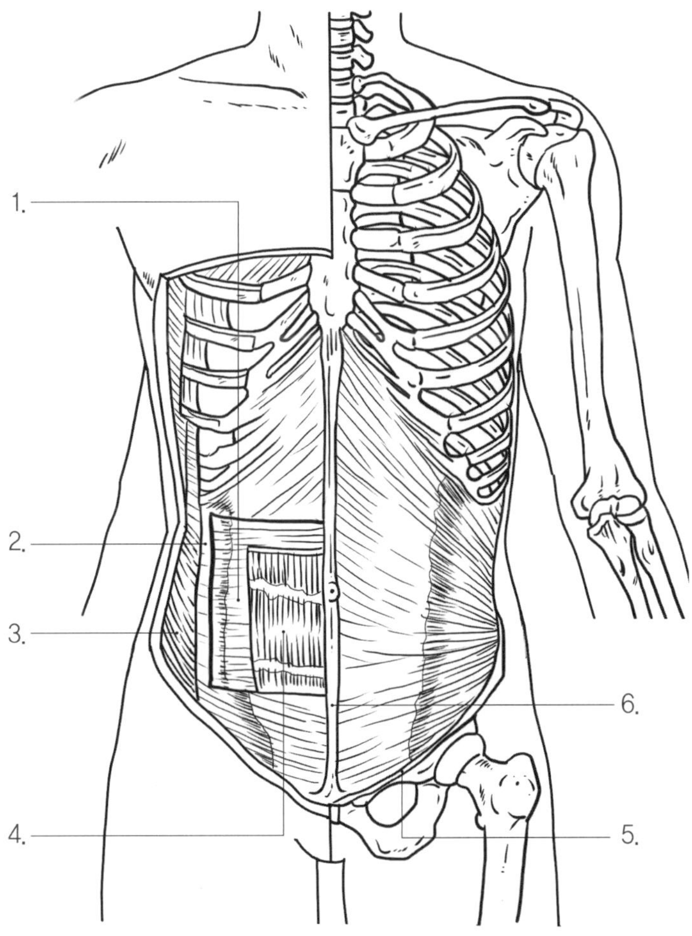

■ 등부위의 주요 근육

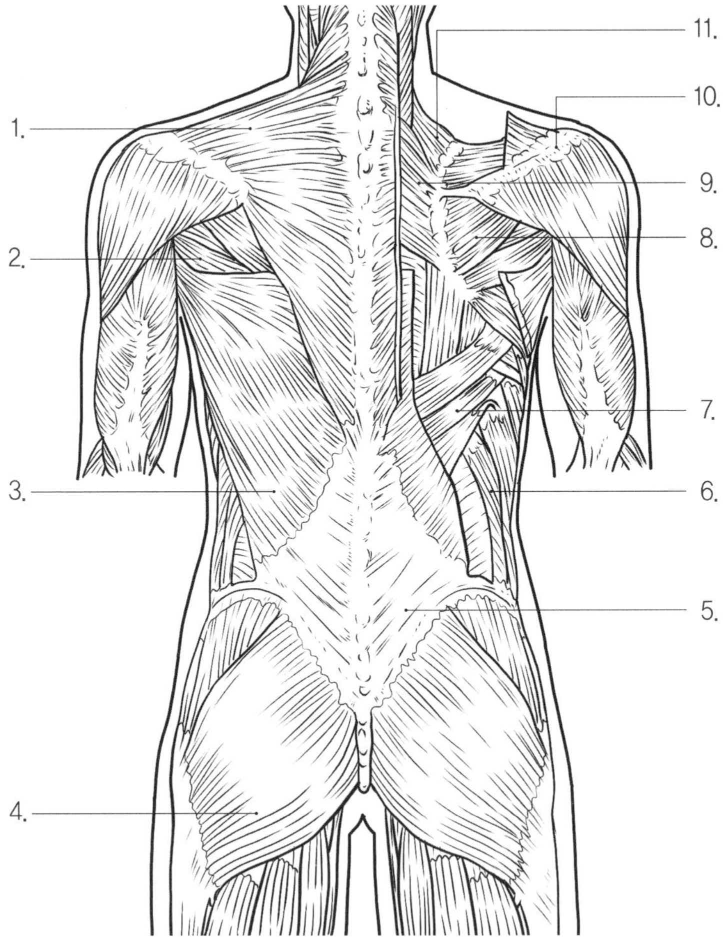

■ 배 · 등부위의 근육 (수평단면)

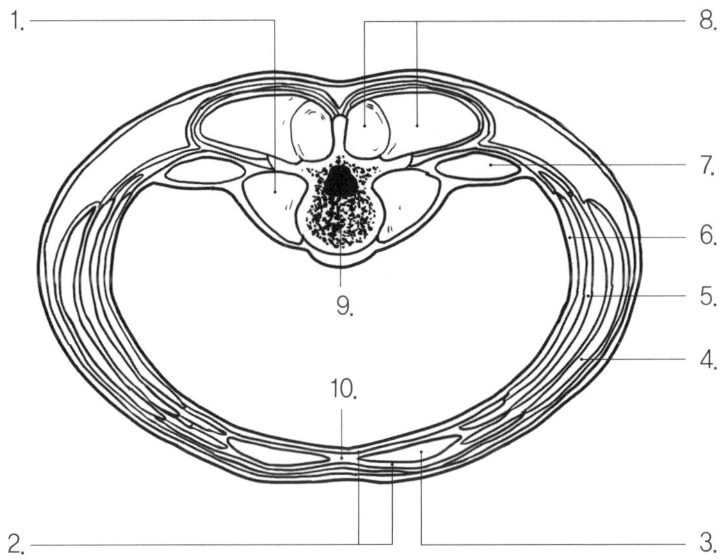

■ **고유배근** (가쪽근육무리)

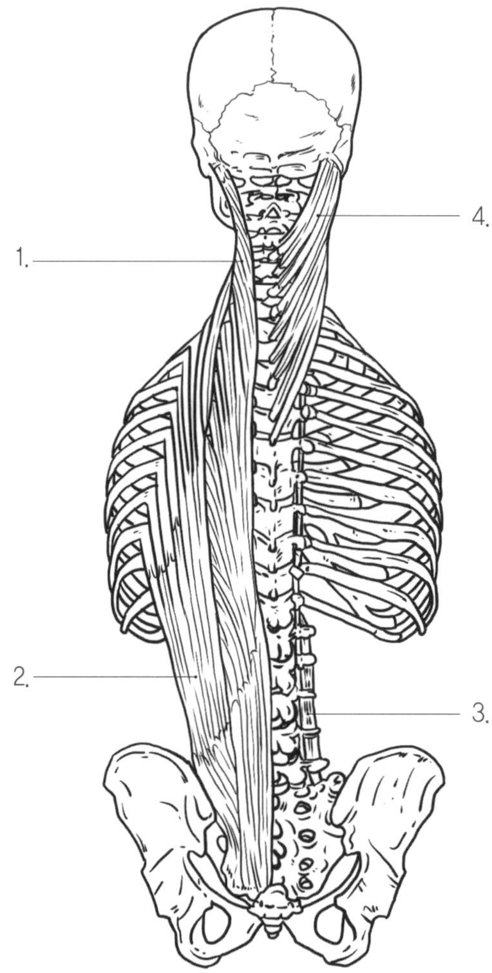

■ 고유배근 (안쪽근육무리)

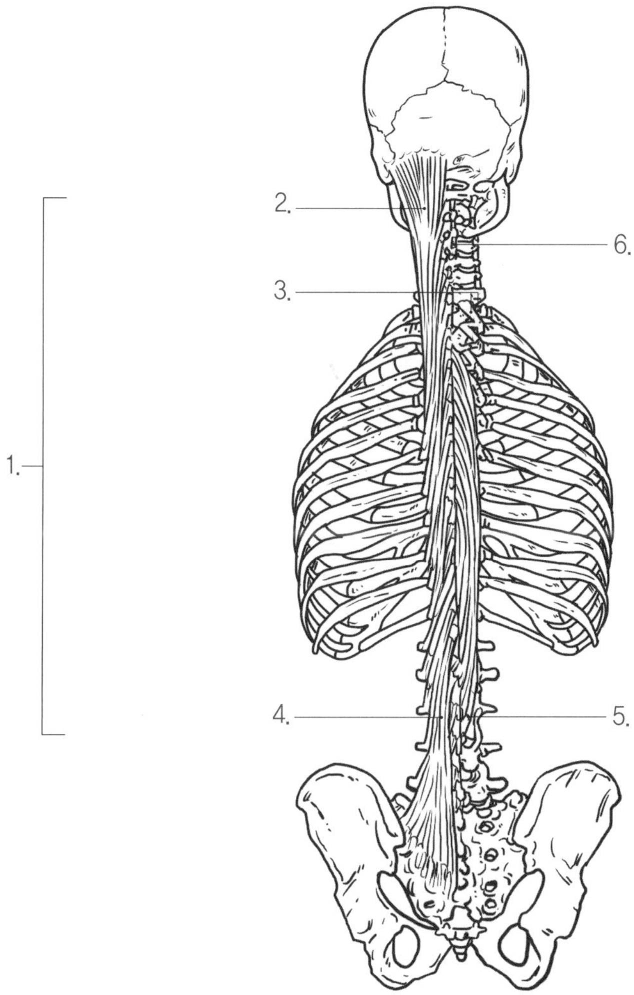

골반의 근육

골반의 출구는 근육이 둘러싸서 골반가로막을 형성하여 내장을 지지한다.

■ 골반가로막

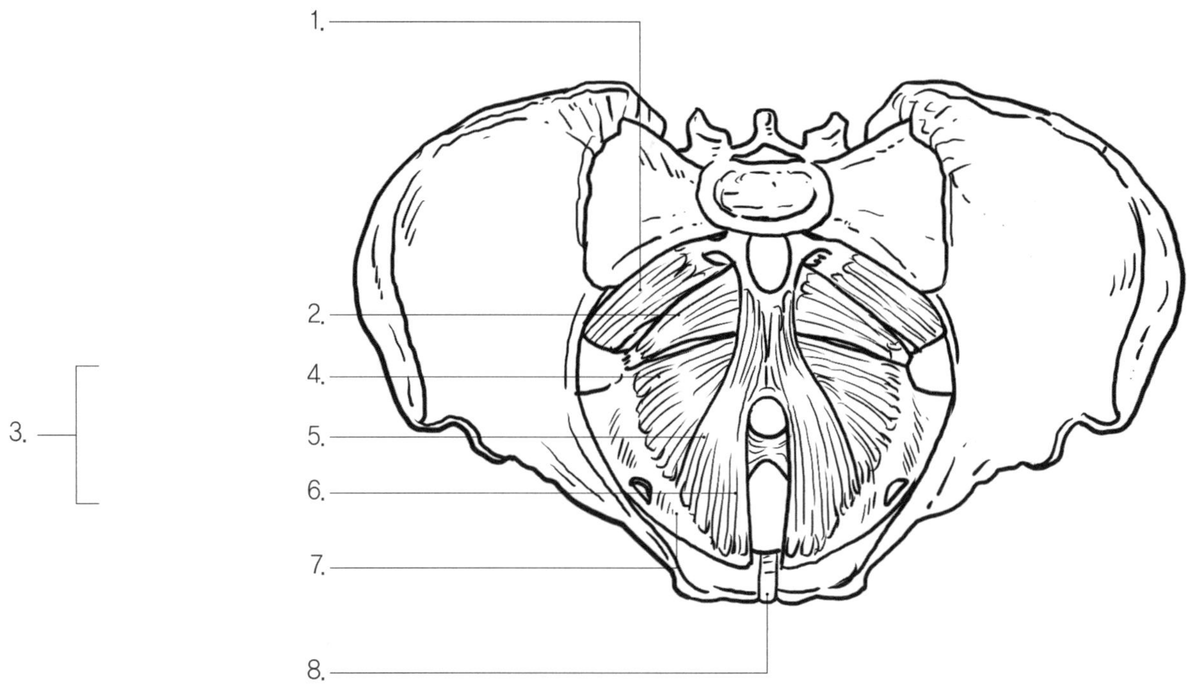

■ 음부 주변의 근육

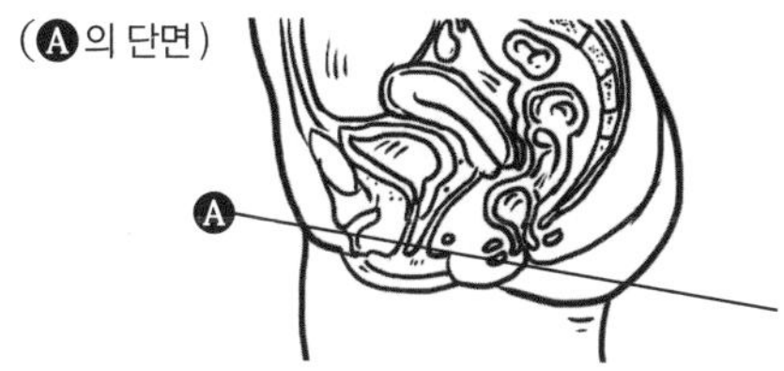

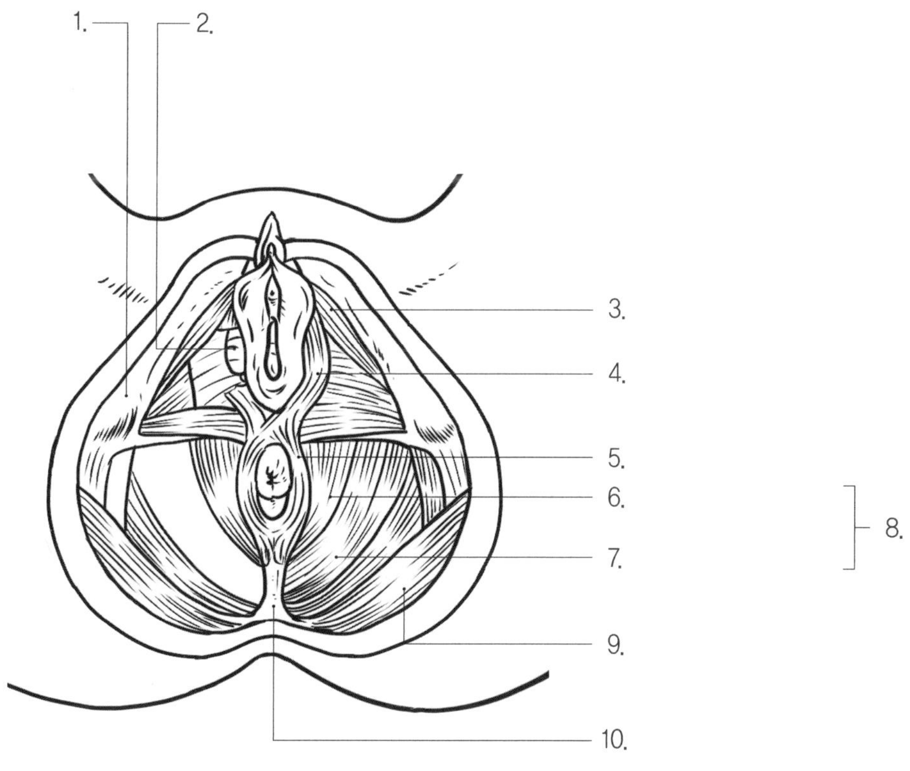

■ 골반근 무리

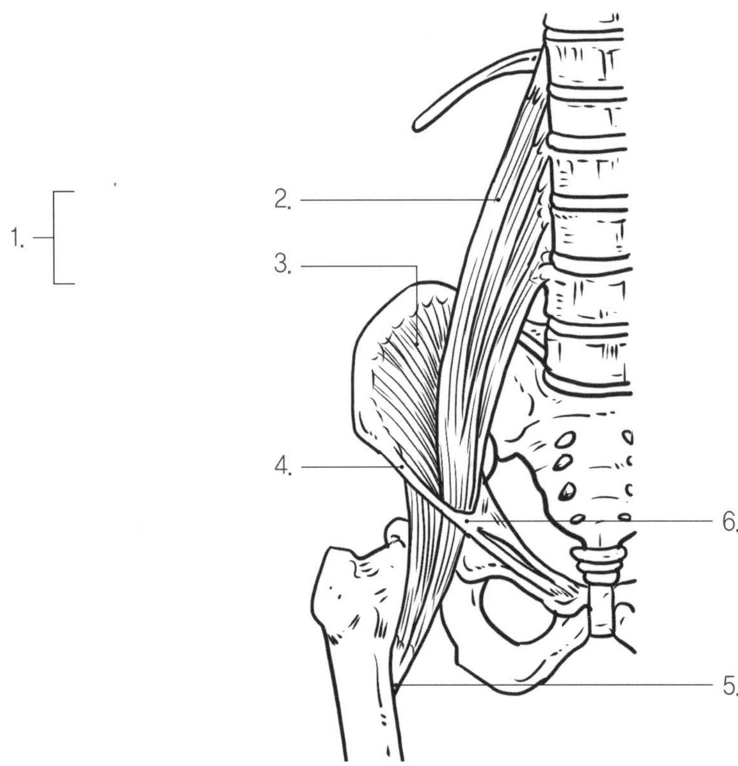

팔의 근육

팔의 앞 · 뒷면에는 아래팔 또는 손가락을 굽히거나 펴고, 아래팔을 엎치거나 뒤치는 근육무리가 있다.

■ 팔의 근육(앞면)

【얕은층】

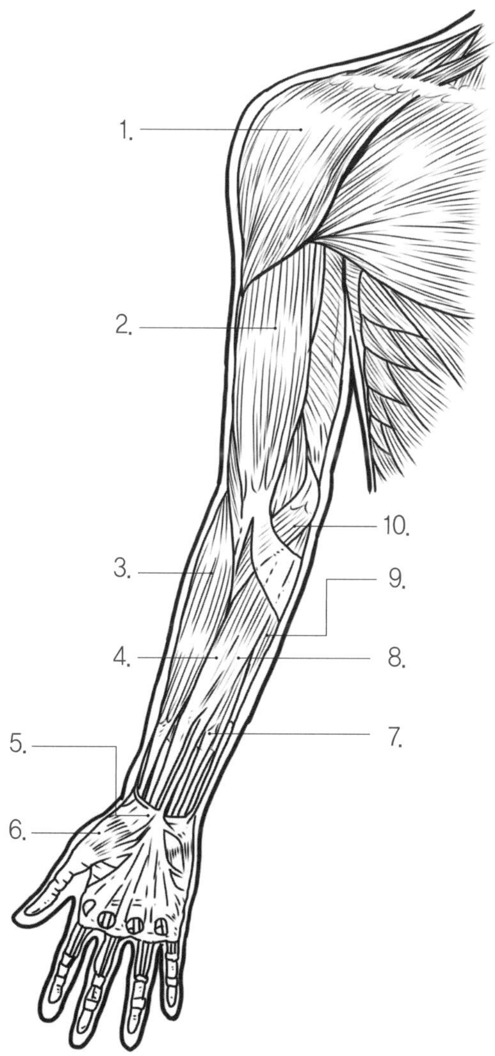

【깊은층】

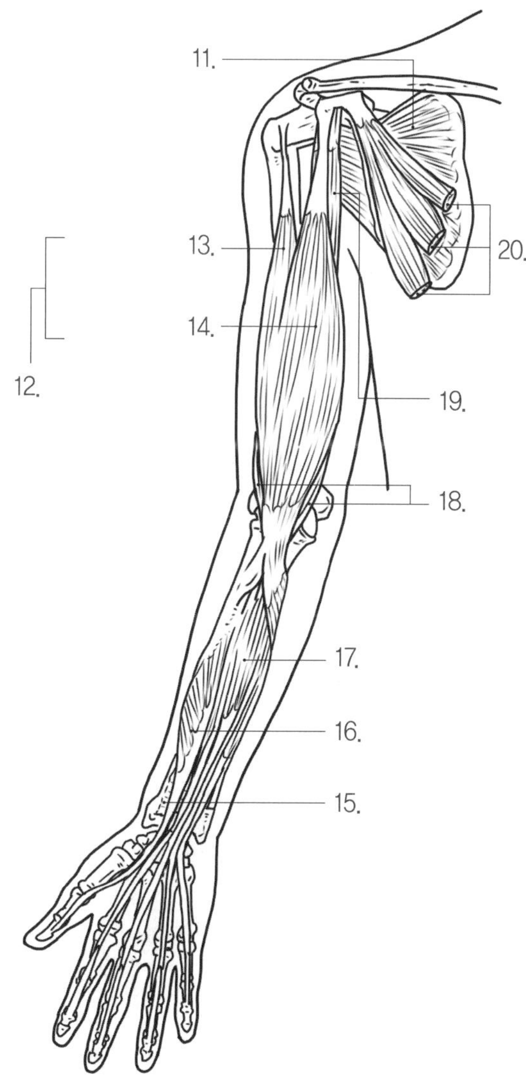

■ 팔의 근육(뒷면)

【얕은층】

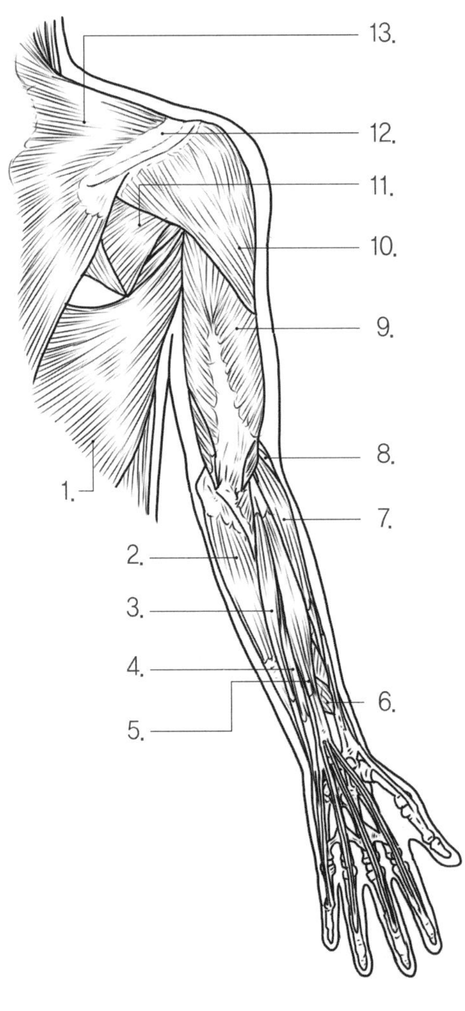

【깊은층】

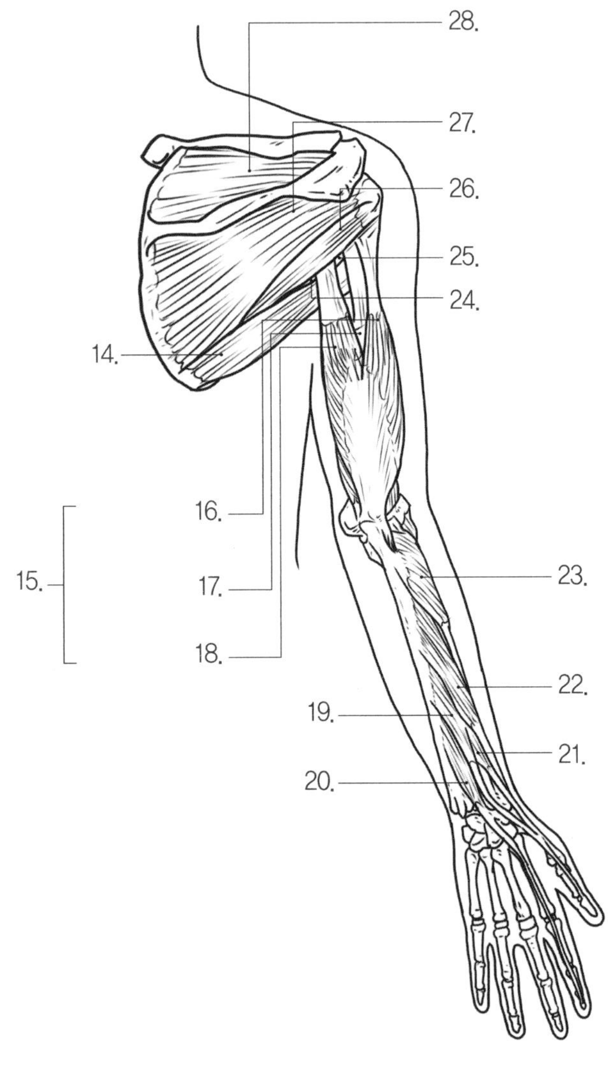

■ 오른쪽 팔의 가로절단면

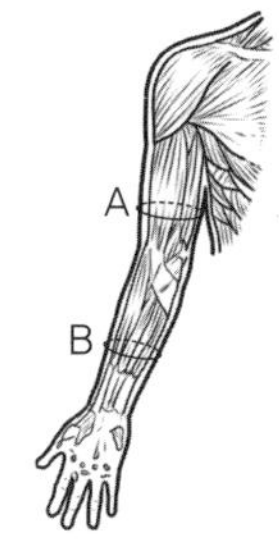

【위팔부위】 (위 그림의 A 단면)

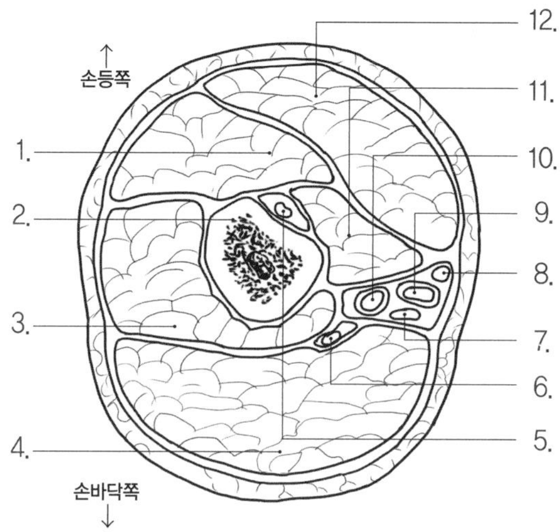

【아래팔부위】 (위 그림의 B 단면)

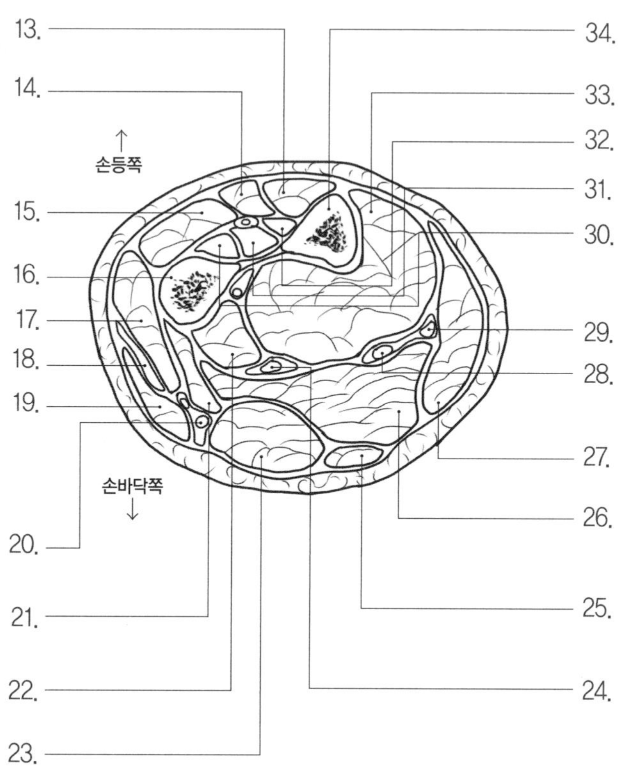

■ 오른쪽 손바닥의 힘줄과 근육

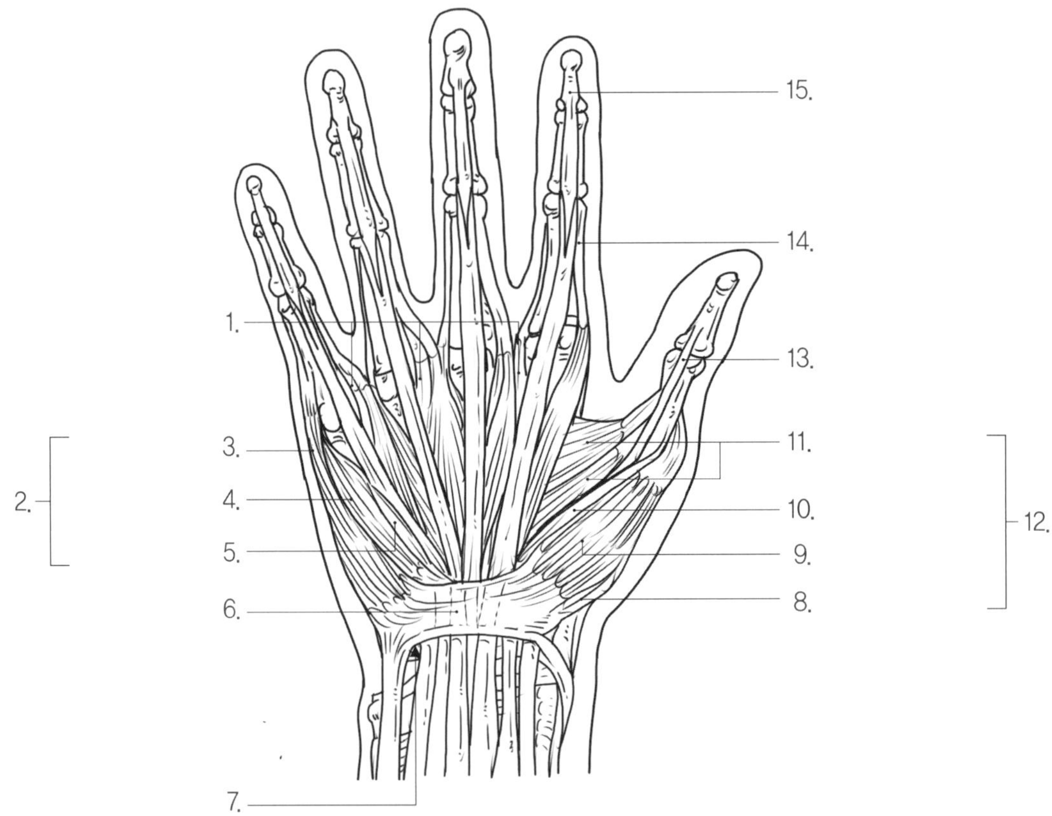

■ 오른쪽 손등의 힘줄

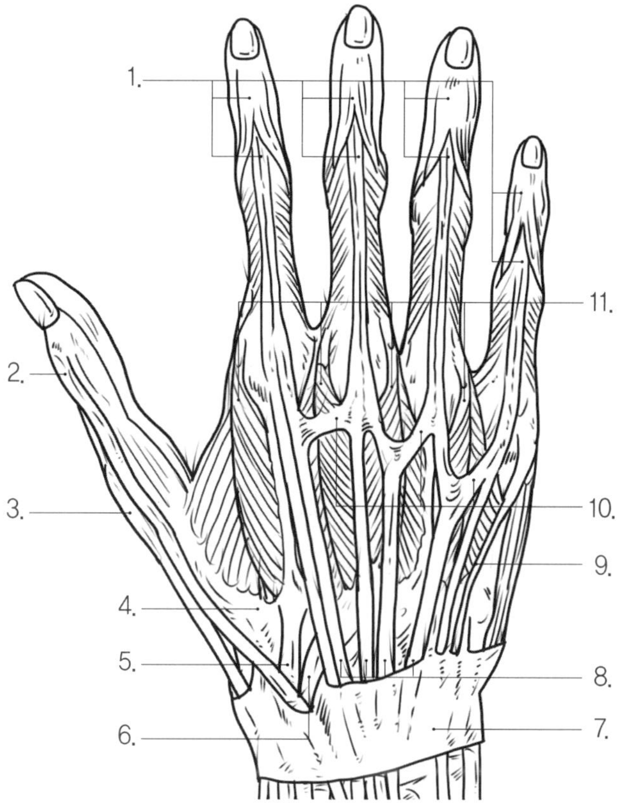

■ 노쪽에서 본 오른손 손가락

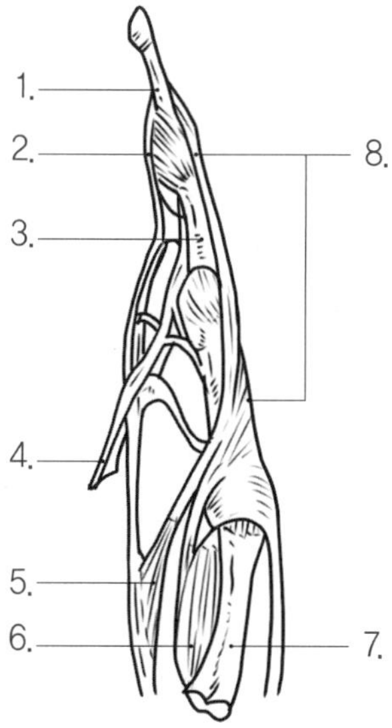

다리의 근육

다리의 넙다리 앞면에는 넙다리네갈래근을 주체로 하는 폄근 무리가 있다.
다리의 넙다리 뒷면에는 종아리를 구부리고 넙다리를 펴는 근육이 있다.
종아리의 뒷면에는 발이나 발가락을 굽히는 근육이 있다.

■ 다리의 근육(앞면)

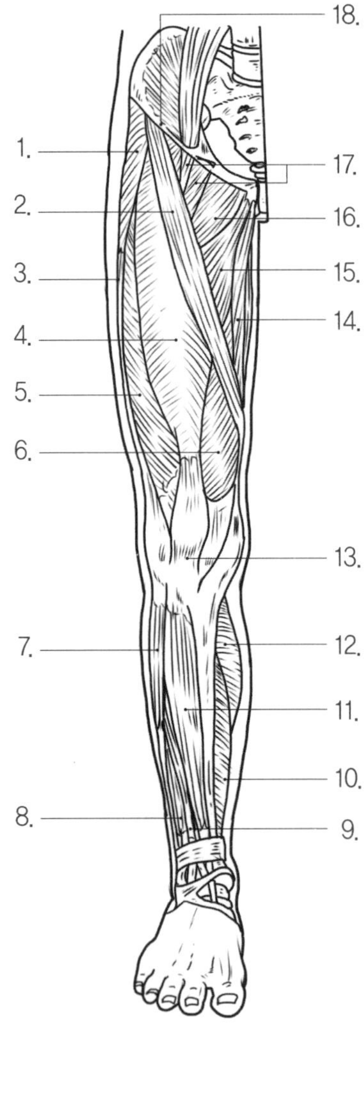

■ 골반근 무리

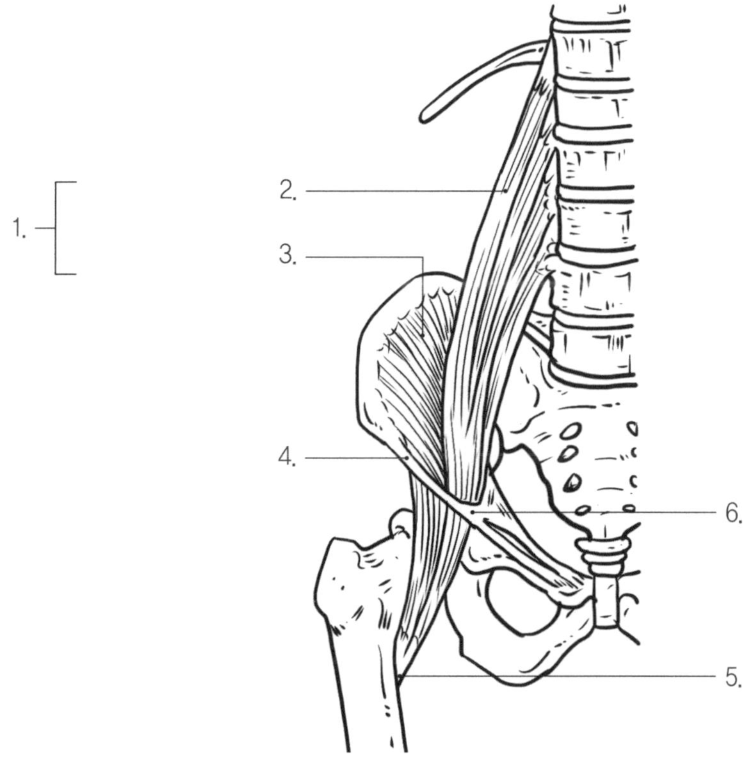

■ 다리의 근육(뒷면)

【얕은층】

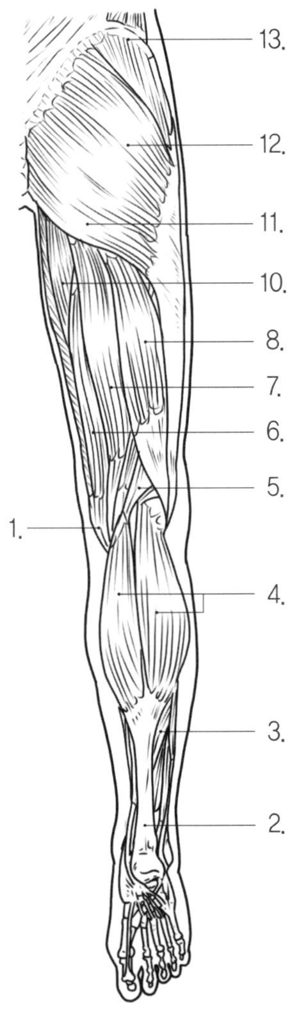

【깊은층】

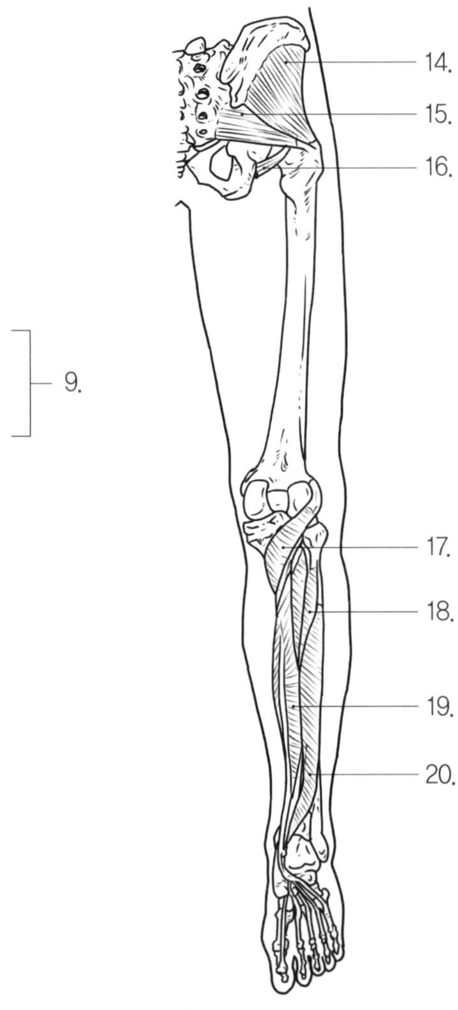

■ 오른쪽 다리의 가로절단면

【넙다리부위】 (위 그림의 A 단면)

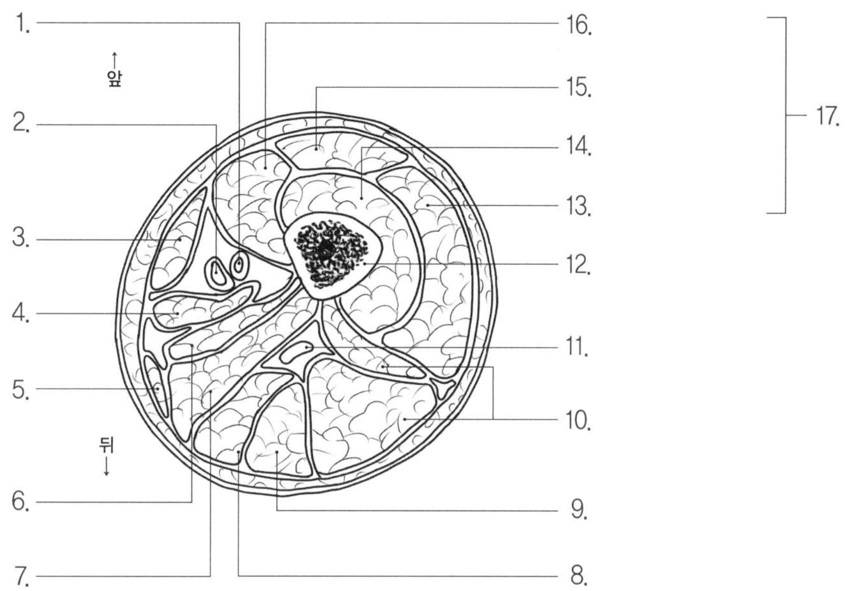

【종아리부위】 (위 그림 B의 단면)

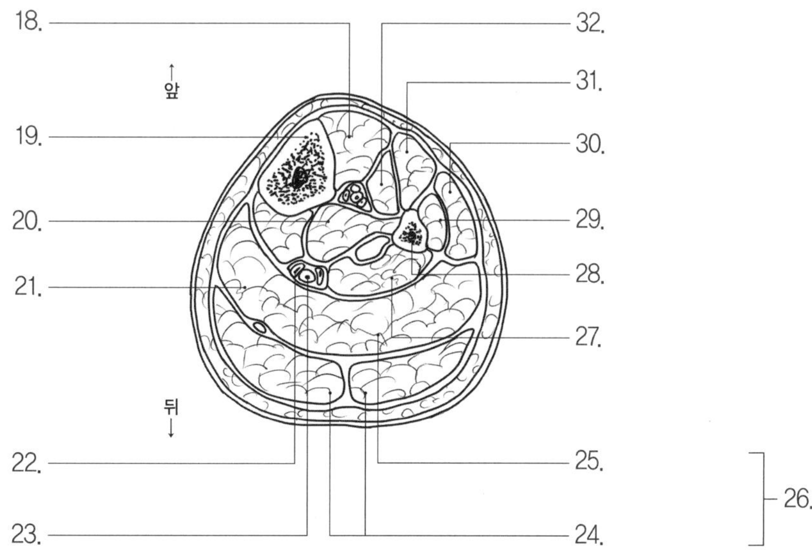

■ 왼발의 근육과 힘줄

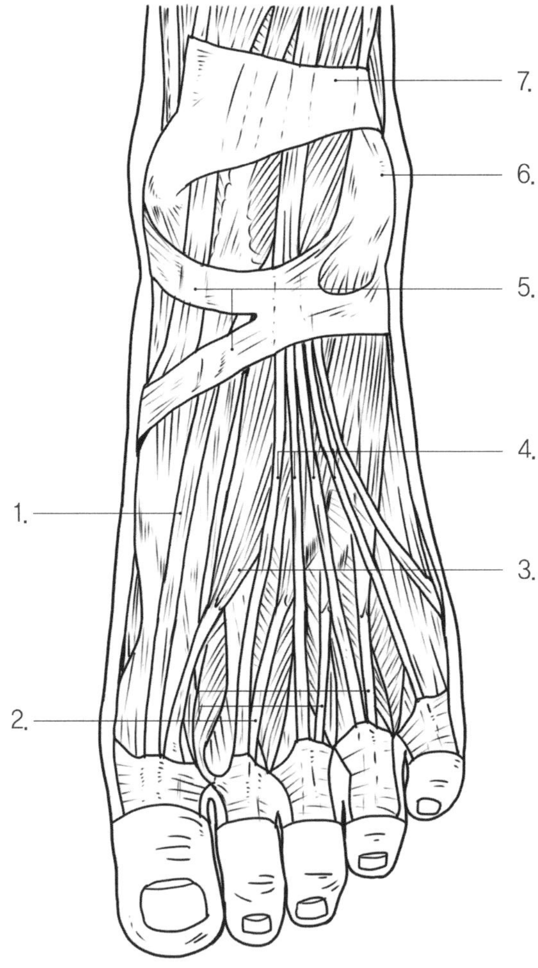

■ 오른발의 근육과 힘줄

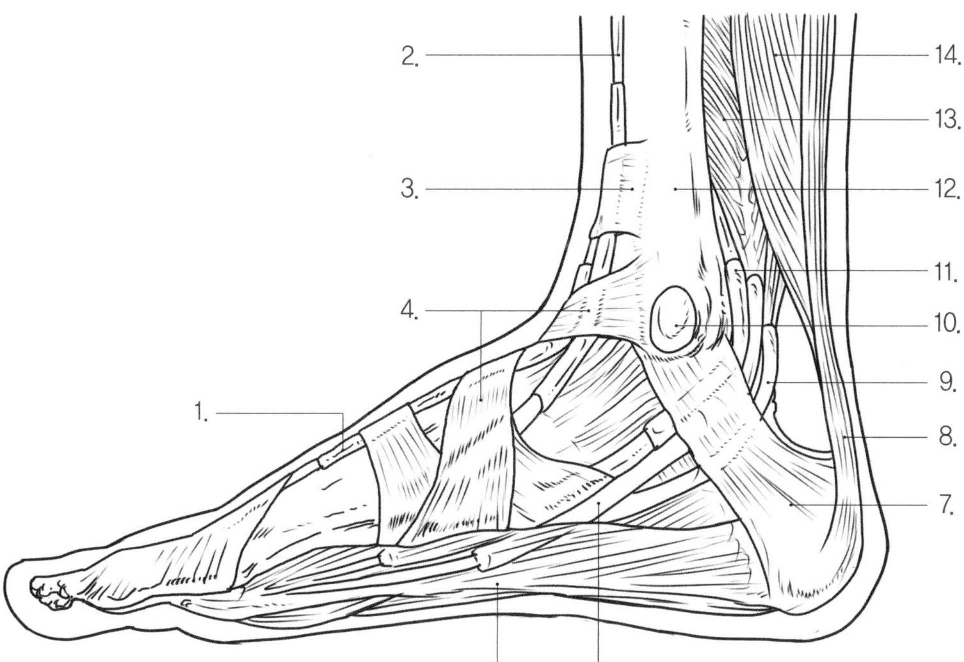

5장

신경계

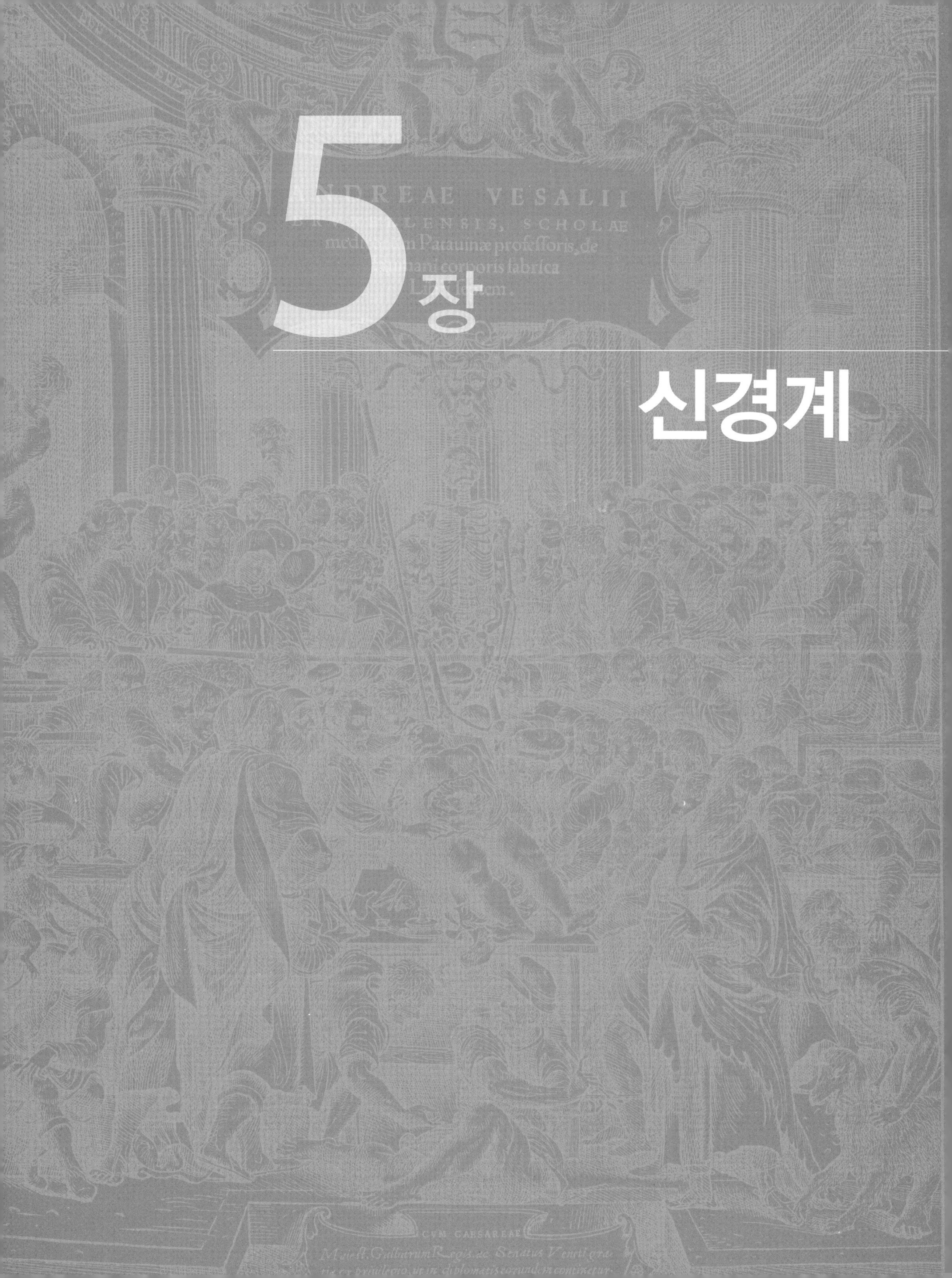

중추신경계와 말초신경계

신경계에는 뇌와 척수로 구성되는 중추신경계와 중추신경에서 나와 온몸에 분포하는 말초신경계가 있다. 말초신경계는 기능에 따라 더 세분할 수 있다.

■ 신경계의 분포

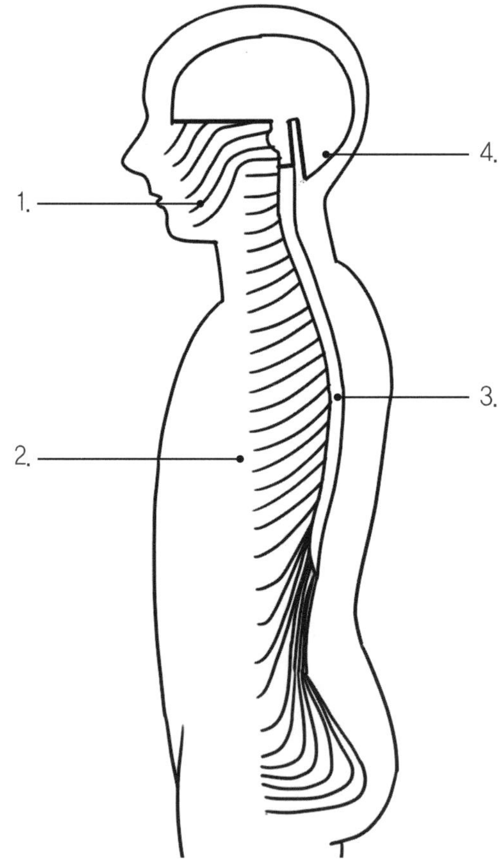

■ 온몸의 주요 신경

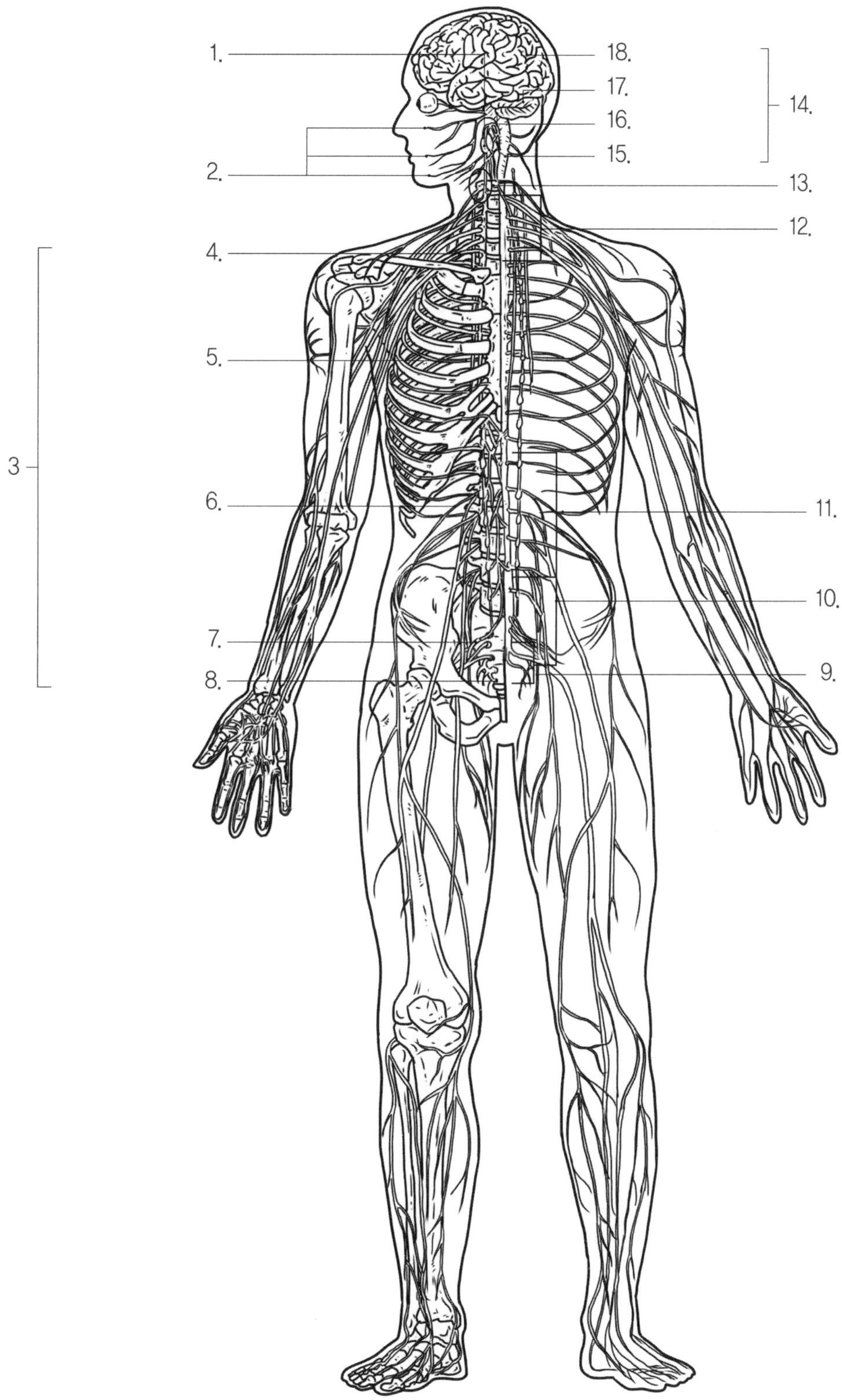

신경구조

신경세포는 세포체와 그곳에서 나오는 돌기로 구성된다. 돌기 중에 길게 뻗어 있는 것을 신경섬유라고 한다. 중추신경계에서는 세포체가 모인 부분을 회색질, 신경섬유가 모인 부분을 백색질이라고 한다.

■ 신경세포(뉴런, neuron)의 구조

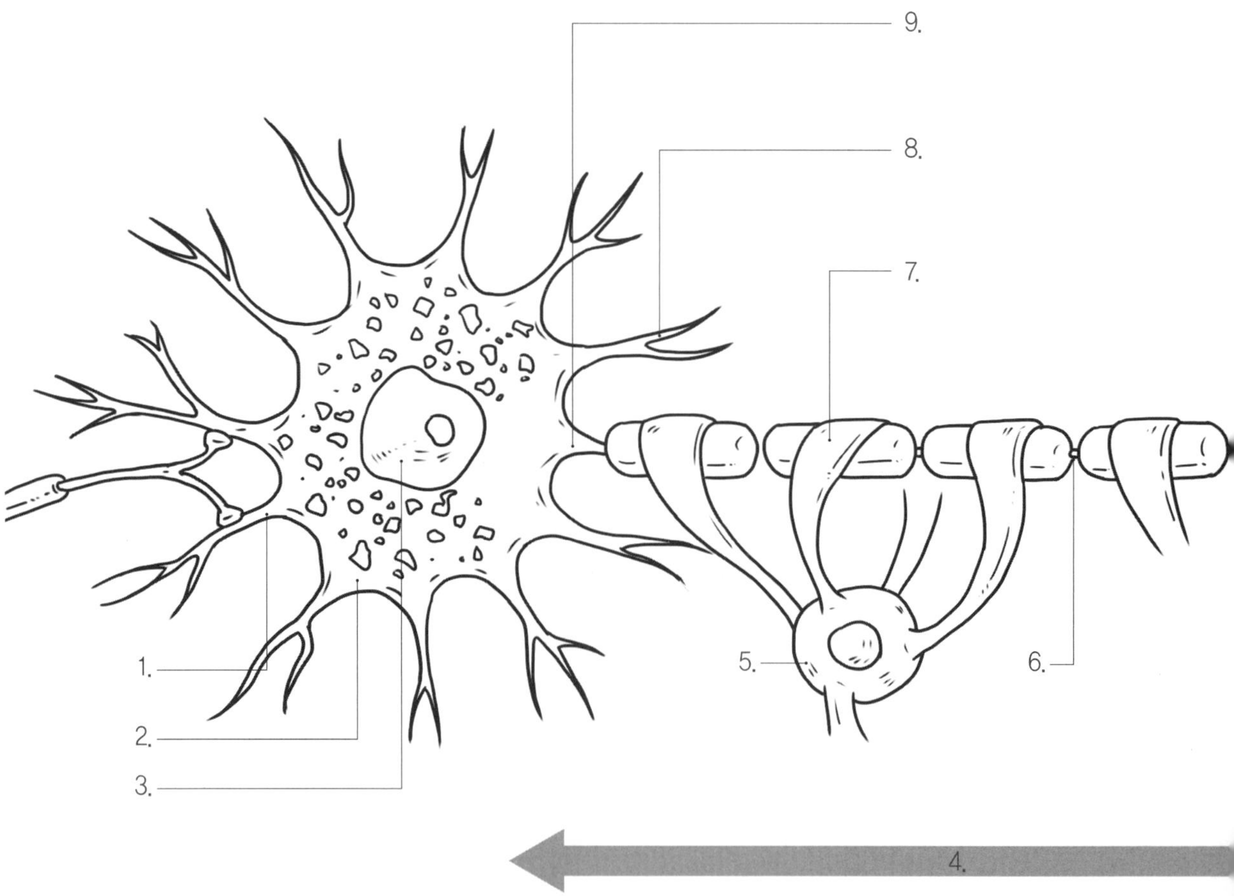

■ 말초신경의 말이집신경섬유

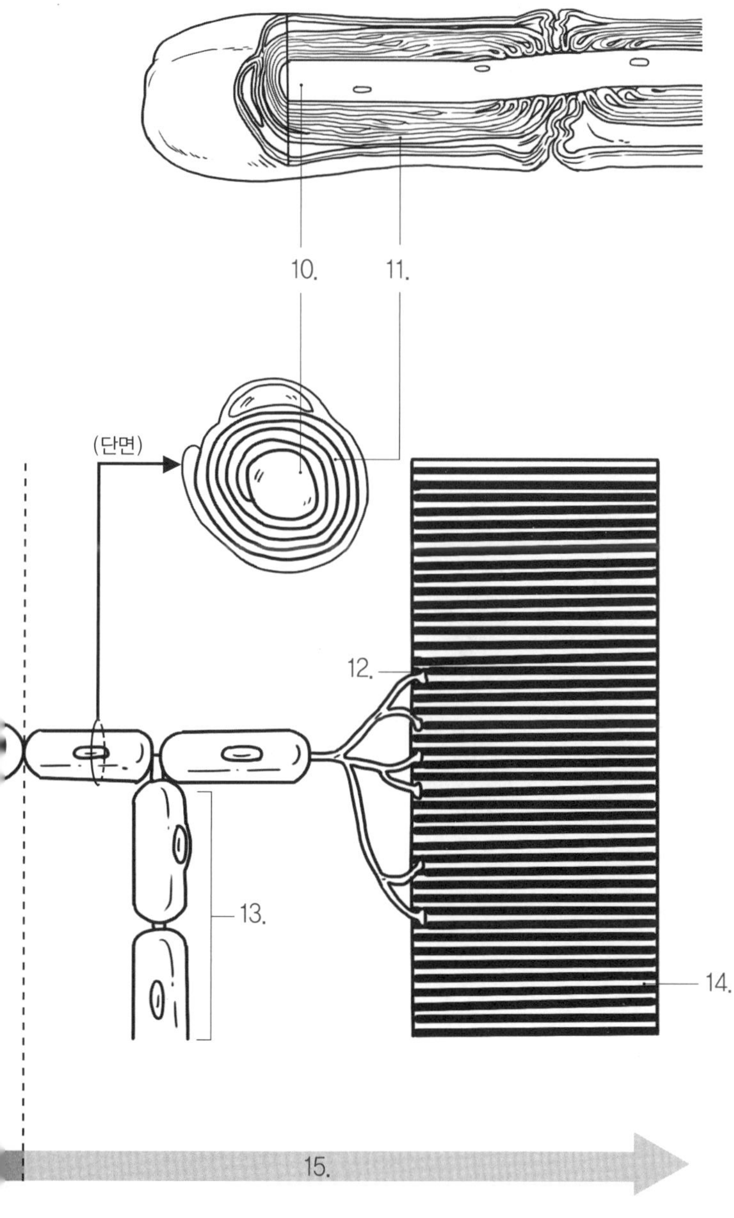

뇌신경

뇌에 출입하는 말초신경을 뇌신경이라고 한다.
뇌신경의 신경섬유에는 감각신경이나 운동신경, 부교감신경 등의 종류가 있다.

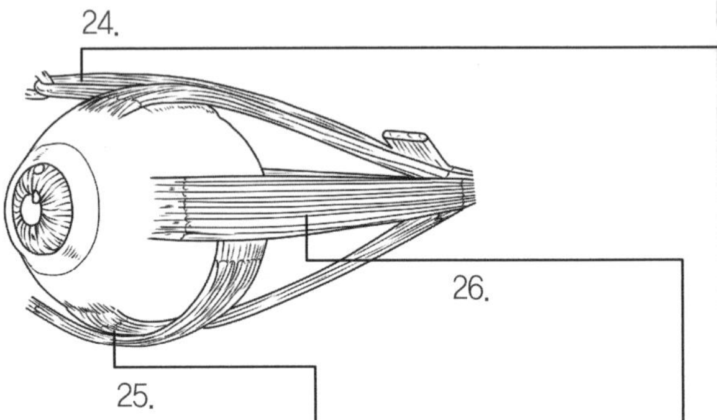

■ **뇌줄기와 뇌신경의 위치관계** (왼쪽 측면에서 본 모습)

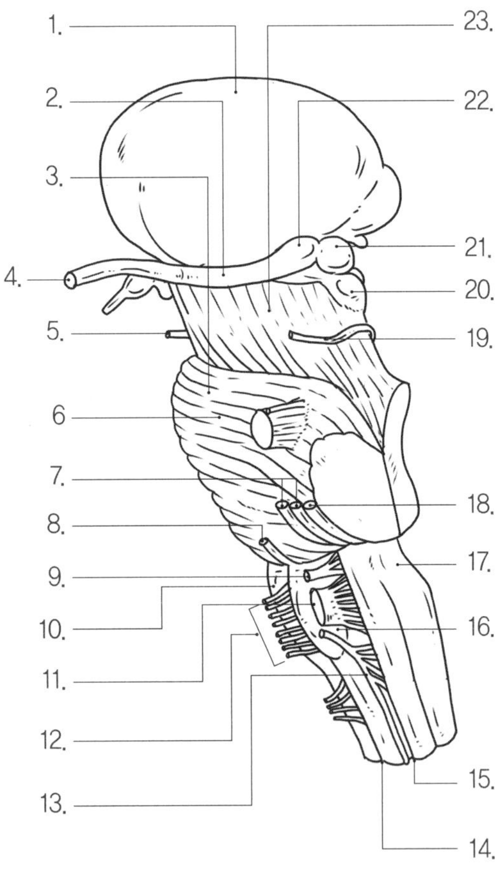

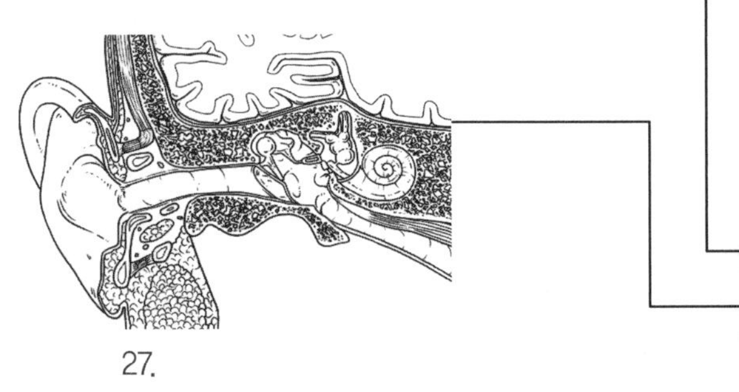

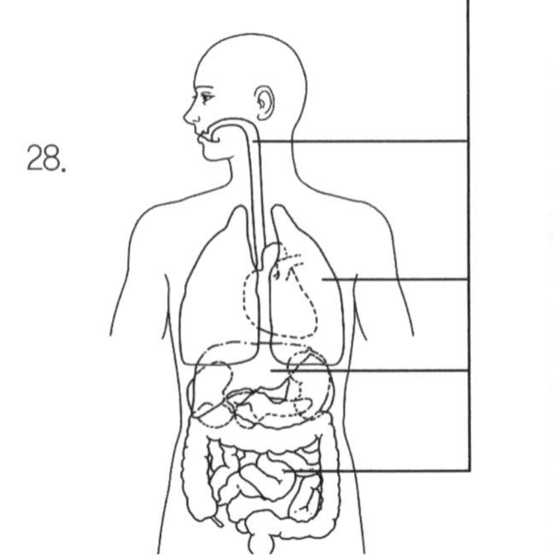

■ 뇌신경의 종류와 목적지 및 기능 (뇌를 바닥면에서 본 모습)

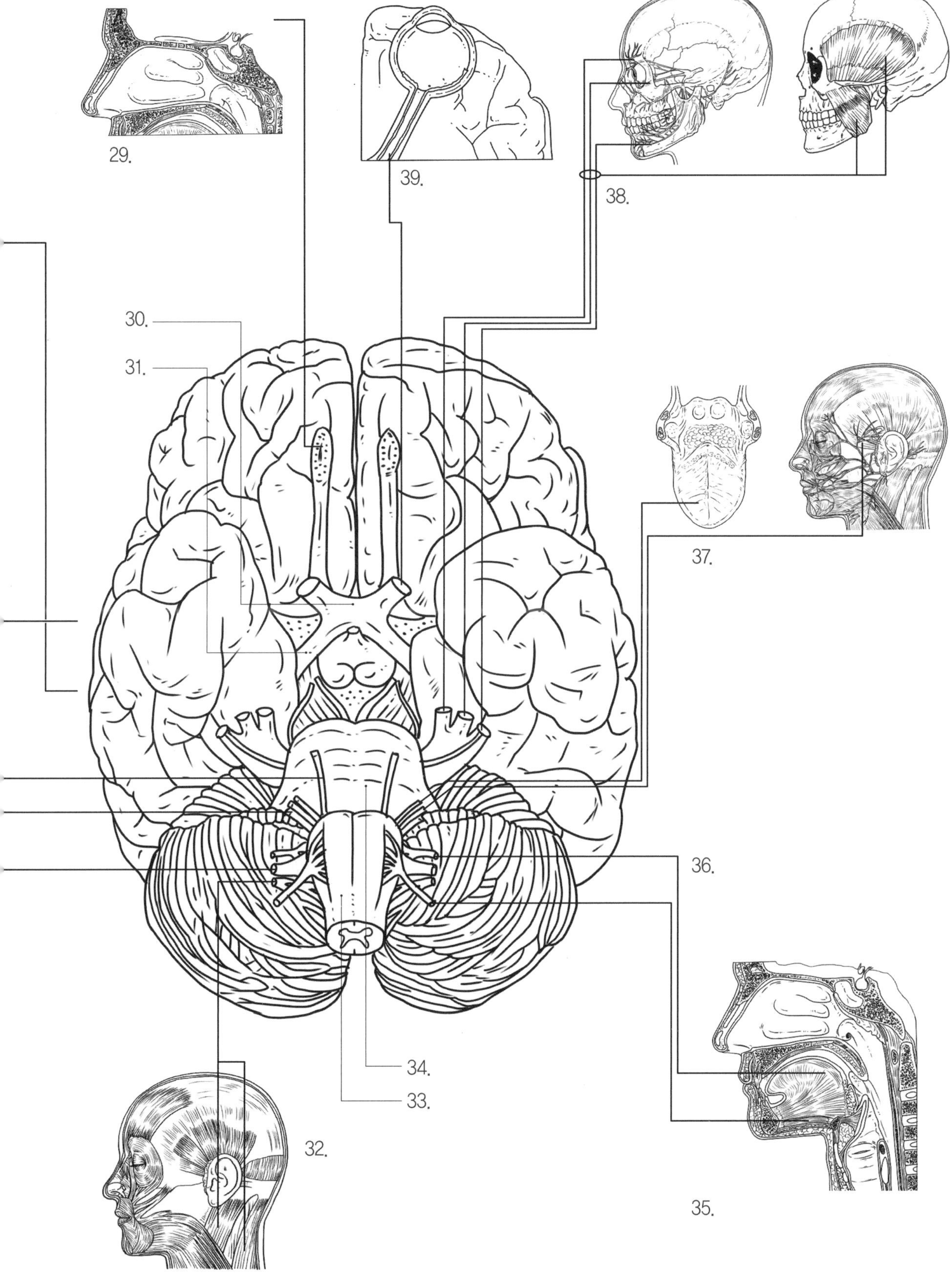

척수신경

척수에 출입하는 말초신경을 척수신경이라고 한다.
총 31쌍이 있으며 나오는 높이에 따라 목신경, 가슴신경, 허리신경, 엉치신경, 꼬리신경으로 나뉜다.

■ 척수신경의 단면 (가슴신경)

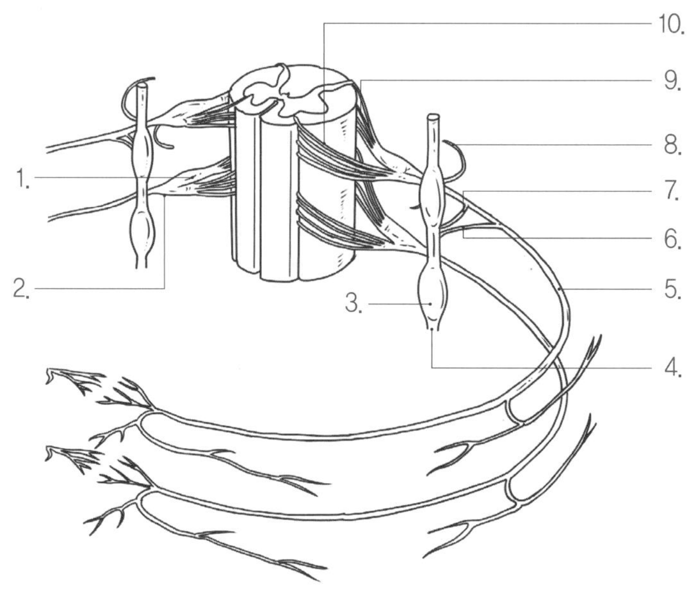

■ **척수신경** (앞면)

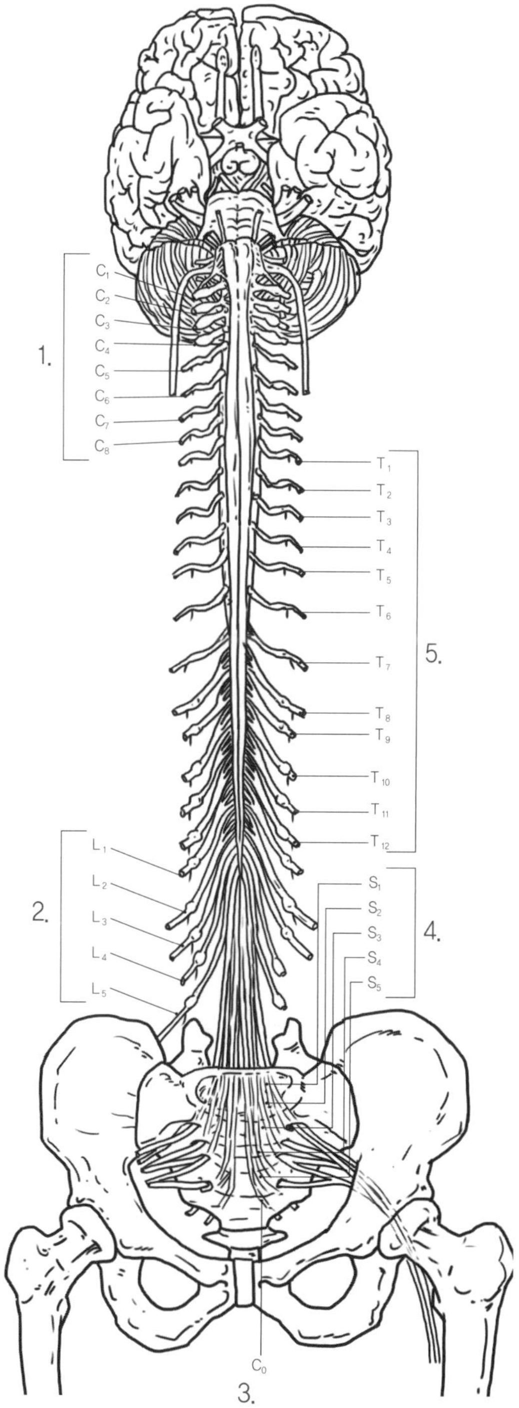
C1
C2
C3
C4
C5
C6
C7
C8
1.
T1
T2
T3
T4
T5
T6
T7
T8
T9
T10
T11
T12
5.
L1
L2
L3
L4
L5
2.
S1
S2
S3
S4
S5
4.
C0
3.

■ 척수신경과 피부의 분절

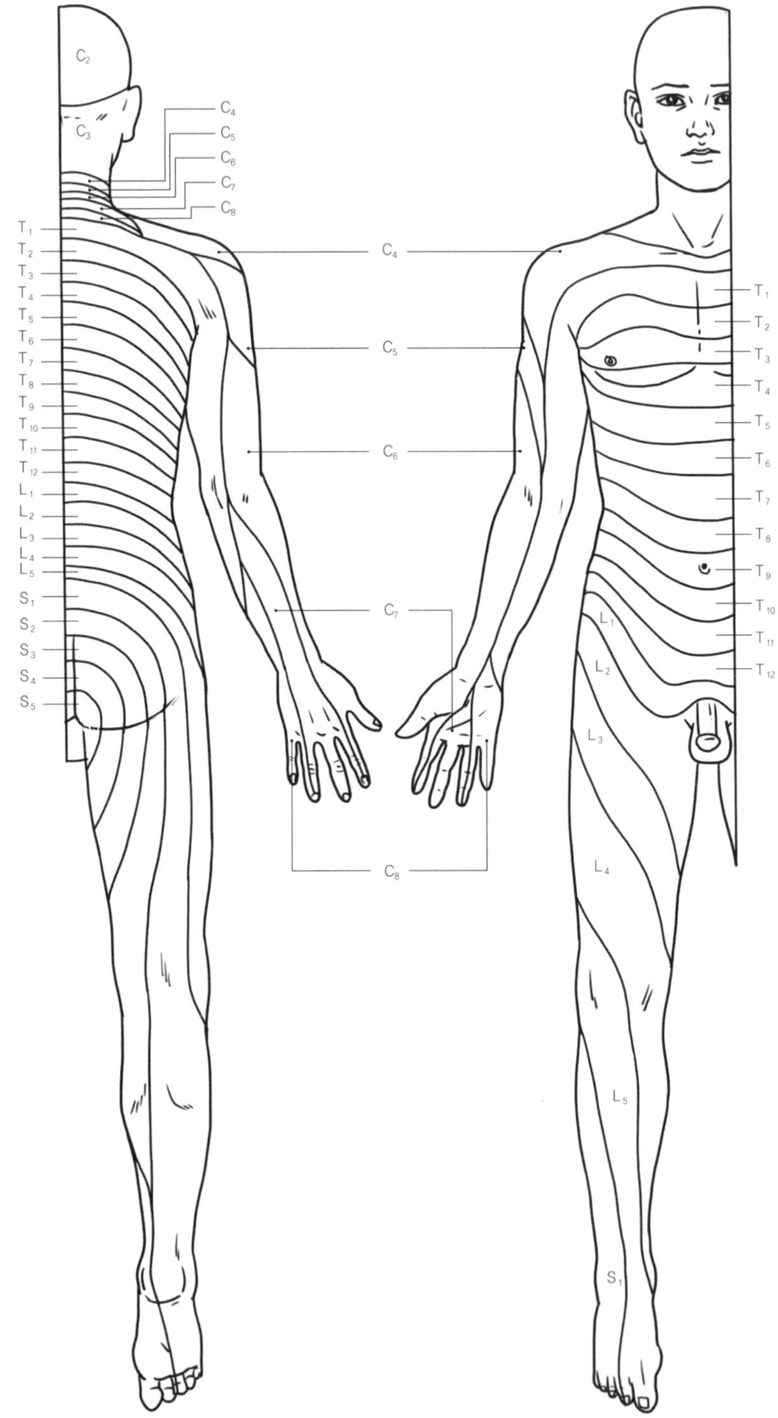
C2
C3
C4
C5
C6
C7
C8
T1
T2
T3
T4
T5
T6
T7
T8
T9
T10
T11
T12
L1
L2
L3
L4
L5
S1
S2
S3
S4
S5

운동신경과 감각신경

척수신경의 신경섬유에는 운동신경과 감각신경이 있다.
운동성 신경섬유는 척수신경의 앞뿌리를 지나며 감각성 신경섬유는 뒤뿌리를 지난다.

■ 내림 전도로 (운동신경)

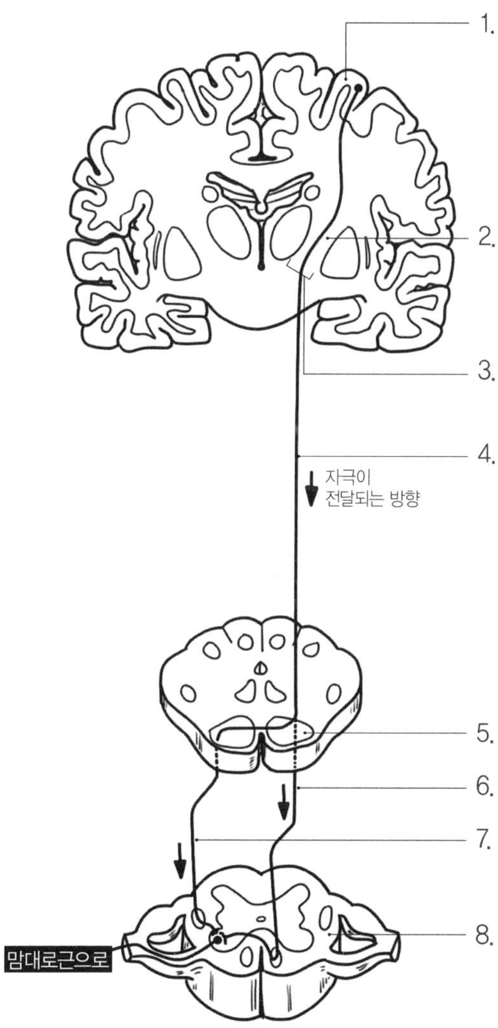

■ 오름 전도로 (감각신경)

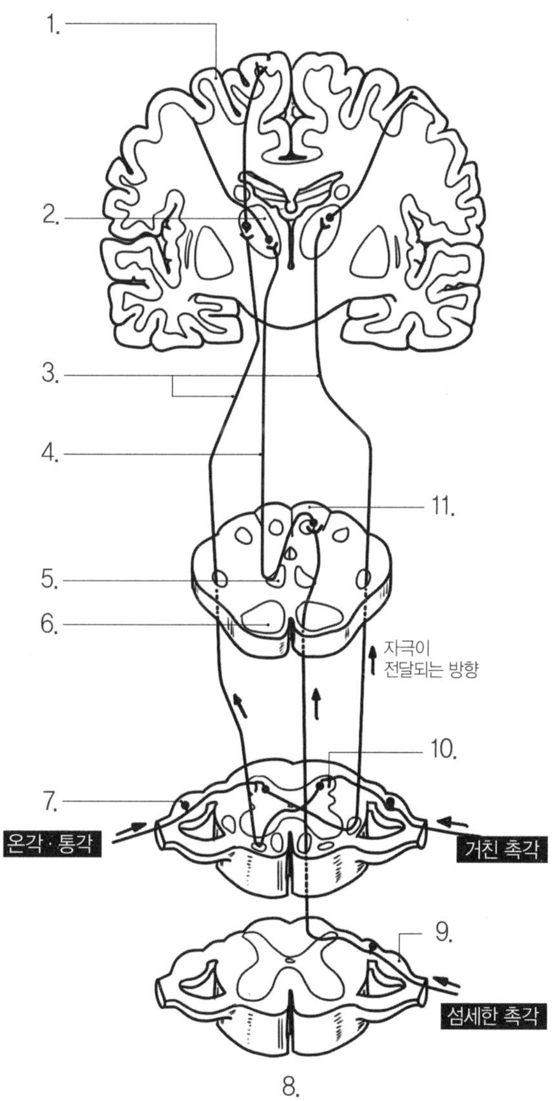

자율신경계

자율신경계에는 운동계의 기능을 향상시키는, 교감신경계와 내장기능을 향상시키는 부교감신경계가 있어 정반대의 효과를 발휘한다.

[교감신경]

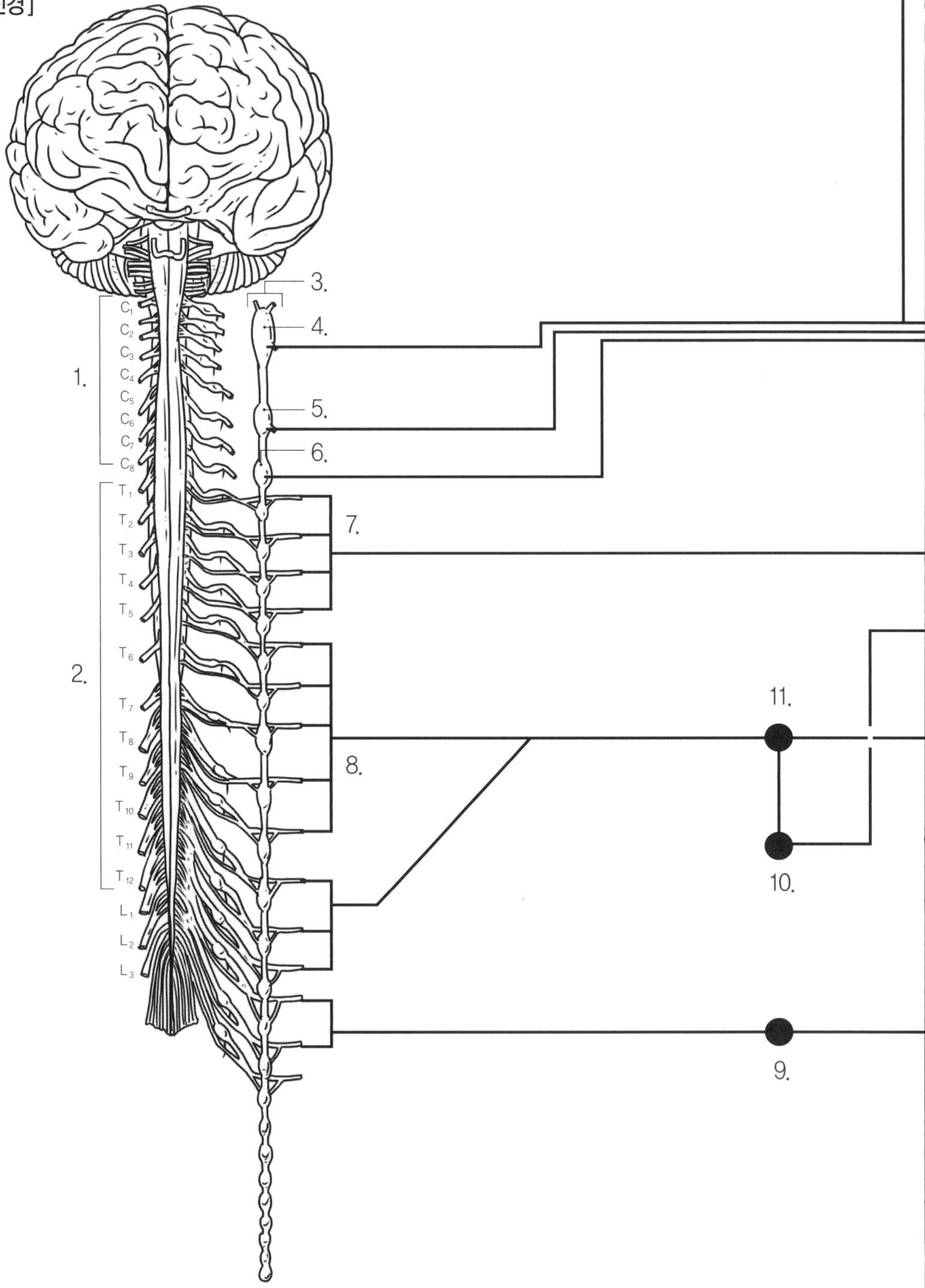

■ 자율신경계의 기능

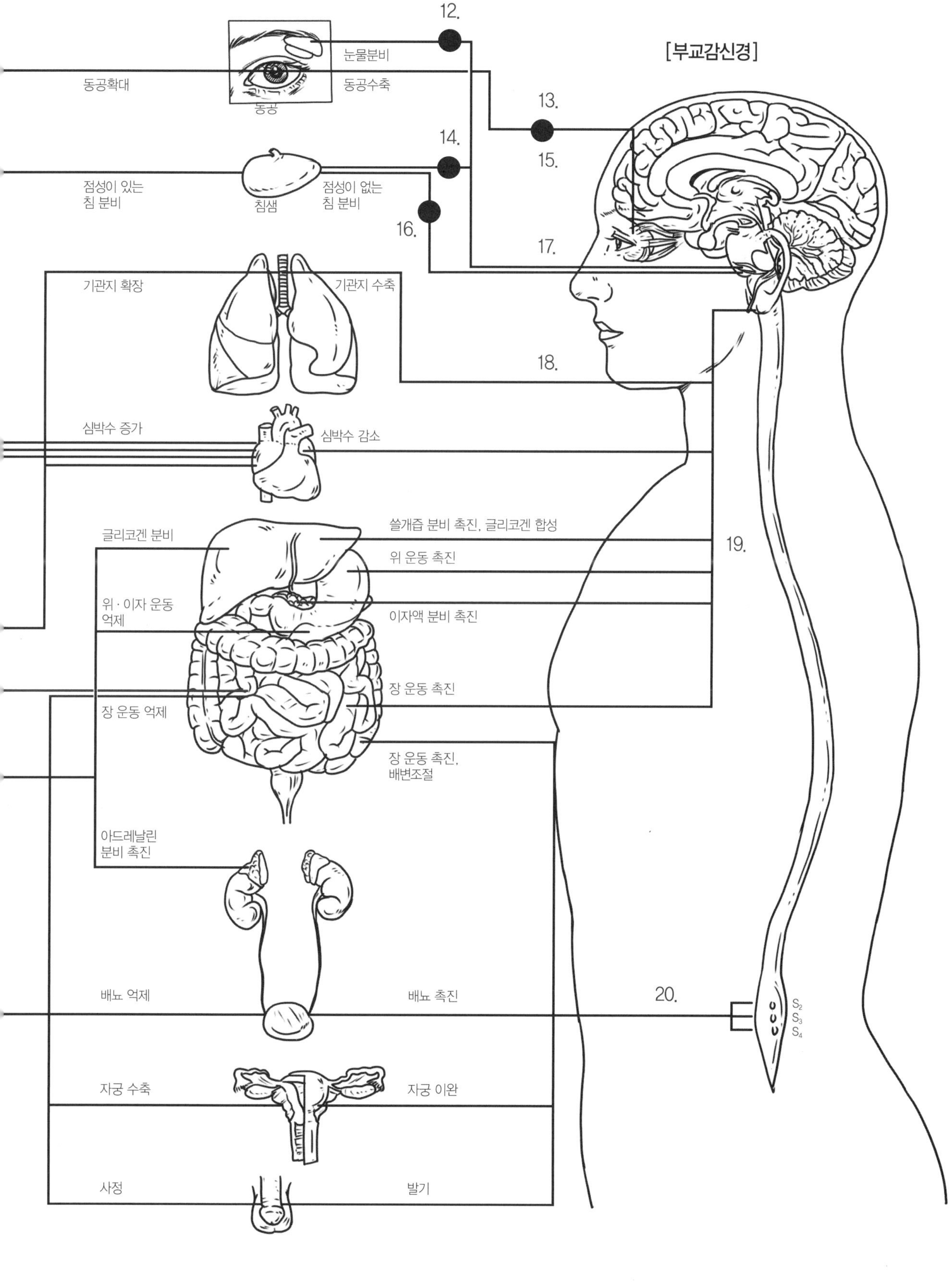
12.
[부교감신경]
눈물분비
동공확대
동공수축
동공
13.
14.
15.
점성이 있는 침 분비
침샘
점성이 없는 침 분비
16.
17.
기관지 확장
기관지 수축
18.
심박수 증가
심박수 감소
글리코겐 분비
쓸개즙 분비 촉진, 글리코겐 합성
위 운동 촉진
19.
위 · 이자 운동 억제
이자액 분비 촉진
장 운동 촉진
장 운동 억제
장 운동 촉진, 배변조절
아드레날린 분비 촉진
배뇨 억제
배뇨 촉진
20.
S2
S3
S4
자궁 수축
자궁 이완
사정
발기

뇌를 보호하는 구조

뇌는 3층의 막으로 싸여 있고 머리뼈로 보호된다.
막은 바깥쪽에서부터 경질막, 거미막, 연질막으로 나뉜다. 거미막의 틈새에는 뇌척수액이 있다.

■ 뇌의 구조

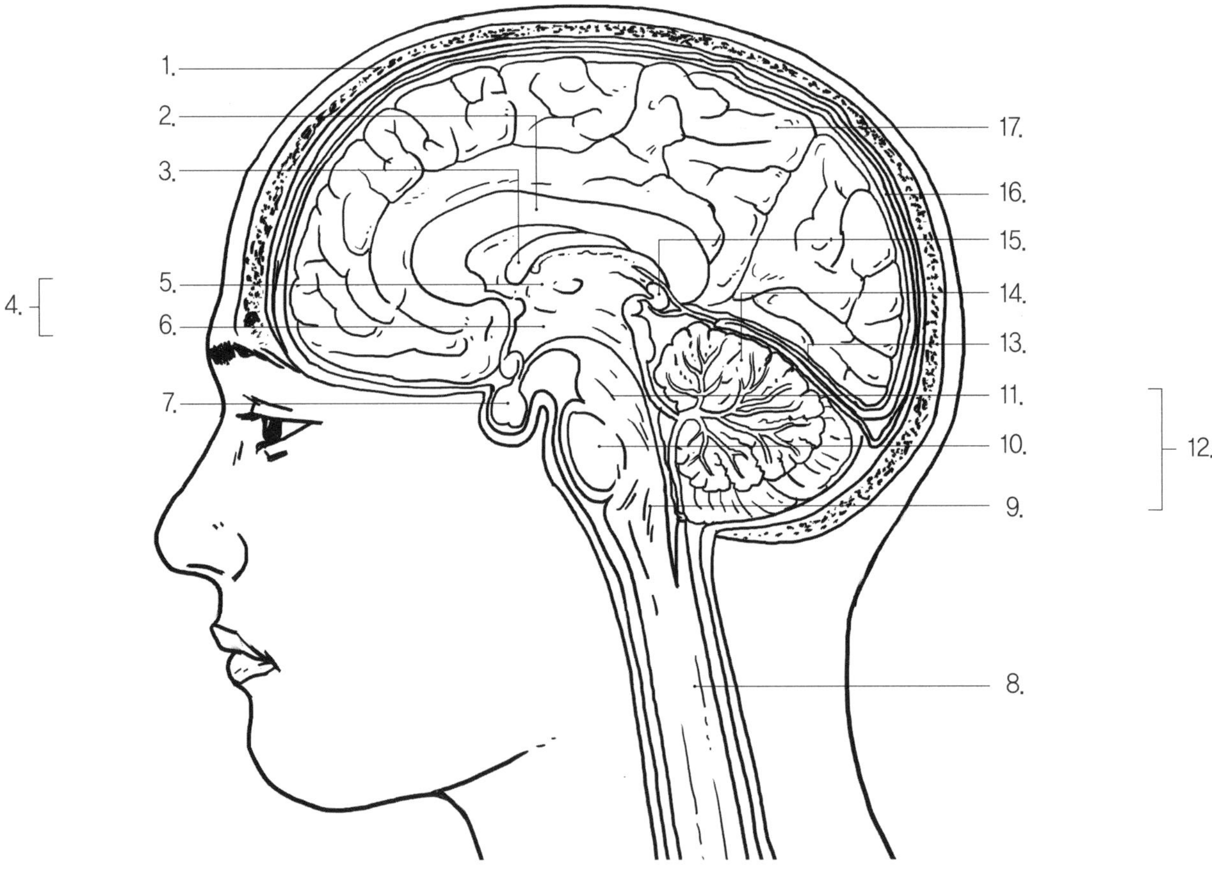

■ 경질막과 거미막

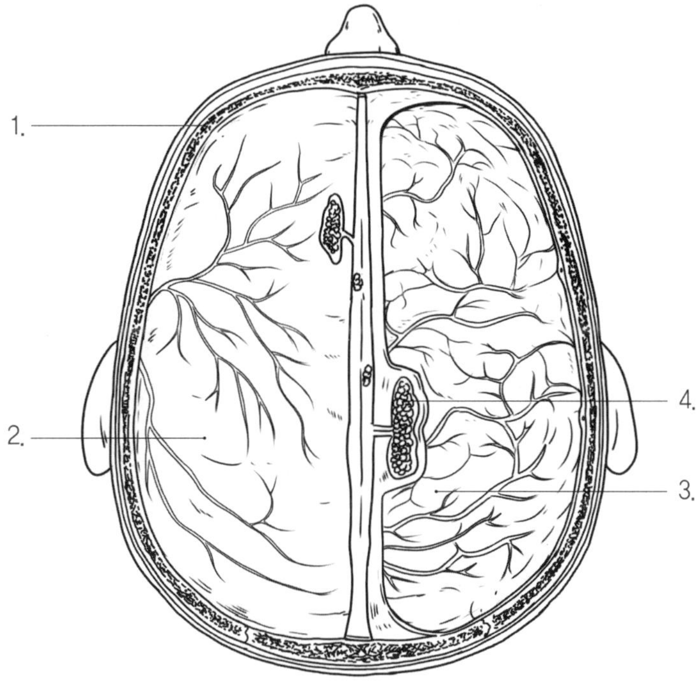

■ **뇌척수액의 흐름** (화살표는 뇌척수액의 흐름)

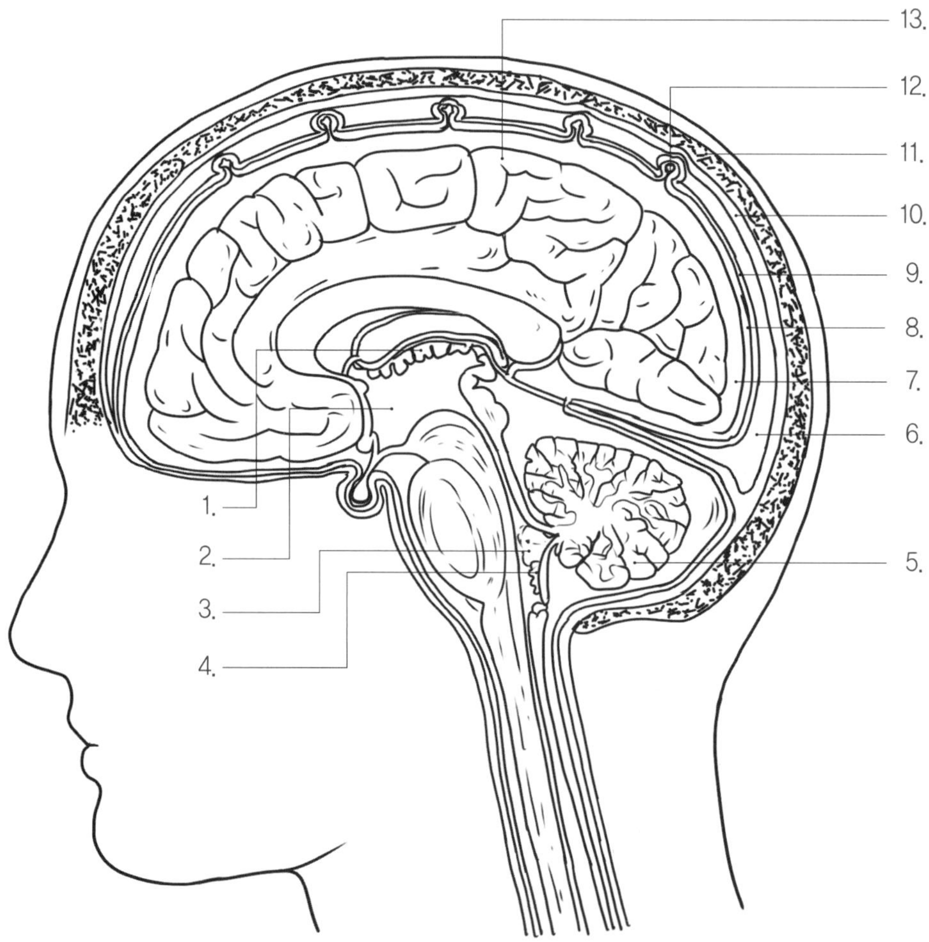

뇌의 구조

대뇌의 표면을 겉질이라고 하며 뇌고랑을 경계로 4개로 구분된다.
나아가 대뇌겉질은 운동이나 감각 등 장소에 따라 각각 역할이 다르다.

■ 뇌의 윗면

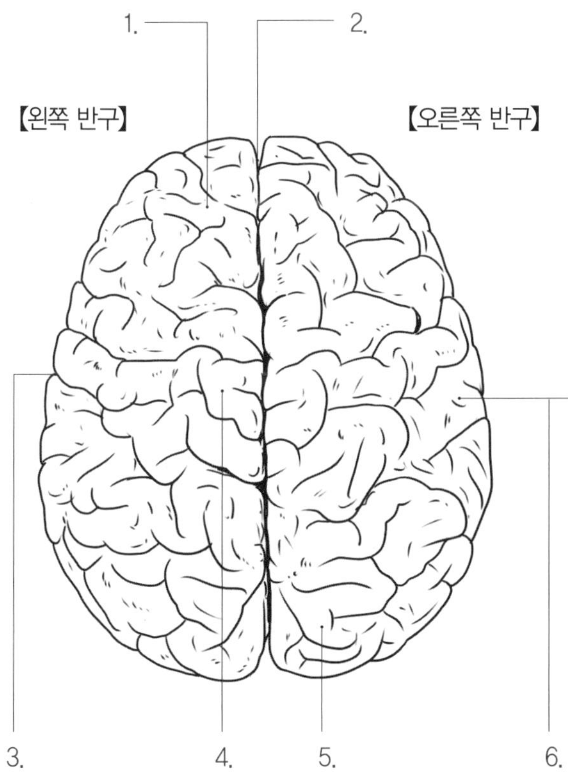

■ 뇌의 바닥면

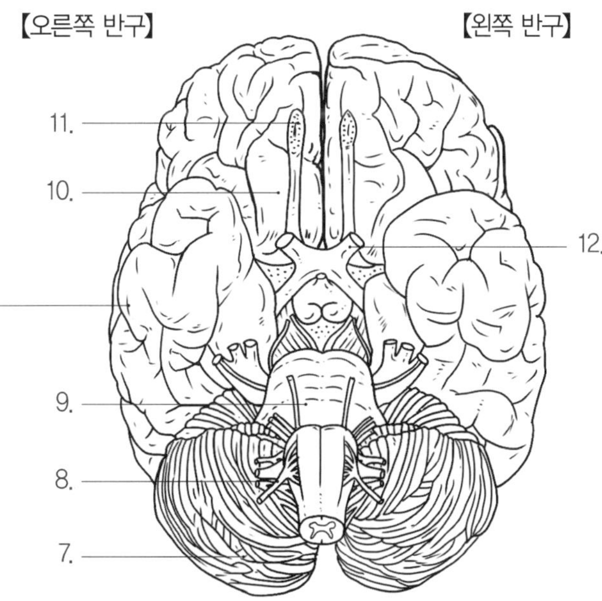

■ 뇌의 각 부위 명칭과 기능 (왼쪽 반구의 옆면)

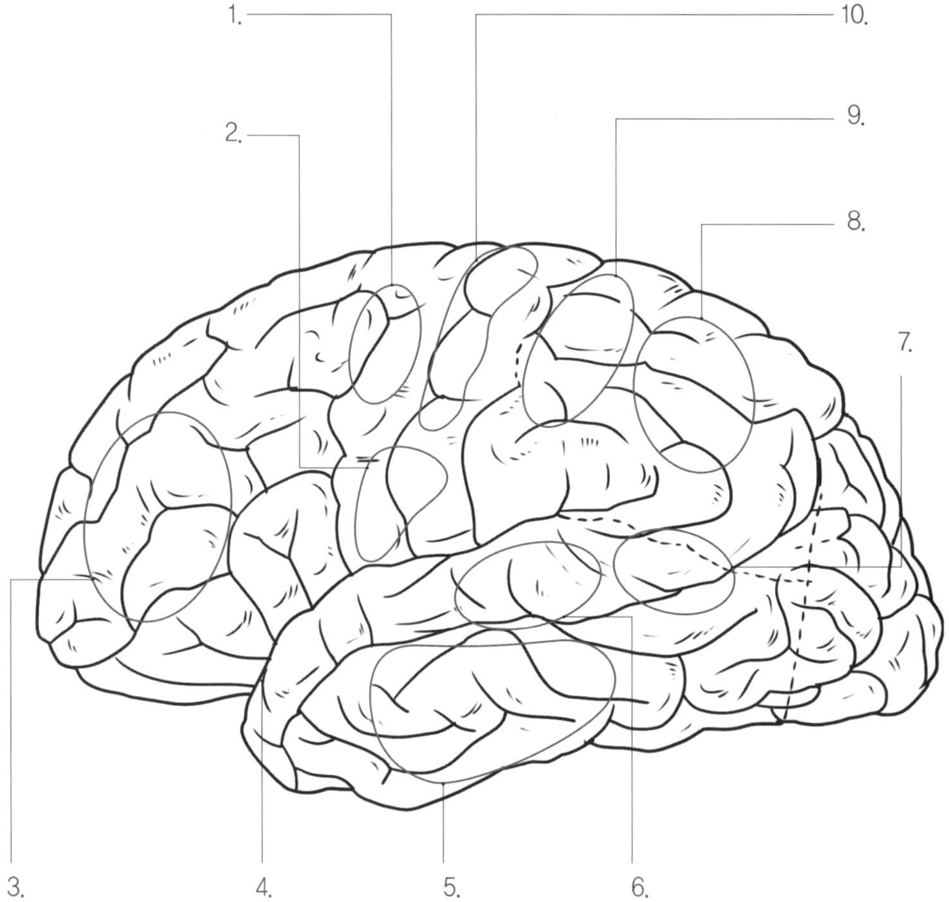

■ **뇌의 정중단면** (오른쪽 반구를 왼쪽 옆면에서 본 모습)

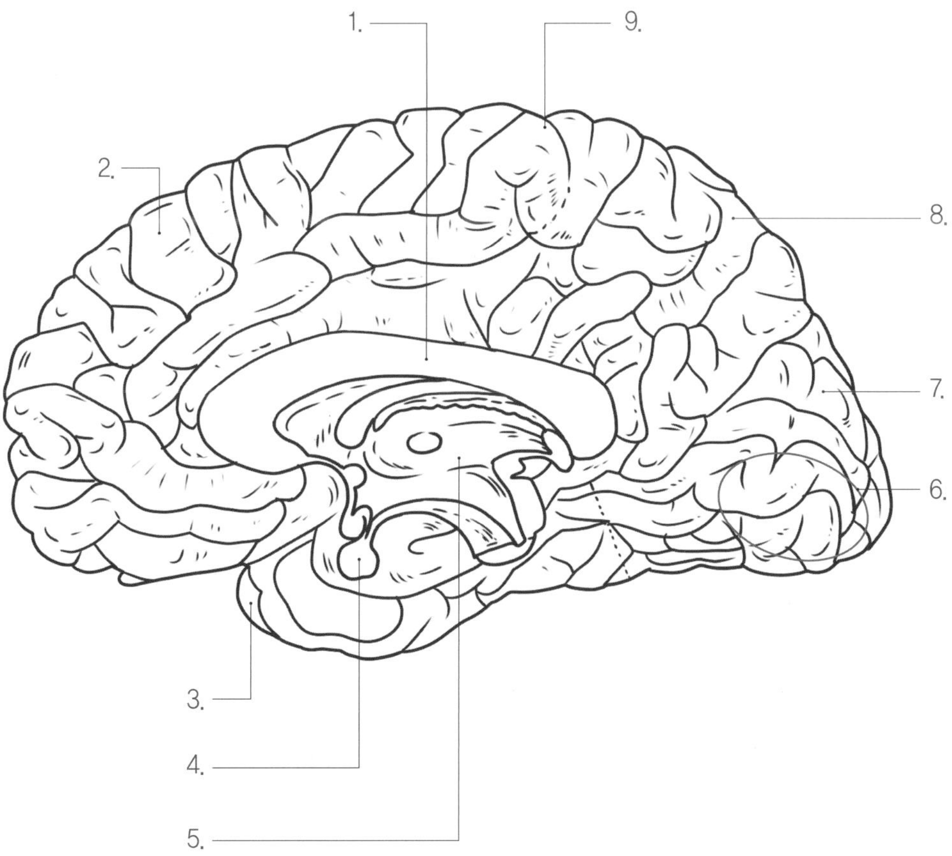

뇌의 내부 구조

대뇌의 내부는 색상의 차이에 따라 얕은층의 겉질과 깊은층의 수질로 나뉘며, 겉질은 회색질, 속질은 백색질이다.
중심부에는 운동을 조정하는 대뇌 바닥핵과 감정 등을 담당하는 대뇌 둘레계통이 있다.

■ 대뇌의 이마면(frontal plane)

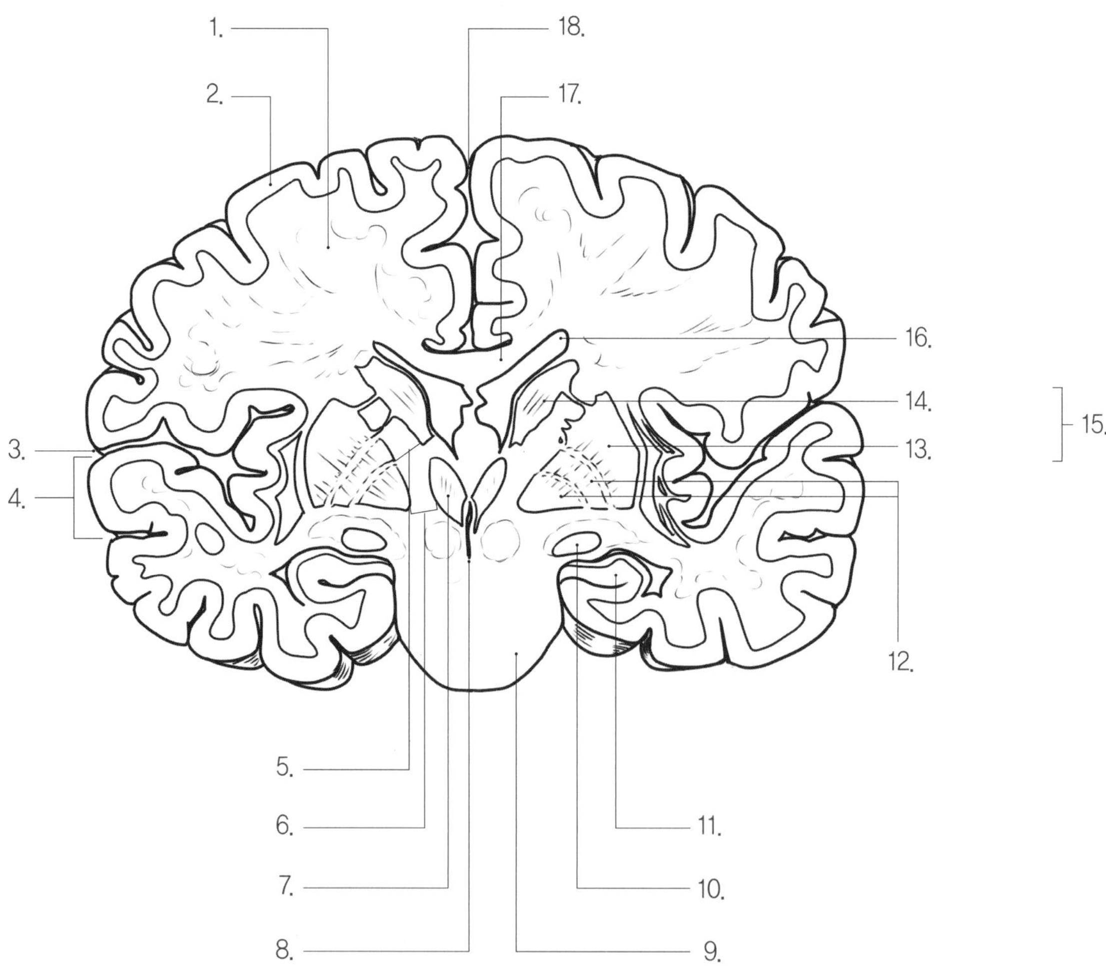

■ 대뇌겉질의 운동영역과 감각영역

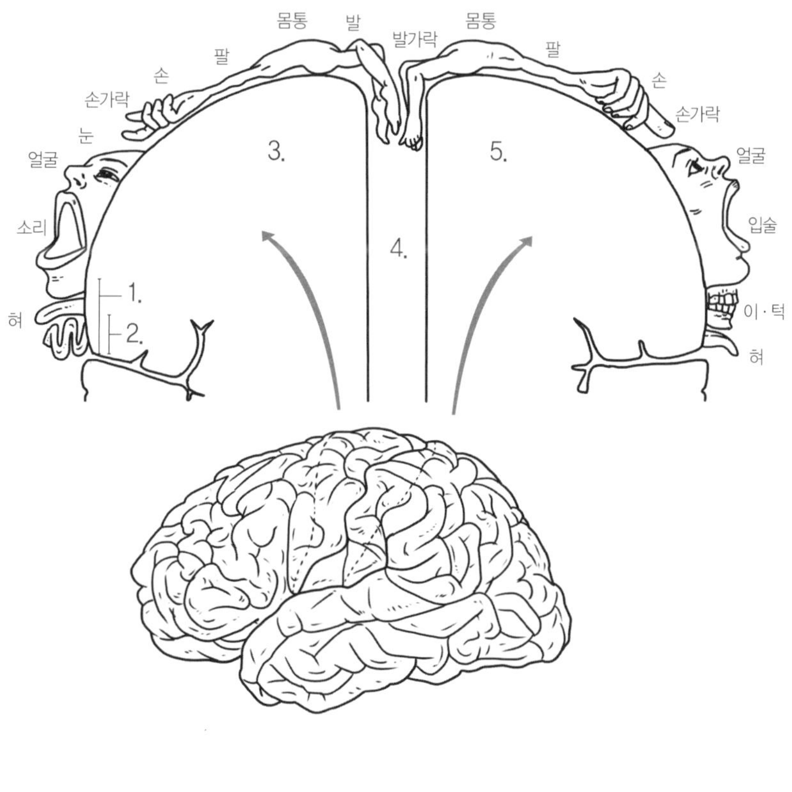

■ 대뇌 바닥핵

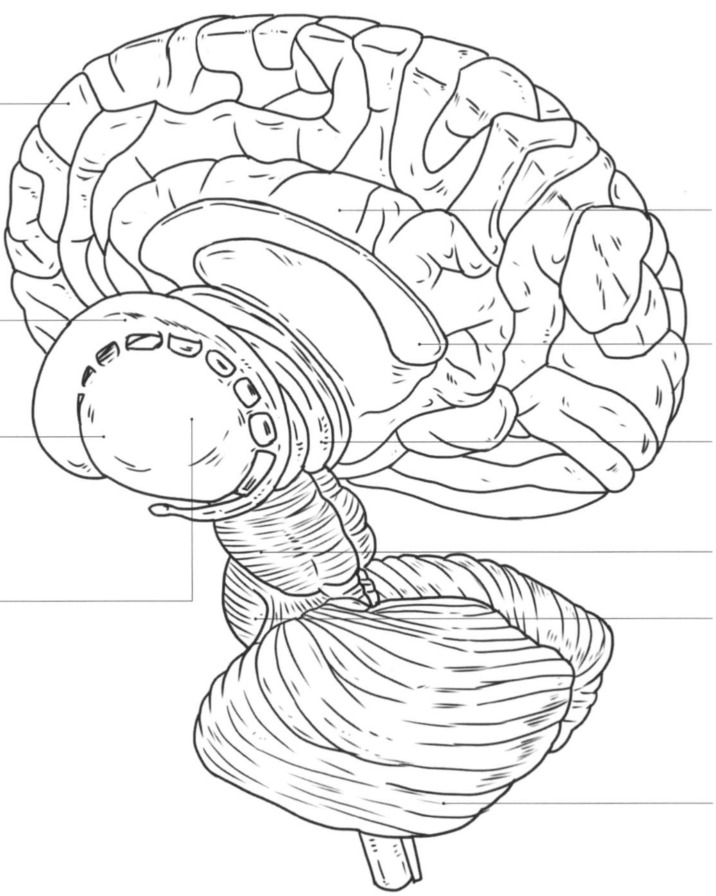

소뇌와 뇌줄기의 구조

대뇌 둘레계통 아래에 사이뇌가 있고 시상과 자율신경의 중추인 시상하부가 있다.
그 아래에 중간뇌, 다리뇌, 숨뇌로 이루어진 뇌줄기가 이어진다. 뇌줄기 뒤에는 운동기능을 조정하는 소뇌가 있다.

■ 소뇌의 외부 구조

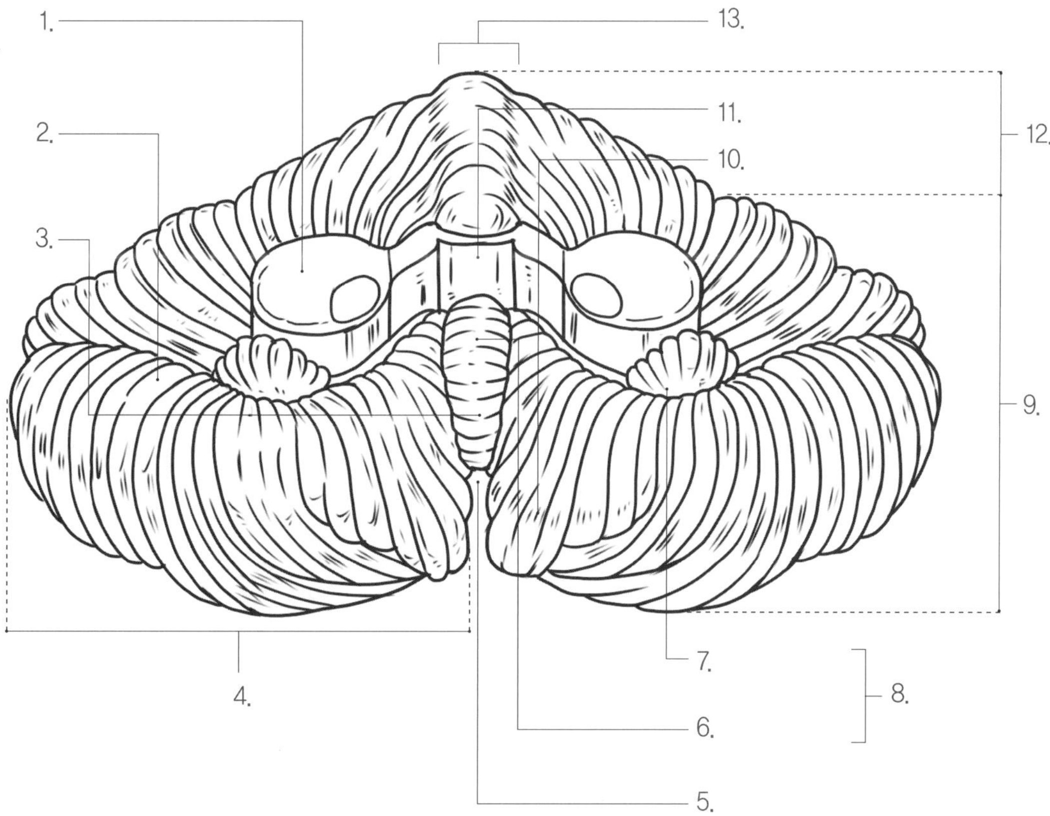

■ 사이뇌 · 소뇌 · 뇌줄기의 정중단면

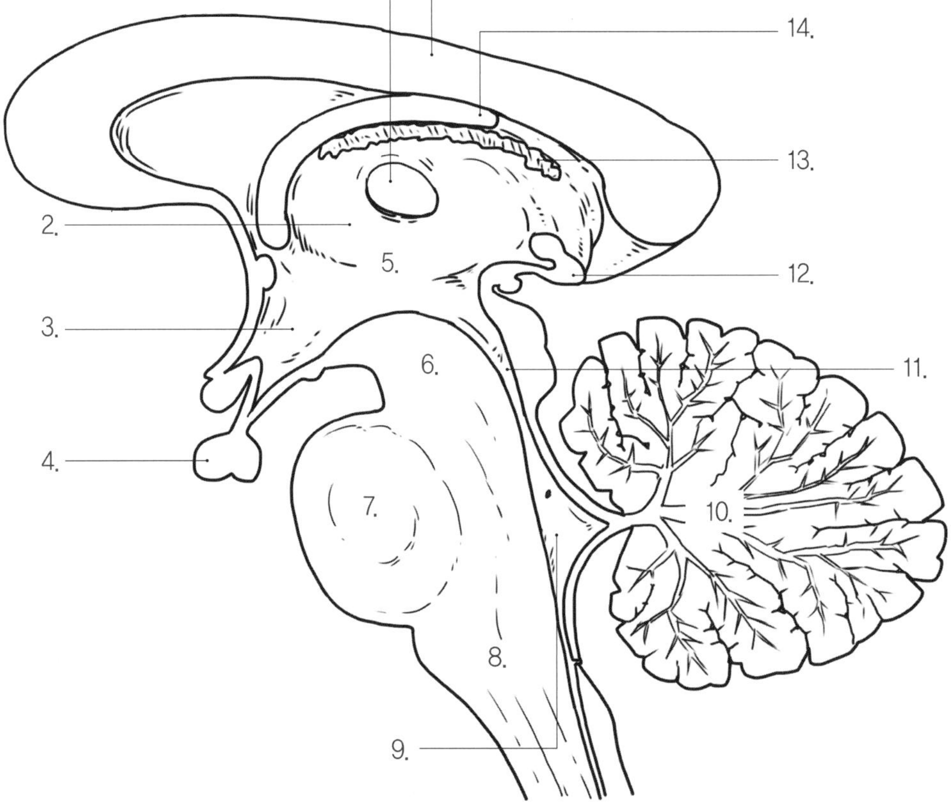

■ 뇌줄기의 외부 구조

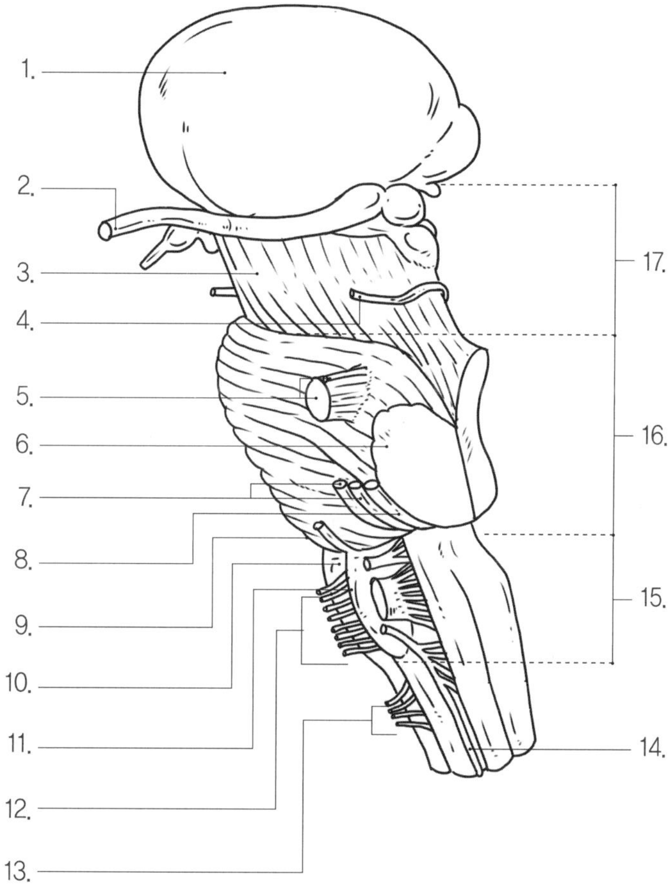

머리의 신경

삼차신경은 머리뼈의 구멍에서 나와 얼굴의 피부나 점막의 감각, 아래턱을 움직이는 씹기근육을 지배한다.
얼굴신경은 머리뼈에서 나온 후 얼굴 표정근에 분포하여 표정을 만든다.

■ 삼차신경의 분포

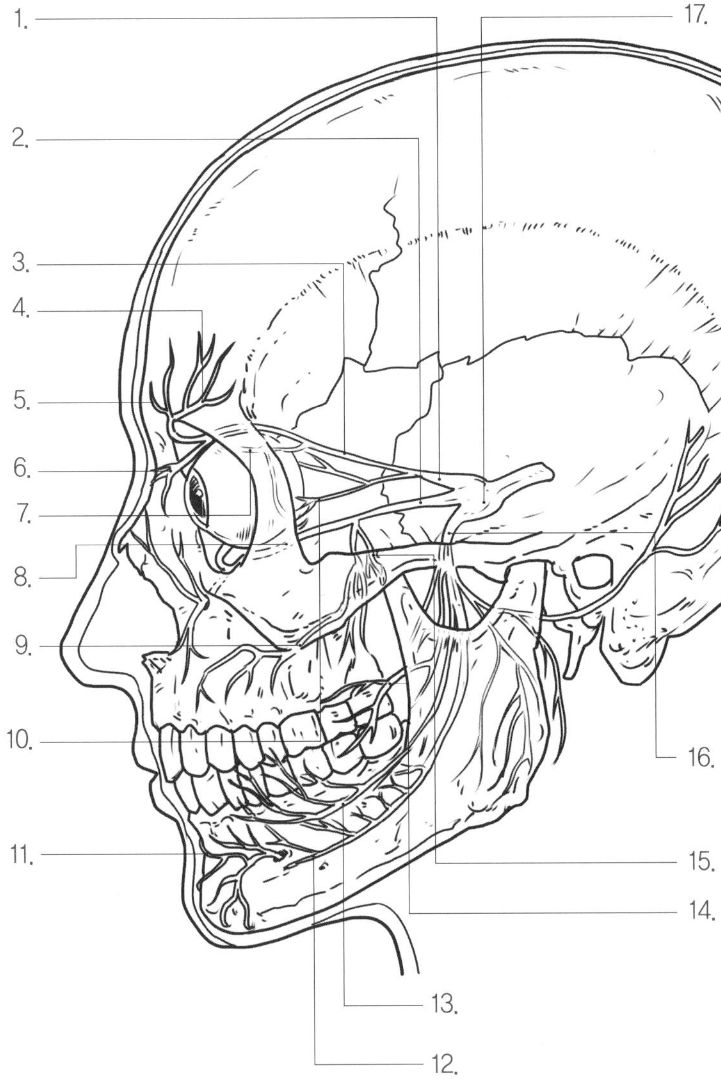

■ 얼굴신경의 분포

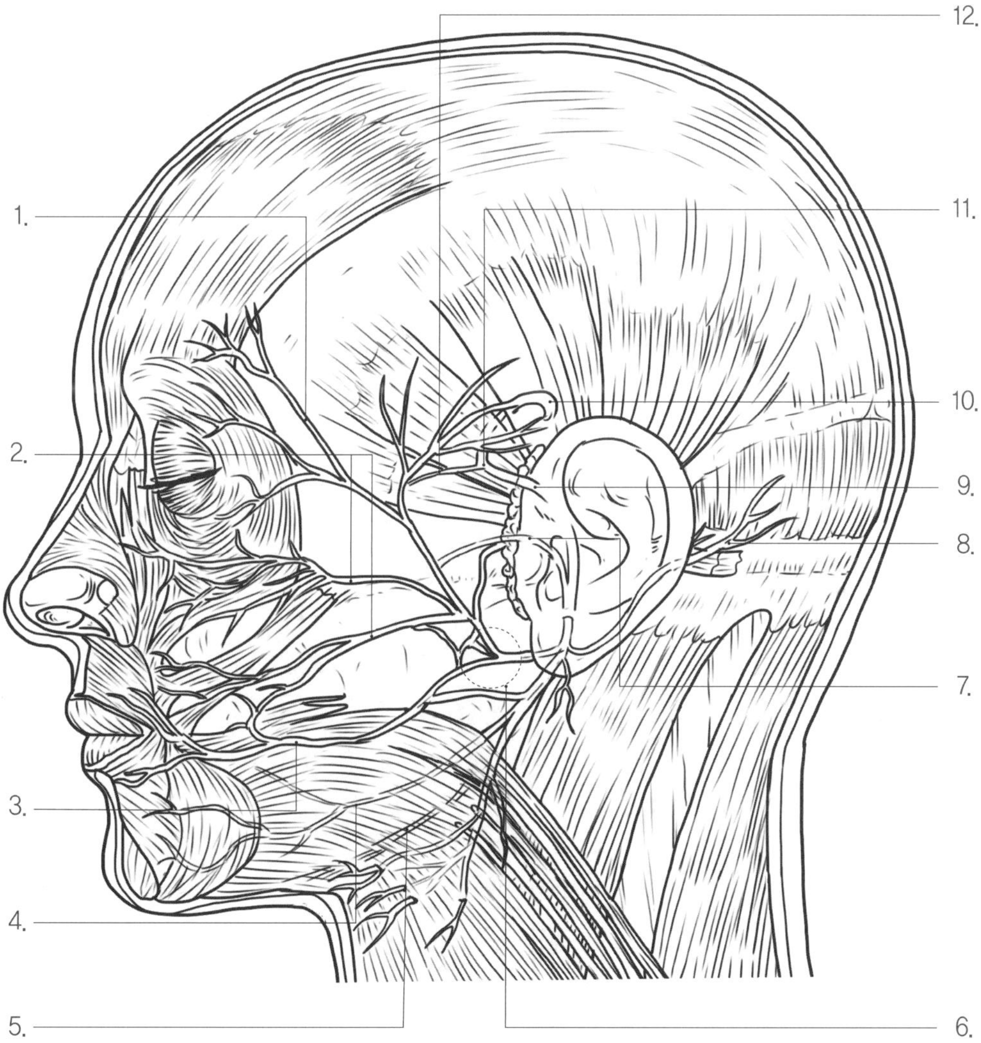

목의 신경

목을 주행하는 신경에는 목신경 이외에 후두와 심장을 향하는 미주신경과 머리와 목 부위에 분포하는 교감신경이 있다.

■ 목의 교감신경줄기와 미주신경

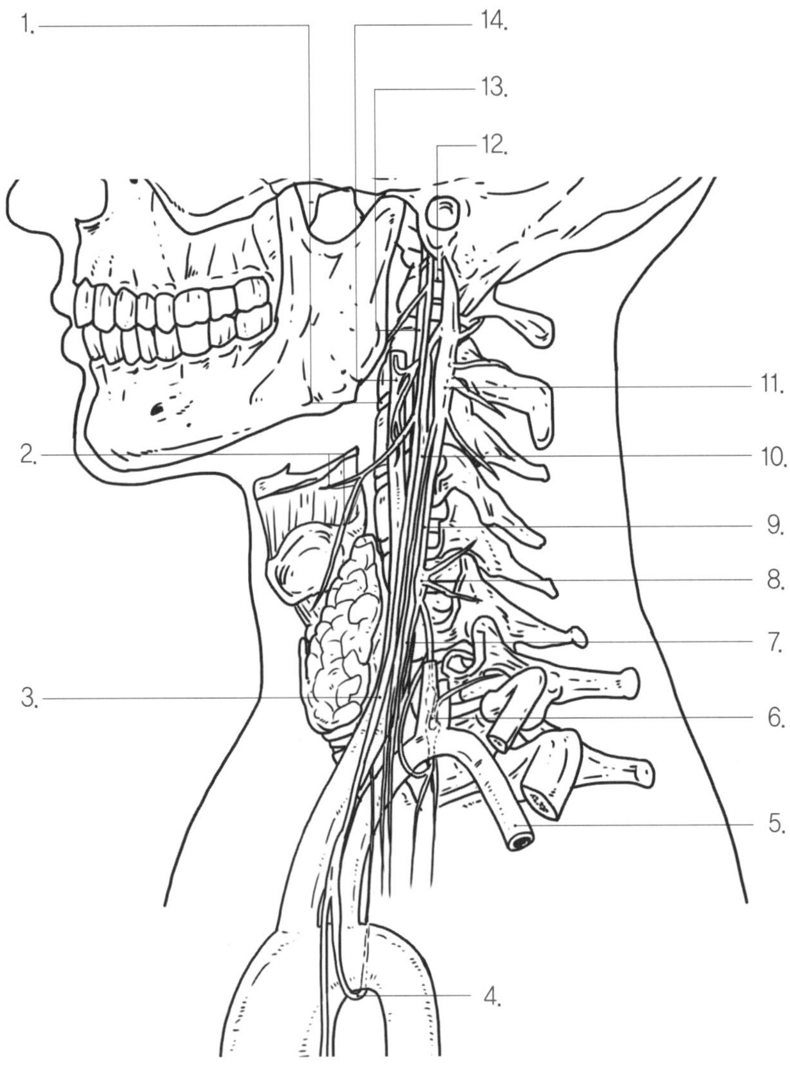

팔과 다리의 신경

팔에는 팔신경얼기의 가지가 분포하며 팔과 손의 운동과 피부지각을 지배한다.
다리에는 허리신경얼기와 엉치신경얼기에서 나온 가지가 분포하며 발가락까지 뻗은 궁둥신경은 인체에서 가장 긴 신경이다.

■ 팔의 주요 신경

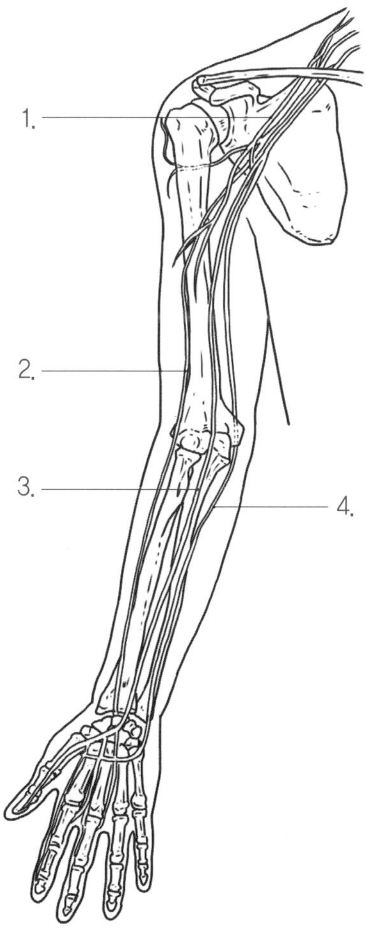

■ 다리의 주요 신경 (뒷면과 오른쪽 옆면)

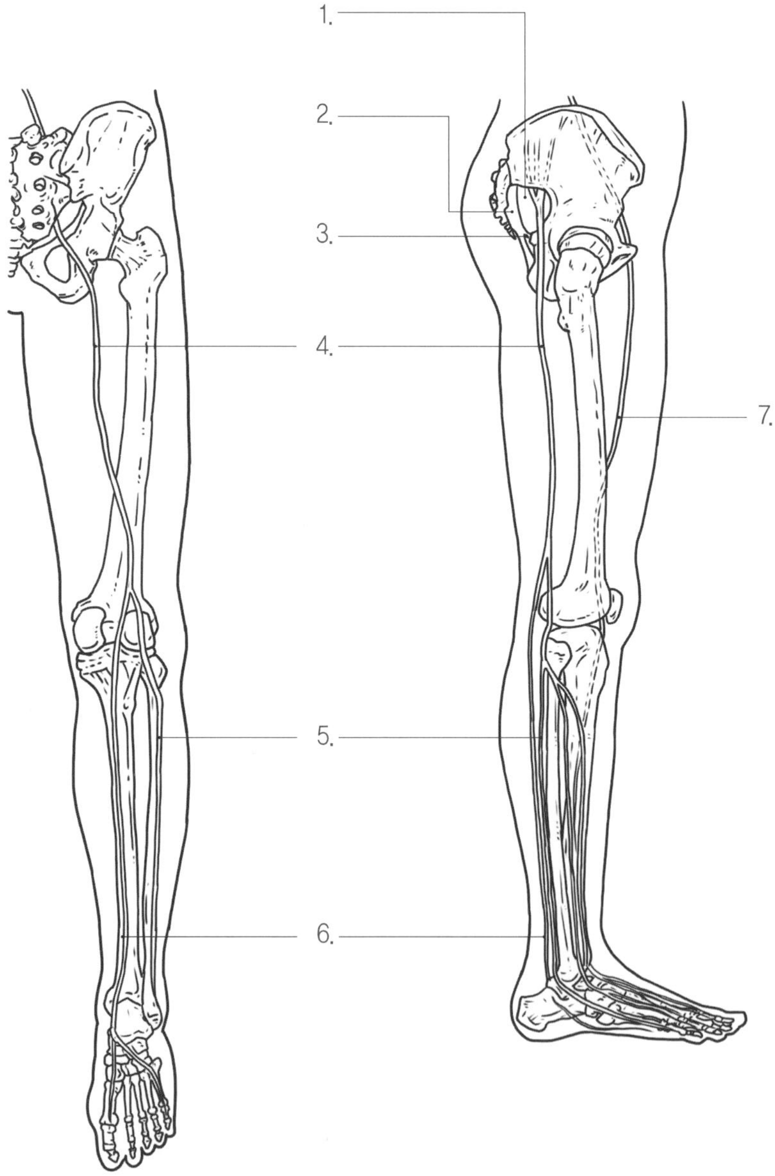

6장

내분비계

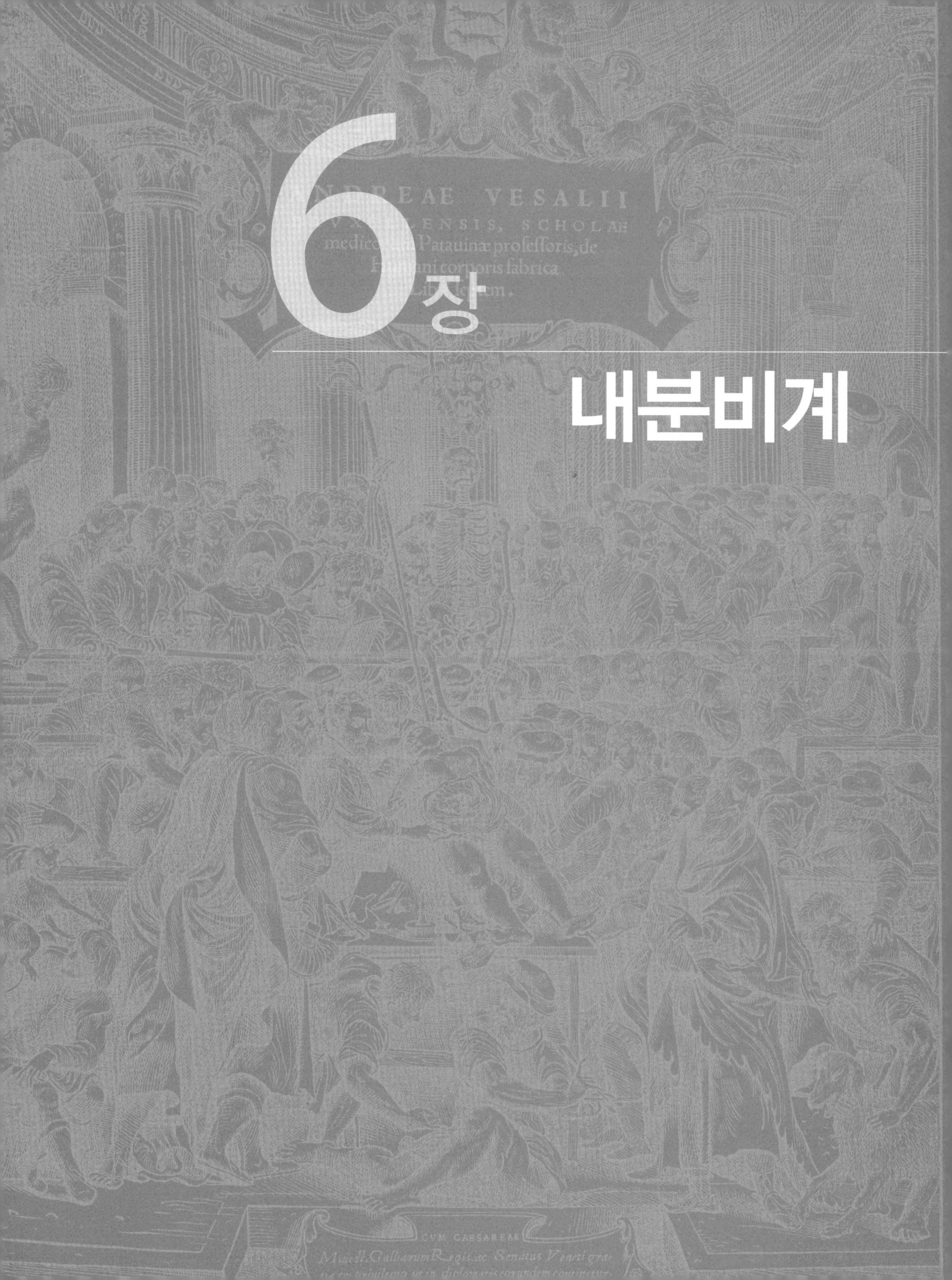

내분비계의 개요

몸 안의 특정 장기에 작용하는 물질을 호르몬이라고 하며 호르몬을 분비하는 기관을 내분비샘이라고 한다. 호르몬에 의해 다양한 기관의 기능이 조절된다.

■ 온몸의 주요 내분비기관과 호르몬의 기능

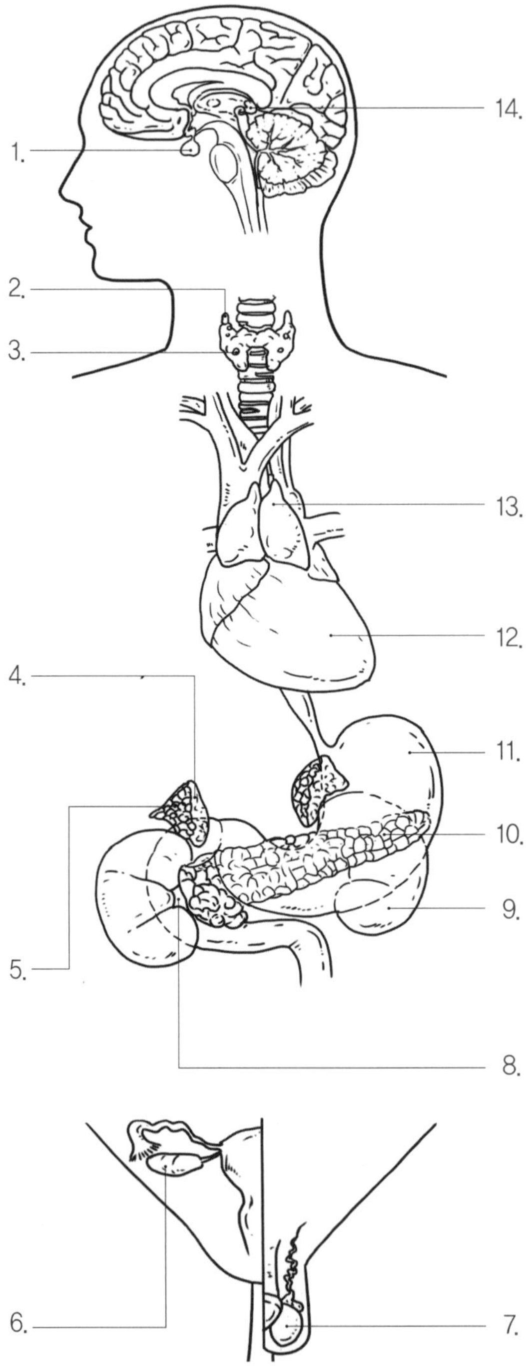

■ 뇌하수체에서 분비되는 호르몬의 작용

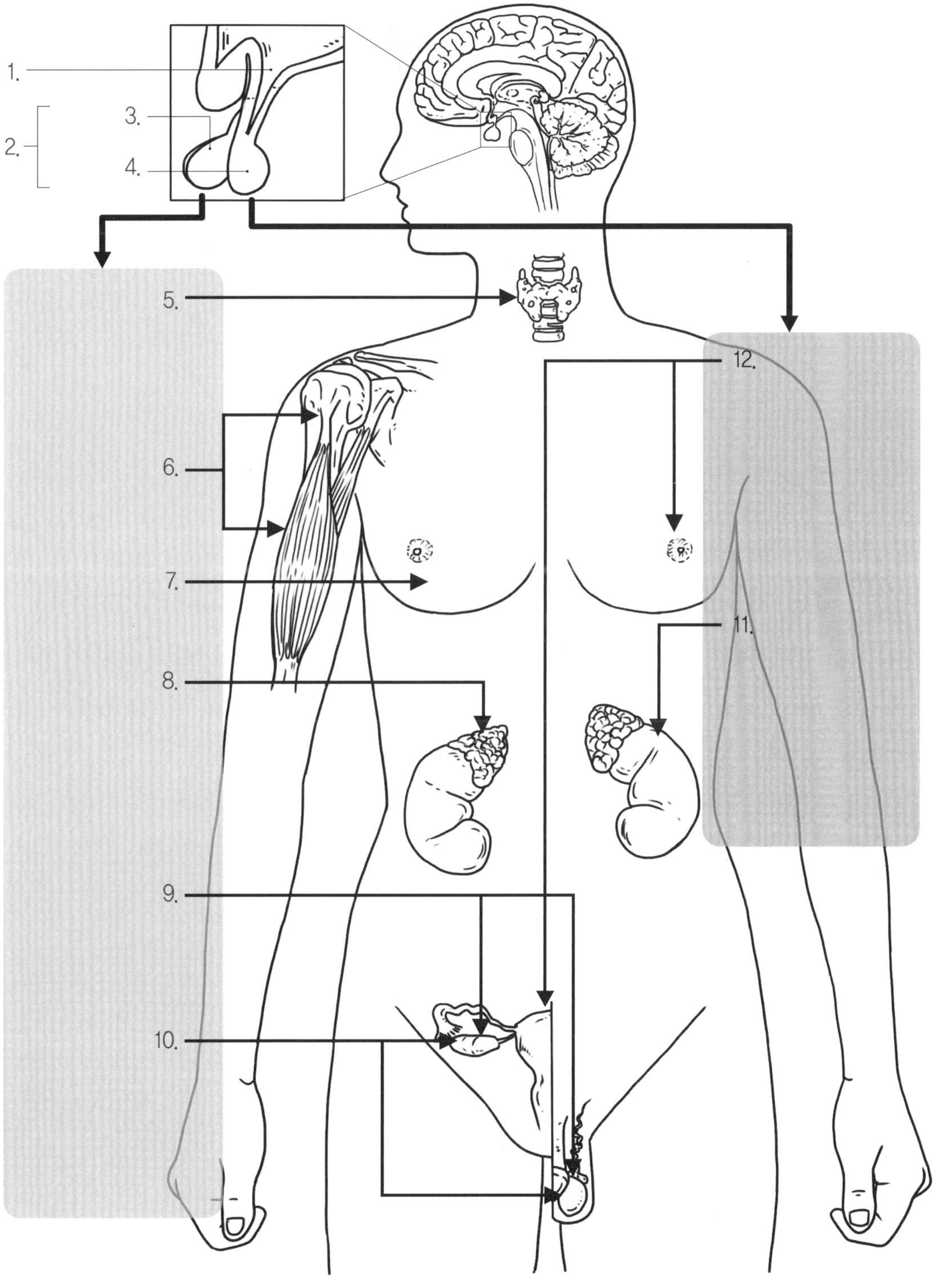

이자의 구조

많은 소화효소를 함유하는 이자액은 이자관을 지나 샘창자로 분비된다.
또, 이자에 여기저기 흩어져 있는 랑게르한스섬에서는 인슐린 등의 호르몬이 만들어져 혈중으로 방출된다.

■ 이자의 각 부위 명칭

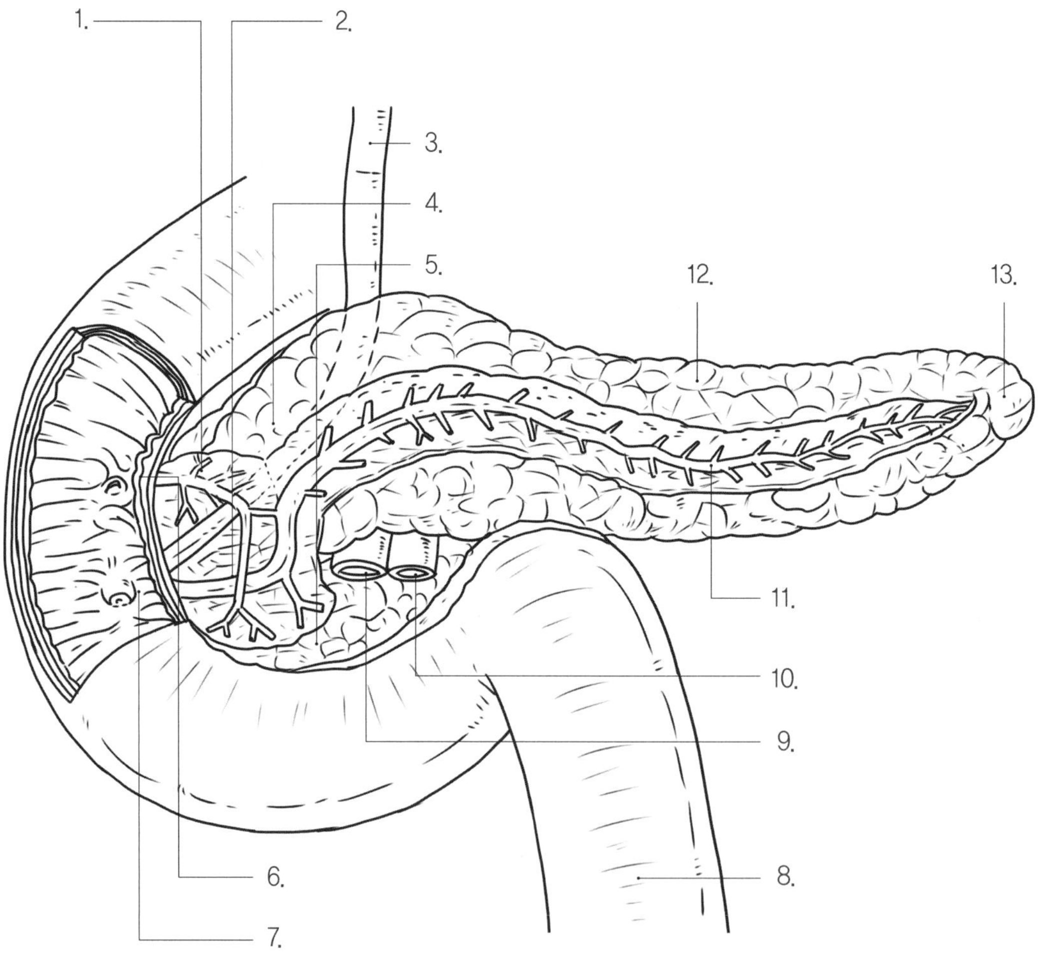

■ 랑게르한스섬의 구조

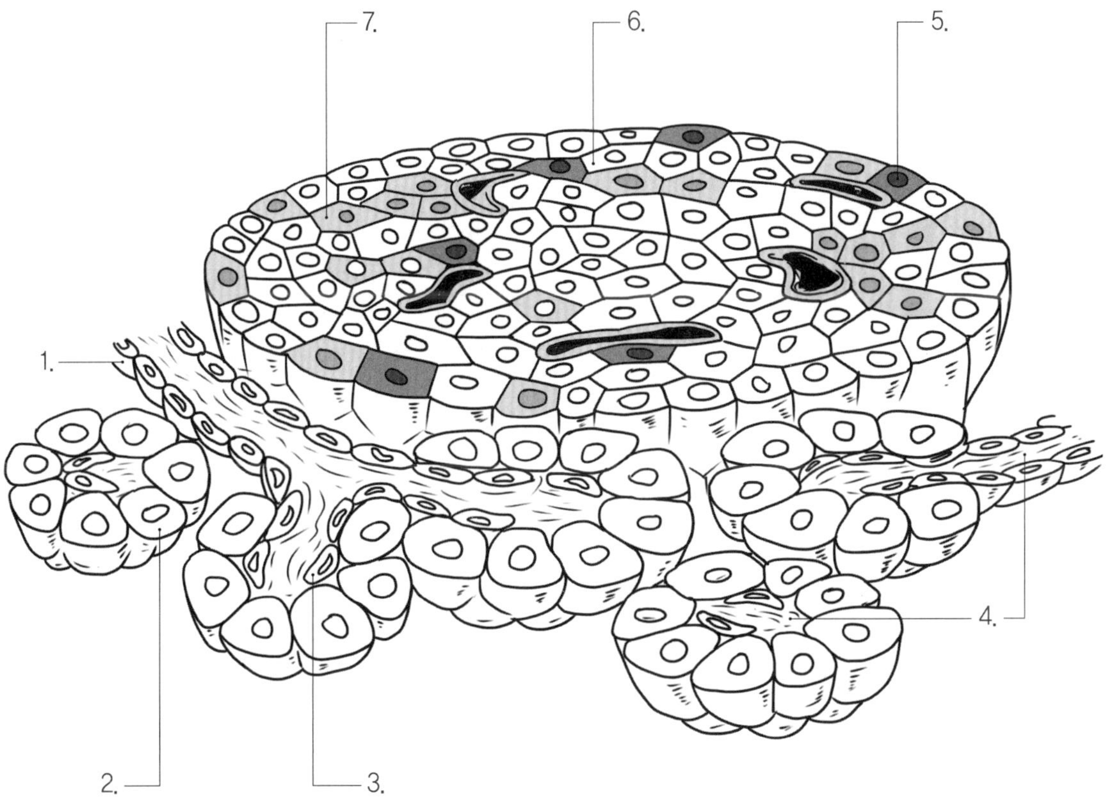

7장

순환계

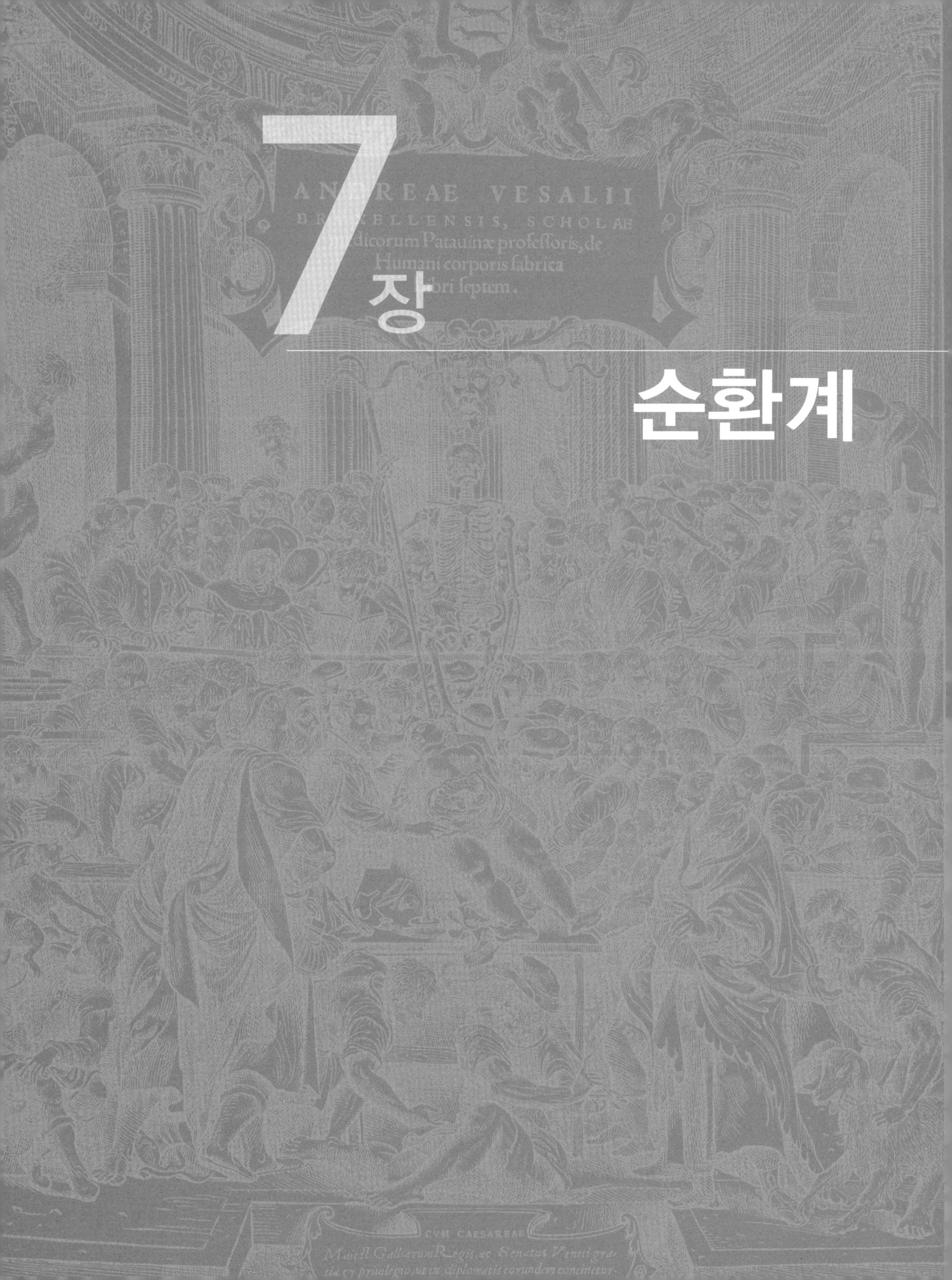

순환계의 개요

심장에서 나오는 경로를 동맥계, 심장을 향하는 경로를 정맥계라고 한다.
산소를 많이 함유하는 혈액을 동맥혈, 산소가 없는 혈액을 정맥혈이라고 한다.

■ 온몸의 혈액순환

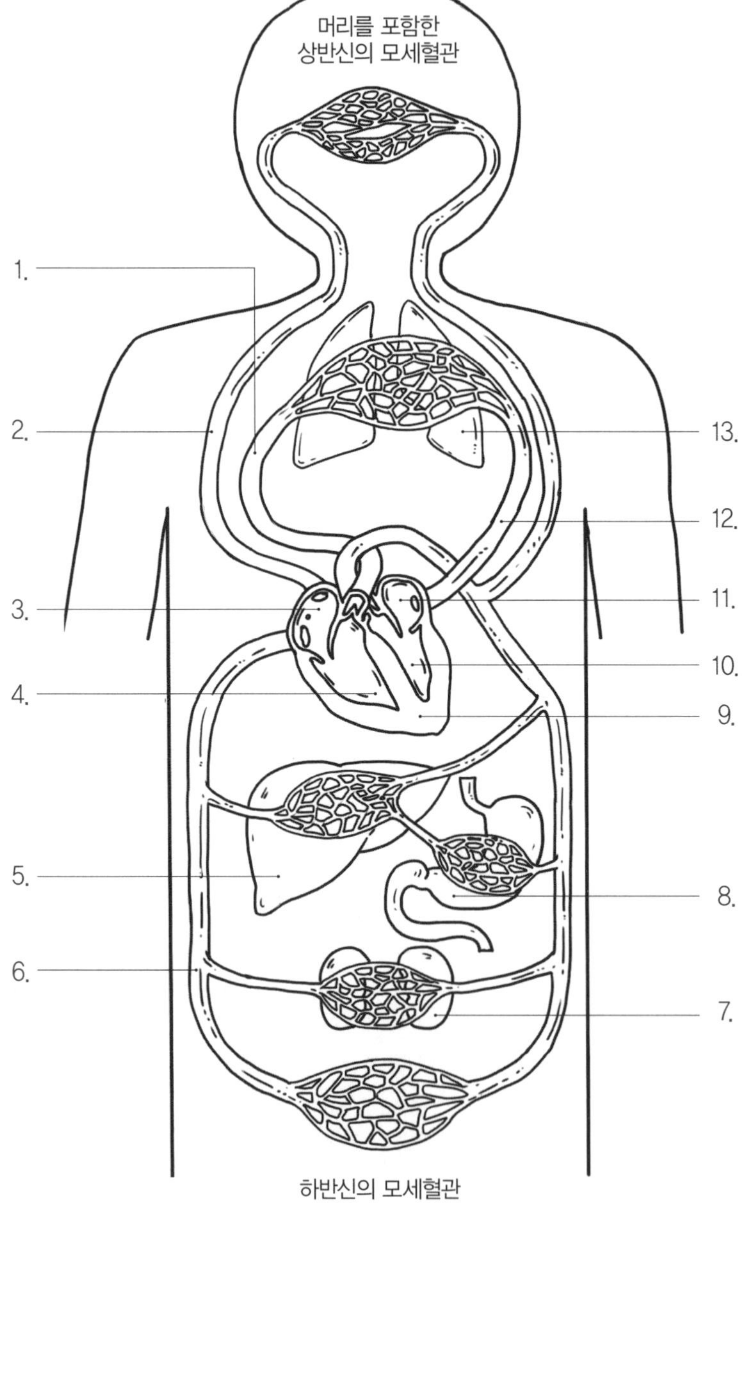

혈관의 구조

혈관의 벽은 내막, 중간막, 외막의 3층 구조로 되어 있다.
동맥과 정맥은 그 안을 흐르는 혈액의 압력이 달라서 혈관벽을 구성하는 조직에도 차이가 관찰된다.

■ 동맥의 구조 ■ 정맥의 구조

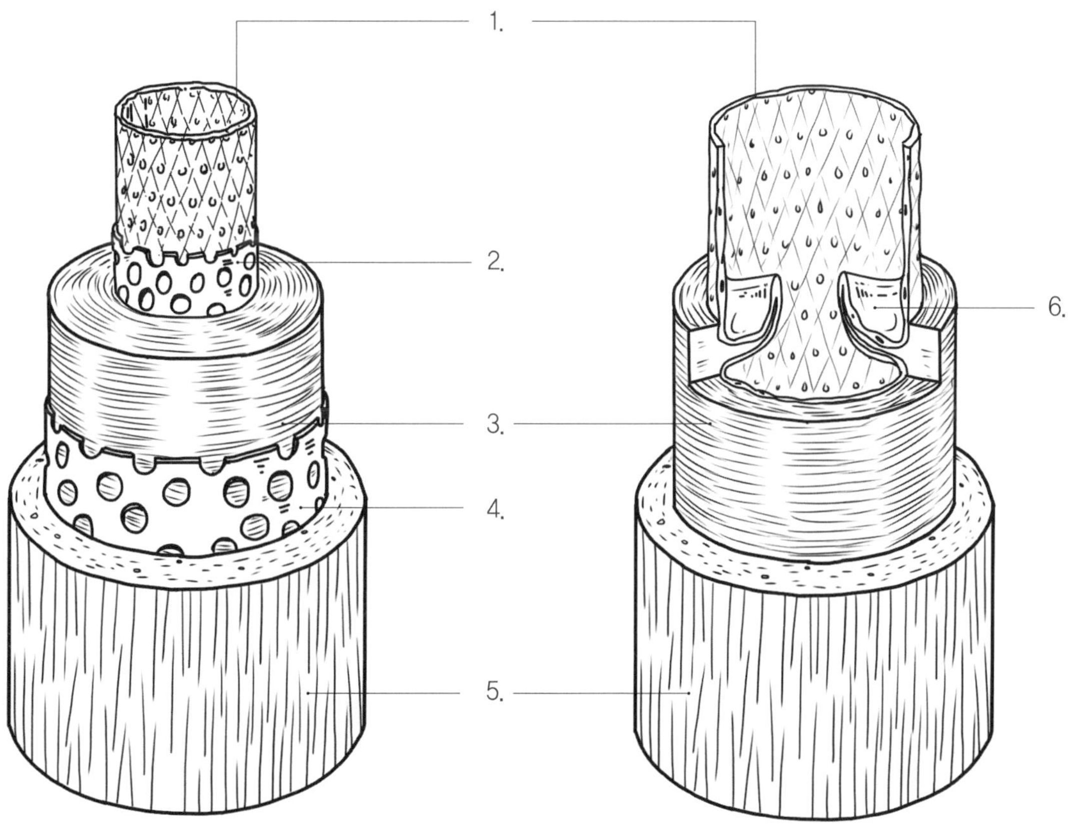

■ 모세혈관그물

【모세혈관이전조임근이 이완했을 때】

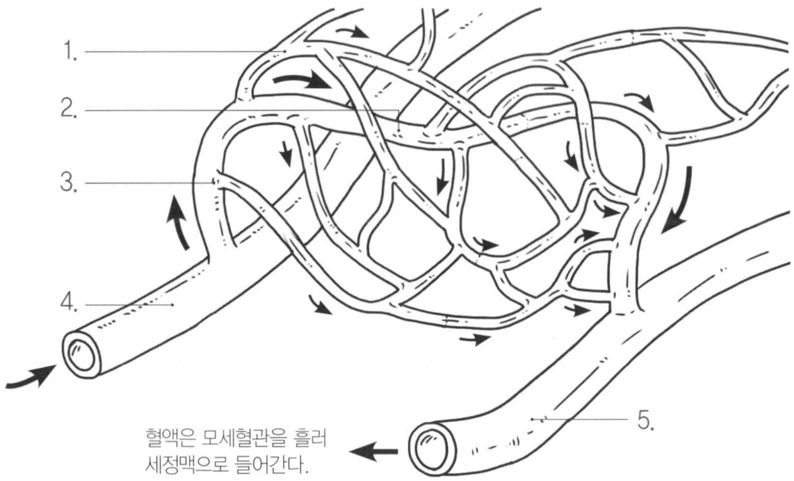

【모세혈관이전조임근이 수축했을 때】

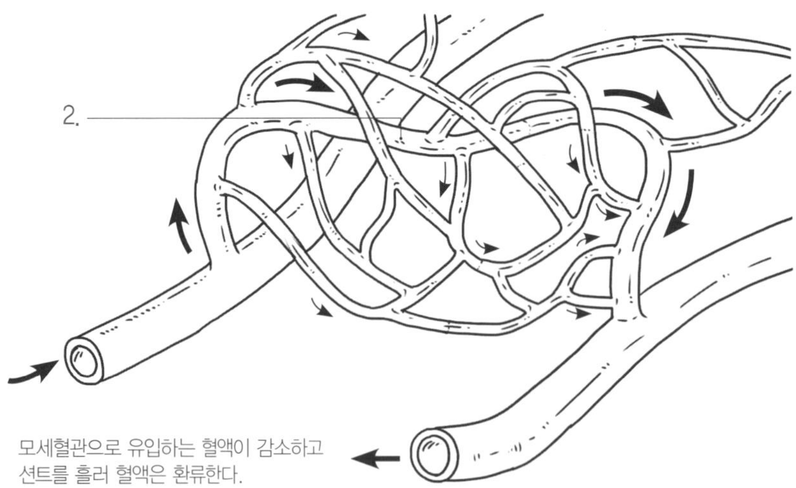

혈액의 성분과 기능

혈액은 액체성분과 세포성분으로 크게 나눌 수 있다.
세포성분에는 적혈구, 백혈구, 혈소판이 포함되며, 백혈구에는 몇 가지 종류가 더 있다.

■ 혈액의 성분

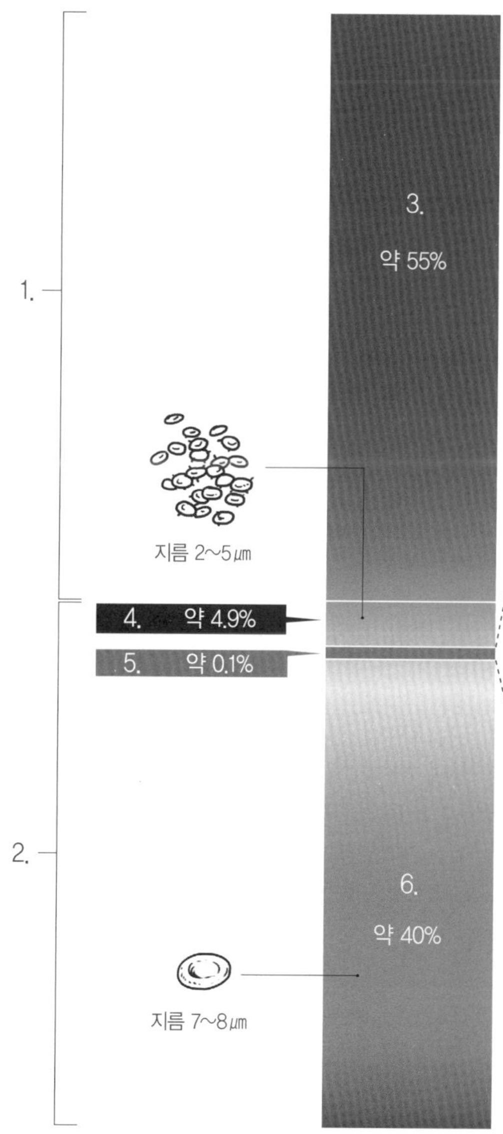

■ 백혈구의 종류와 비율

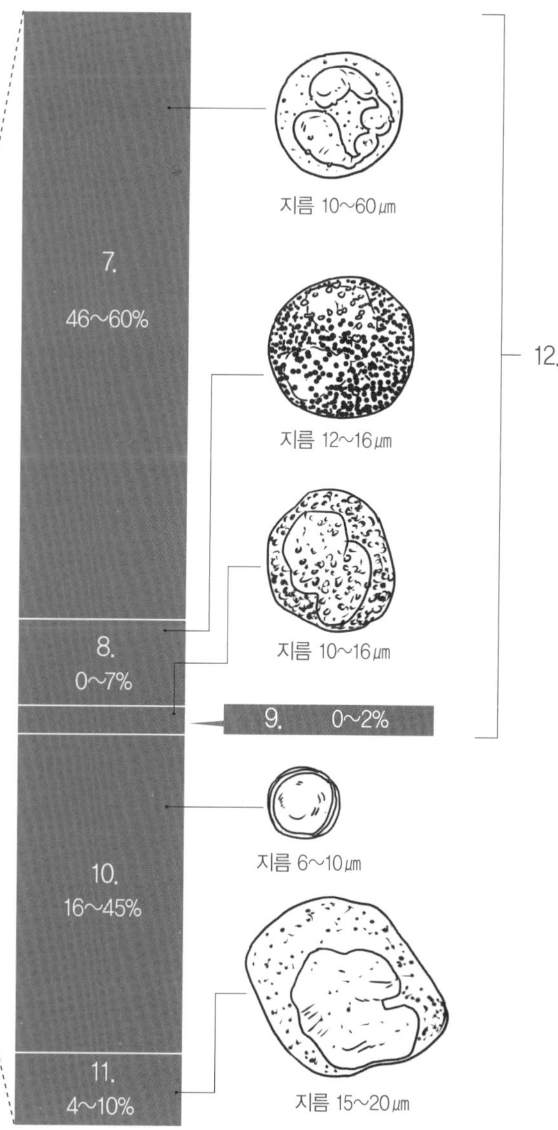

■ 혈액이 응고하는 기전

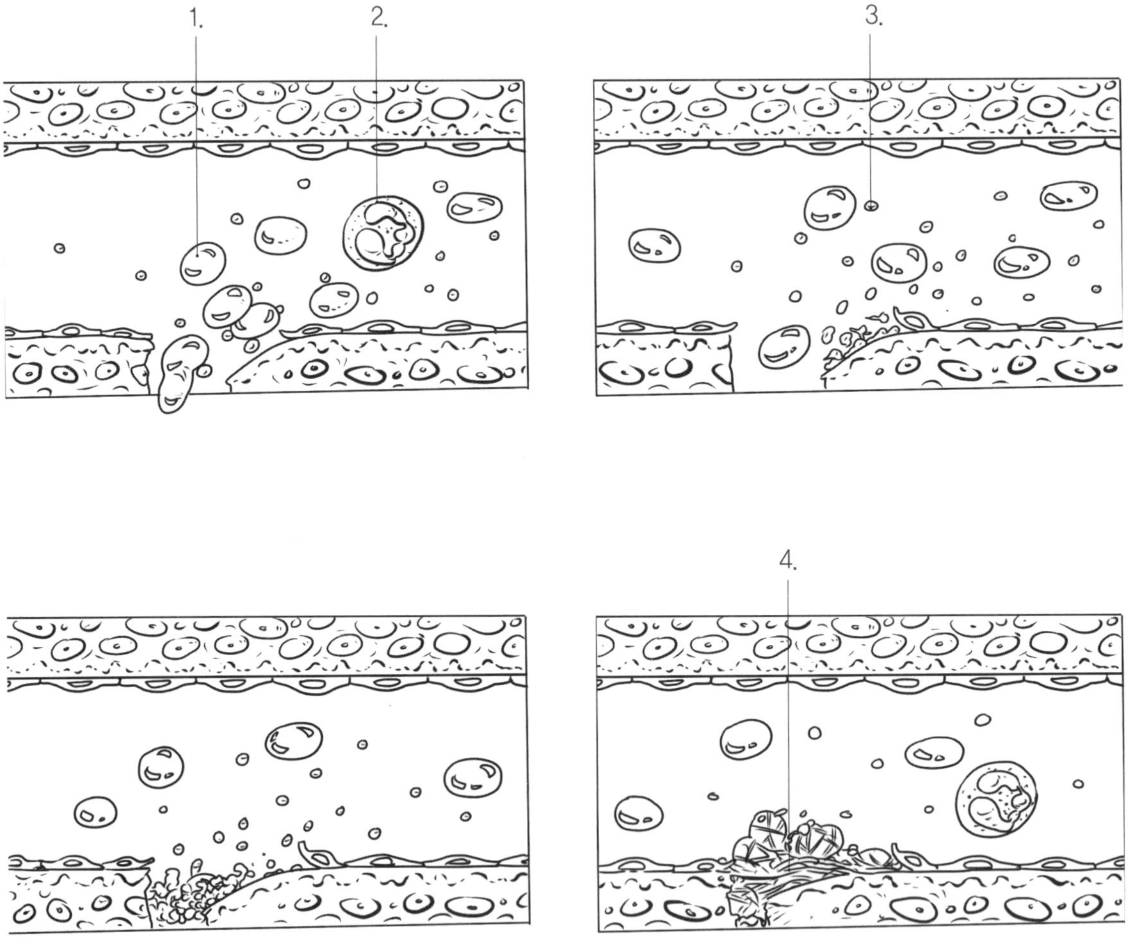

심장의 구조

혈액은 위대정맥과 아래대정맥에서 오른심방으로 되돌아오고 오른심실에서 허파로 보내진다.
허파에서는 왼심방으로 혈액이 들어가고 왼심실을 지나 대동맥을 따라 온몸으로 보내진다.

■ **심장의 각 부위 명칭** (정면에서 본 모습)

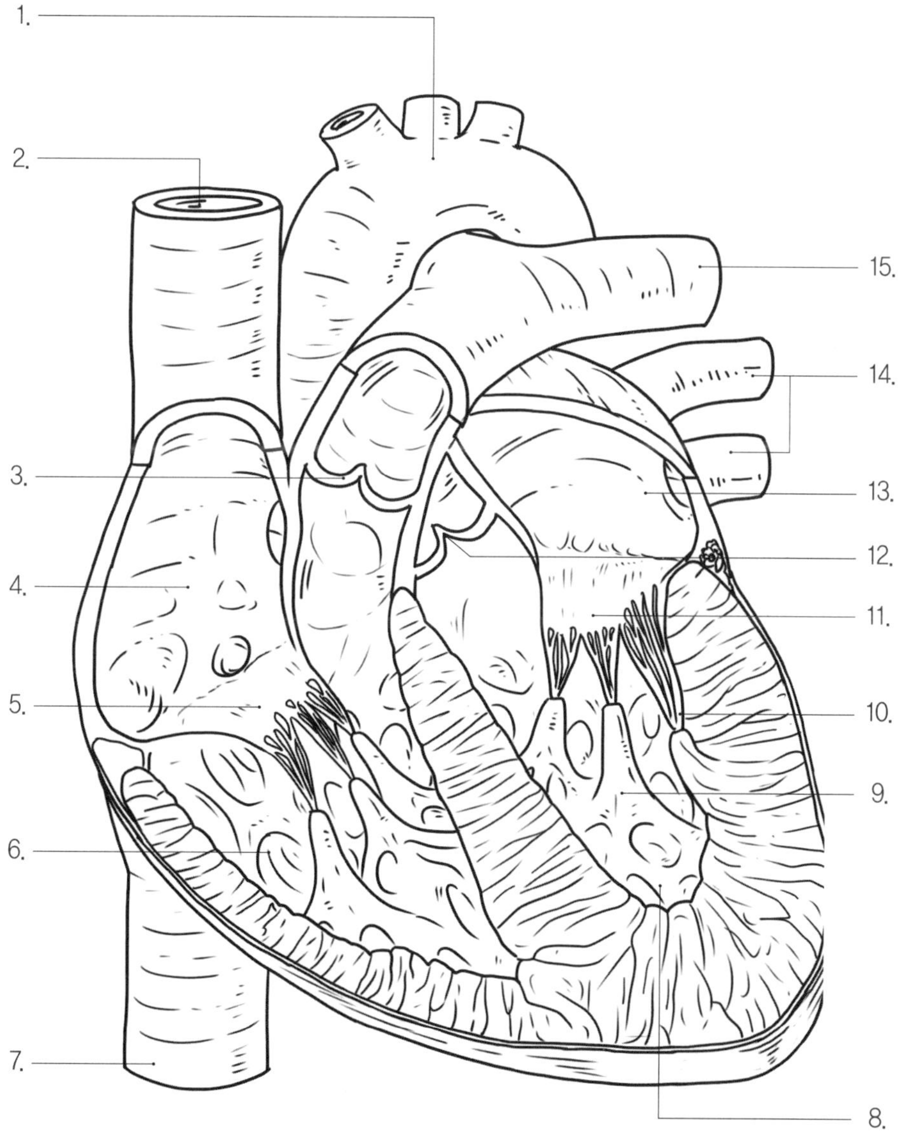

판막의 구조와 심장전도계통

심방과 심실 사이에 방실판막, 심실과 동맥 사이에 동맥판막이 있어 혈액의 역류를 방지한다.
전기자극은 굴심방결절, 방실결절, 푸르킨예섬유로 전달되어 심장근육을 수축시킨다.

■ 4가지 판막의 움직임

【심실확장(이완)기】

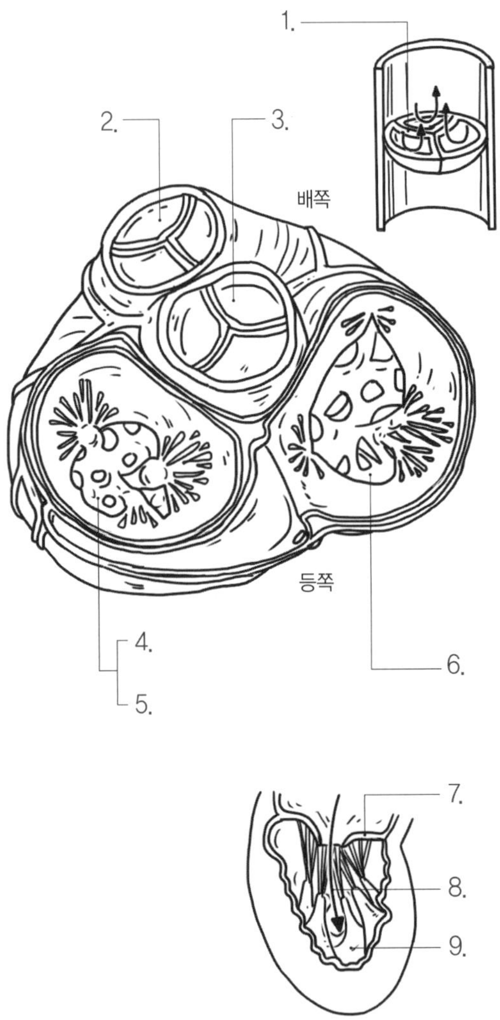

【심실수축기】

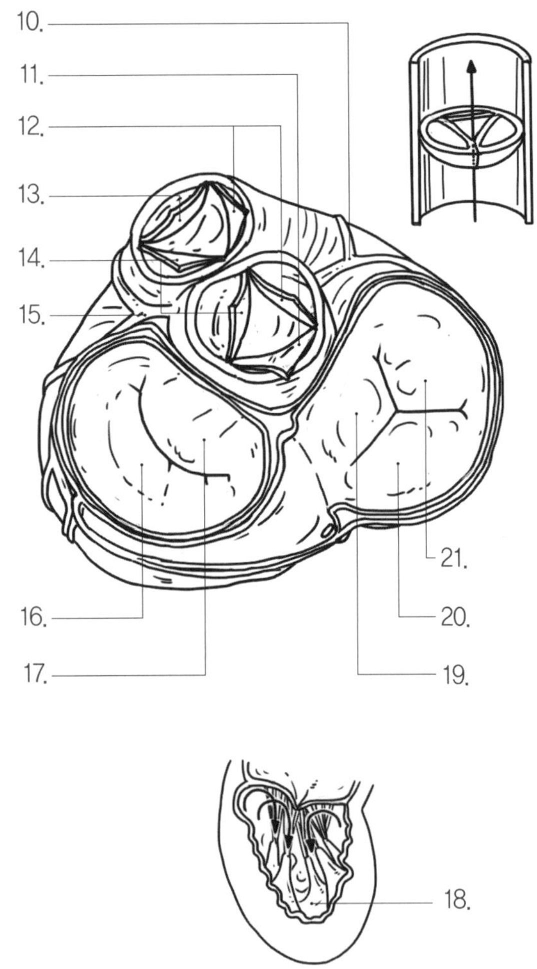

■ 등쪽 중앙에서 본 심장

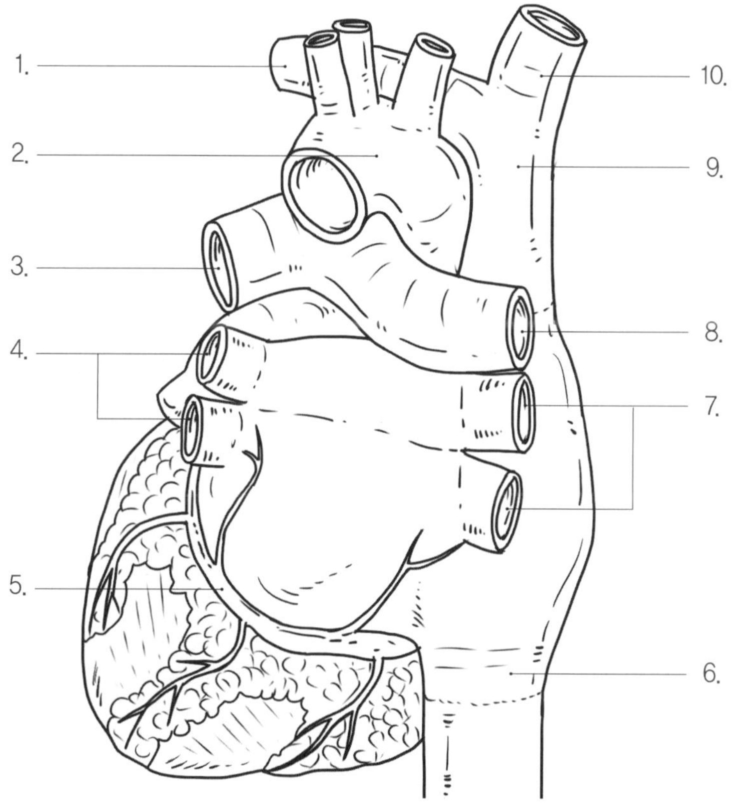

■ 심장전도계통

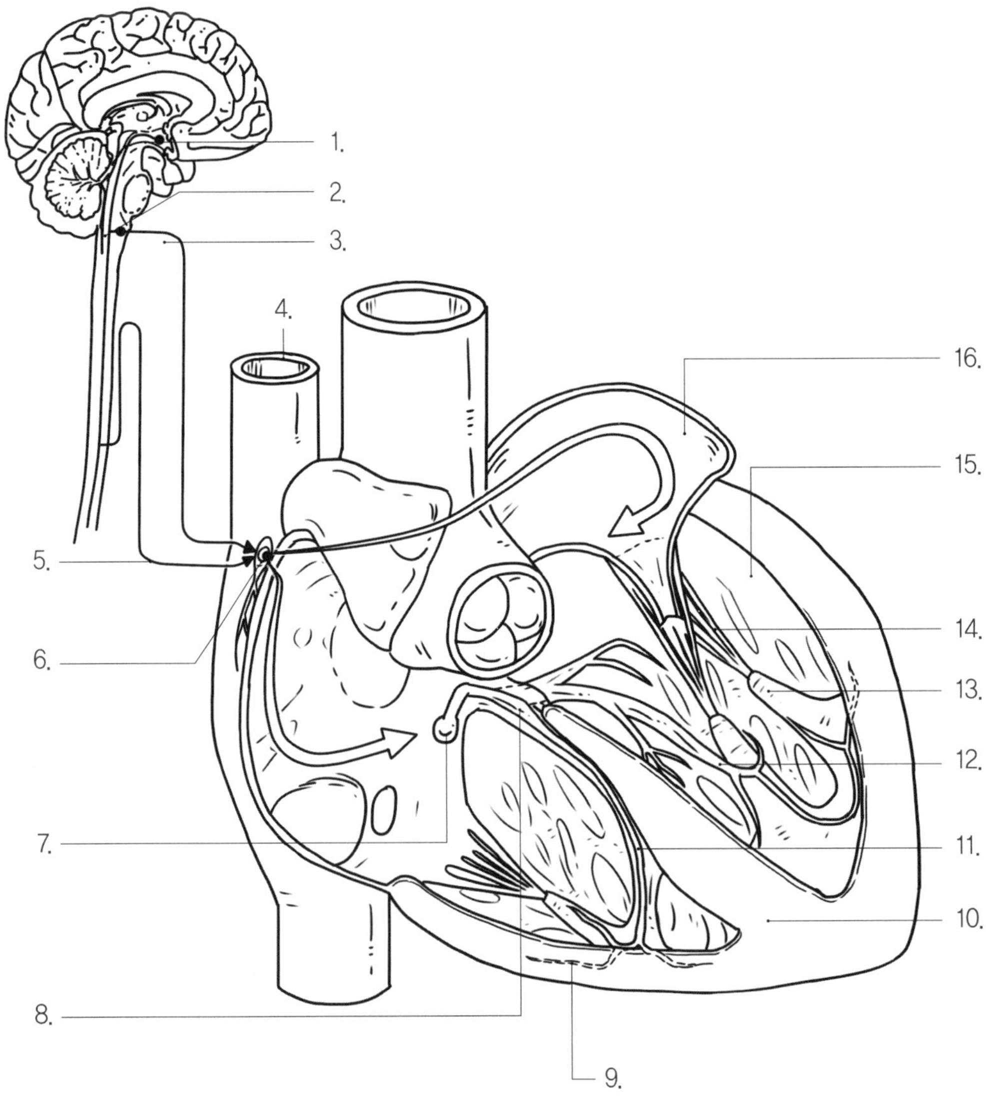

심장에 영양을 공급하는 혈관

심장에는 심장동맥을 통해 산소가 풍부한 동맥혈이 공급된다.
정맥혈은 심장의 등쪽에 있는 심장정맥굴에 모여 오른심방으로 흘러들어 간다.

■ 심장의 동맥과 정맥 (앞면에서 본 모습)

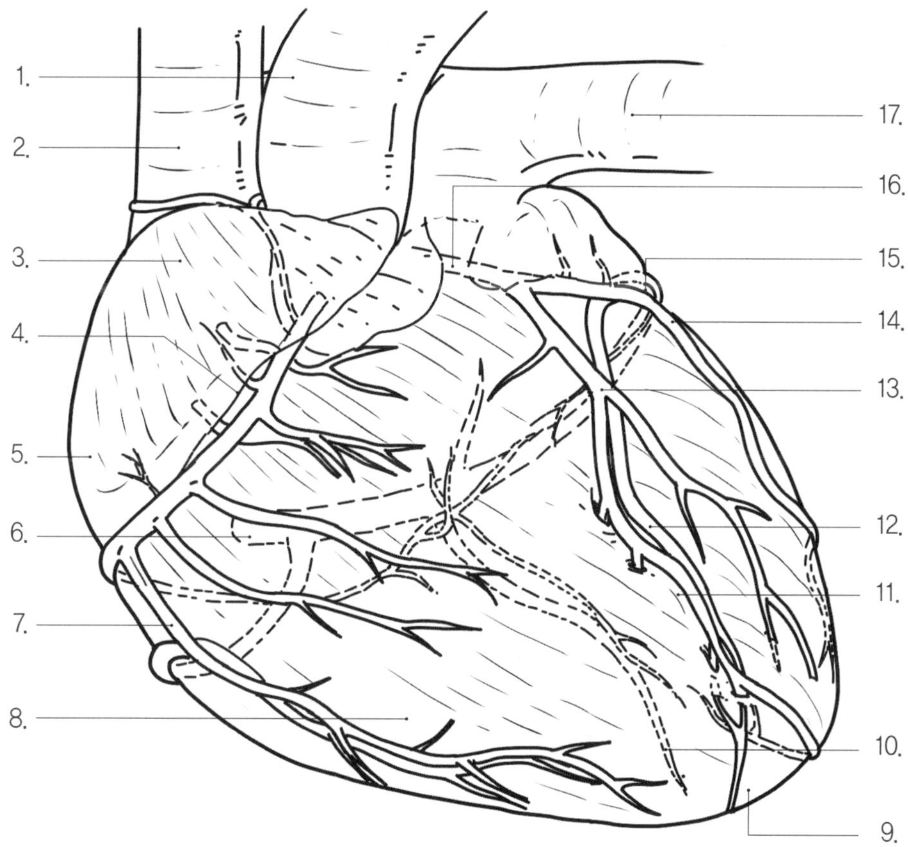

■ 심장의 동맥과 정맥 (뒷면에서 본 모습)

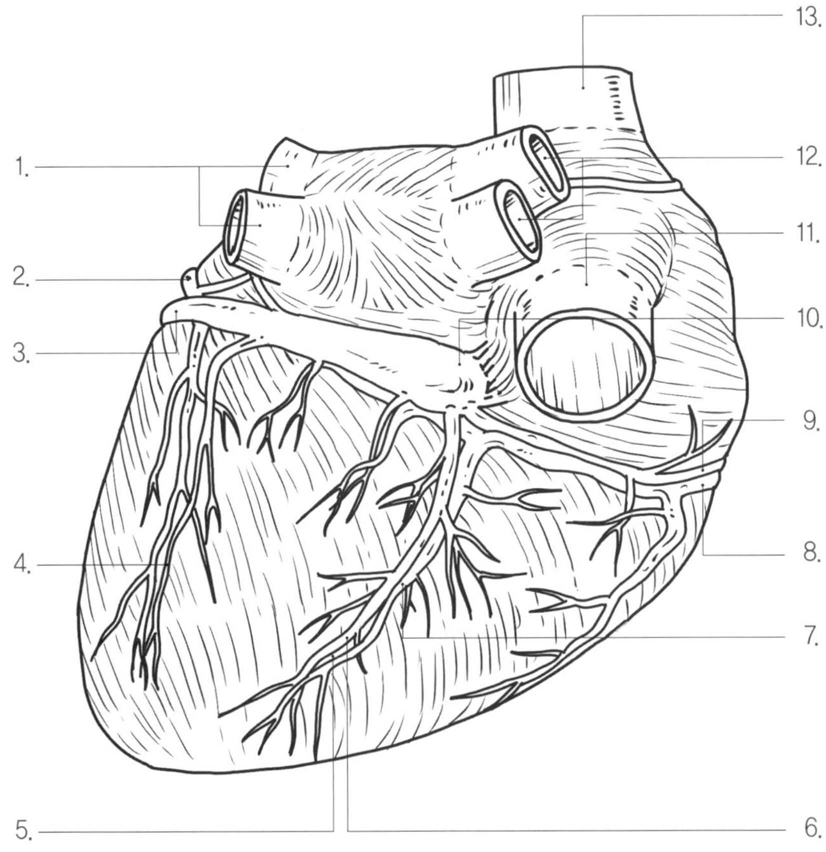

인체의 주요 동맥

■ 온몸의 주요 동맥

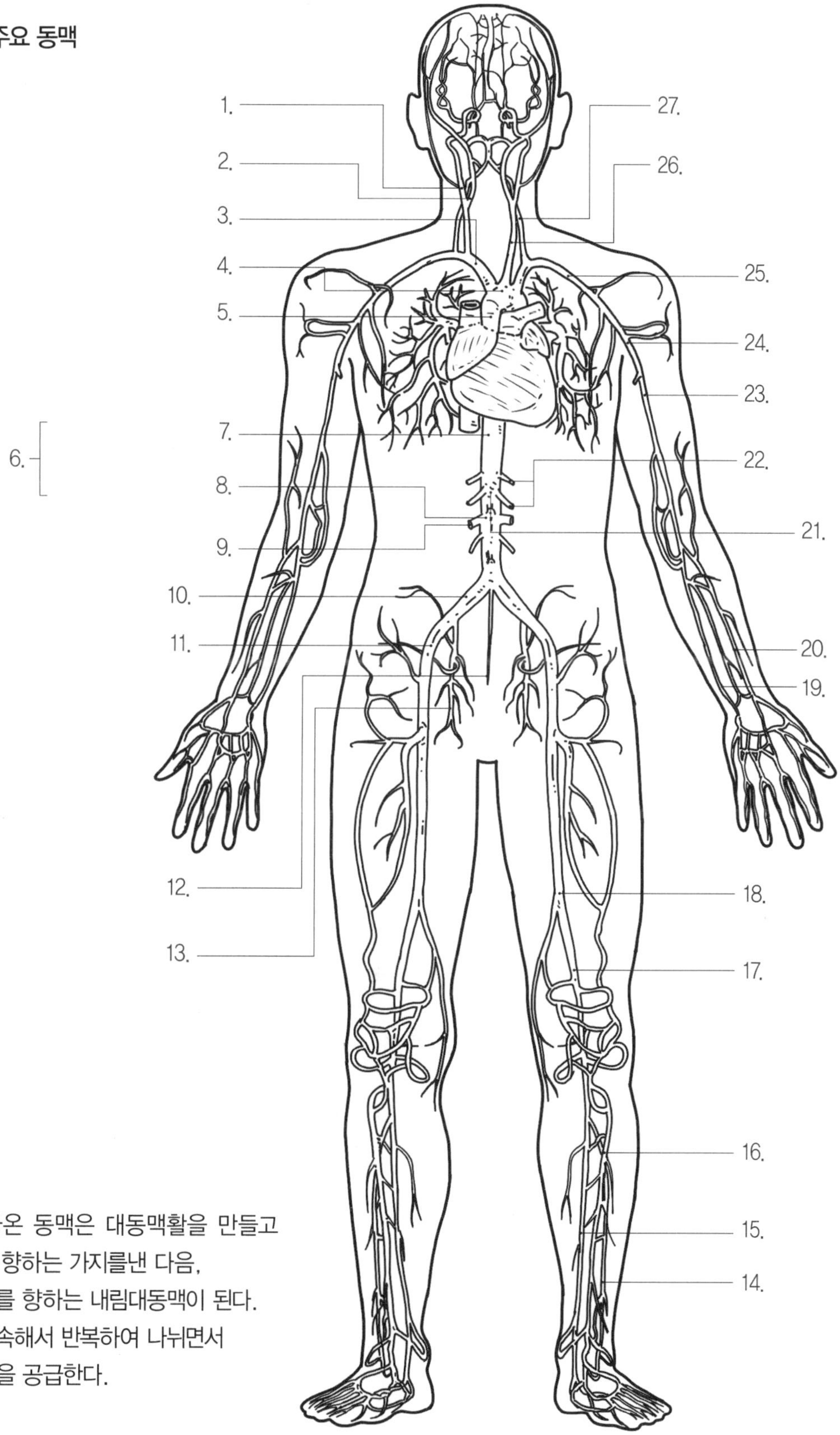

심장에서 나온 동맥은 대동맥활을 만들고
머리와 팔을 향하는 가지를낸 다음,
몸통과 다리를 향하는 내림대동맥이 된다.
그곳에서 계속해서 반복하여 나뉘면서
온몸에 혈액을 공급한다.

■ 머리의 동맥

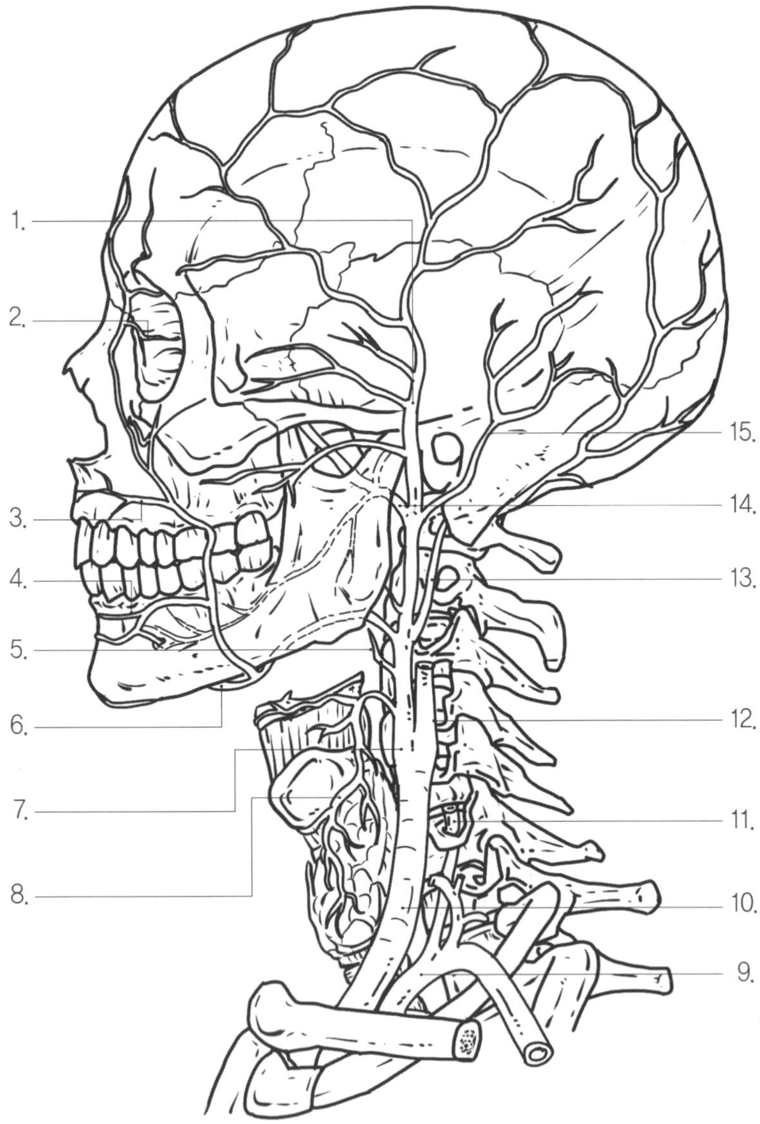

■ **뇌바닥의 동맥** (바닥면에서 본 모습)

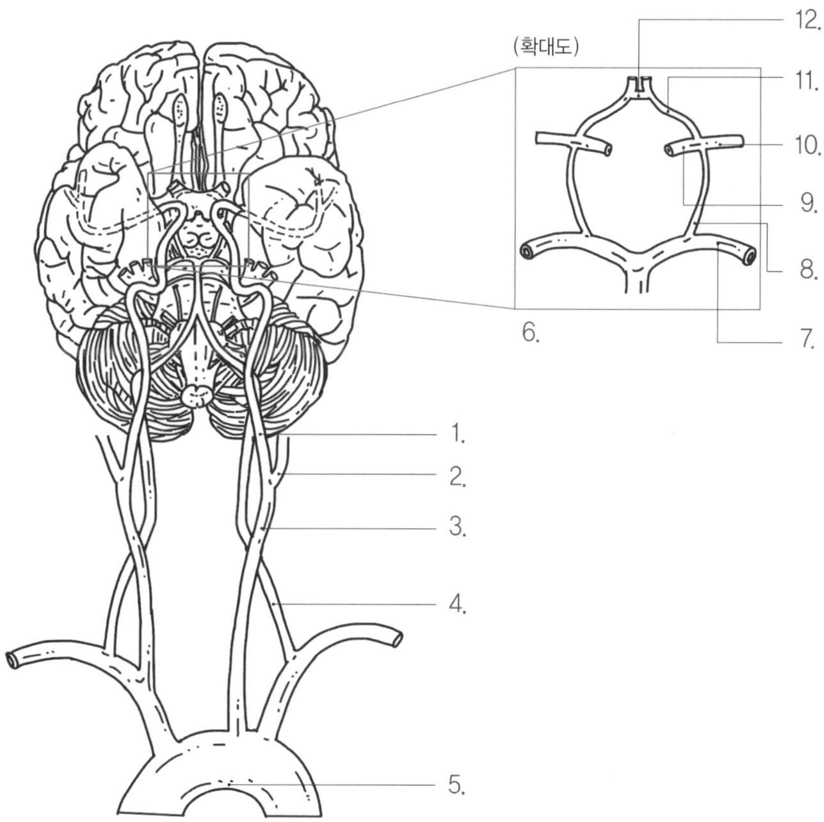

■ 팔의 주요 동맥

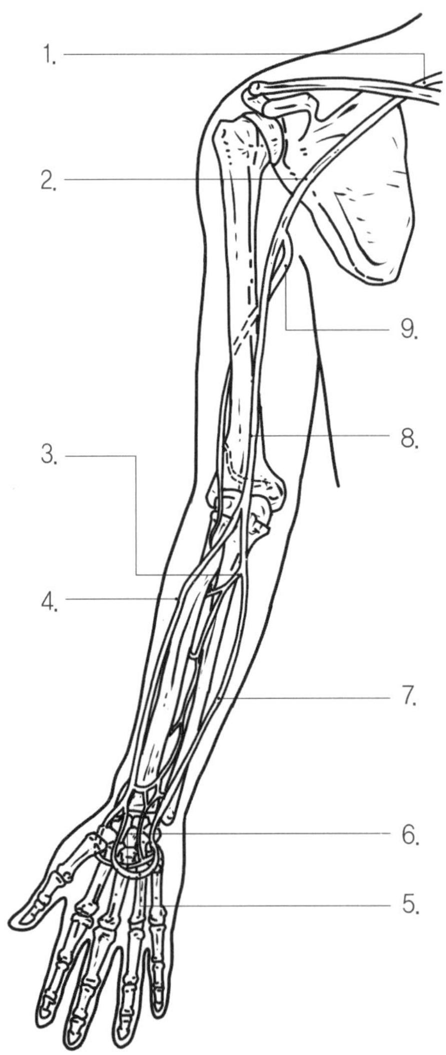

■ 다리의 주요 동맥 (뒷면)

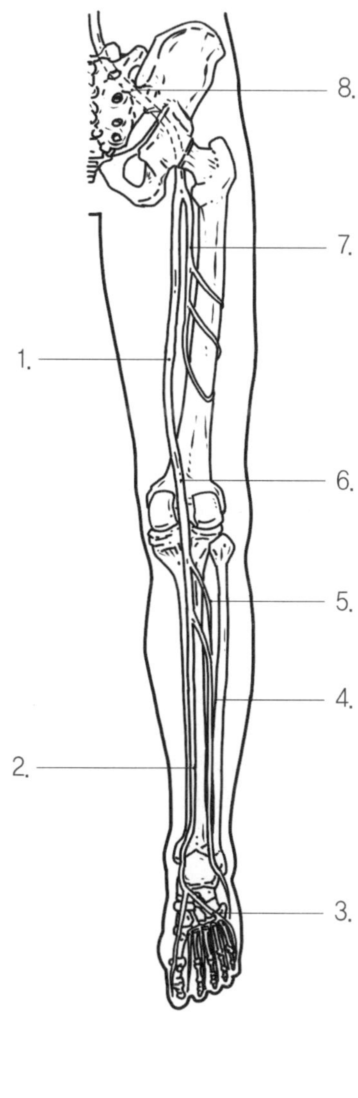

인체의 주요 정맥

■ 온몸의 주요 정맥

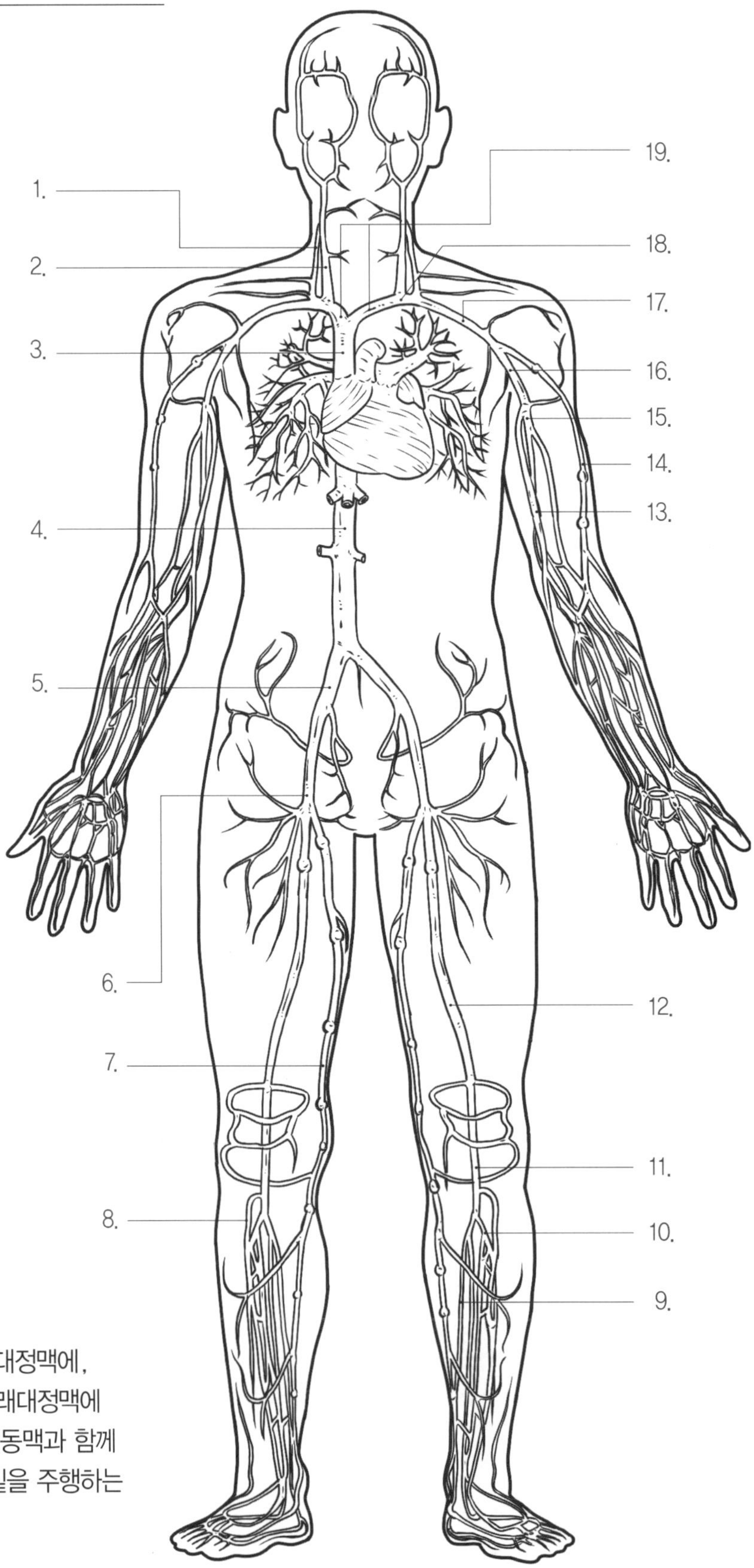

상반신을 순환한 혈액은 위대정맥에, 하반신을 순환한 혈액은 아래대정맥에 합류하여 심장으로 모인다. 동맥과 함께 주행하는 깊은정맥과 피부밑을 주행하는 피부정맥의 2계통이 있다.

■ 머리의 정맥

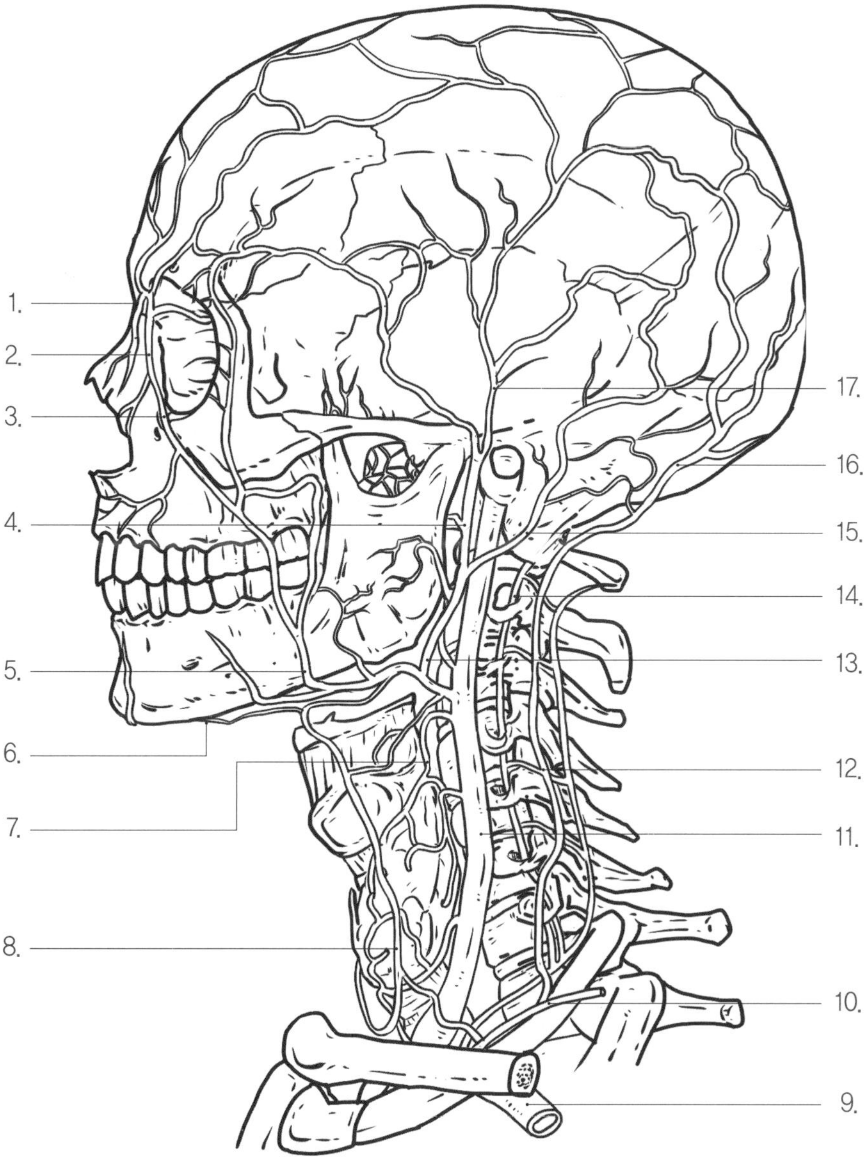

■ **경질막정맥굴** (왼쪽 머리를 비스듬하게 위에서 본 모습)

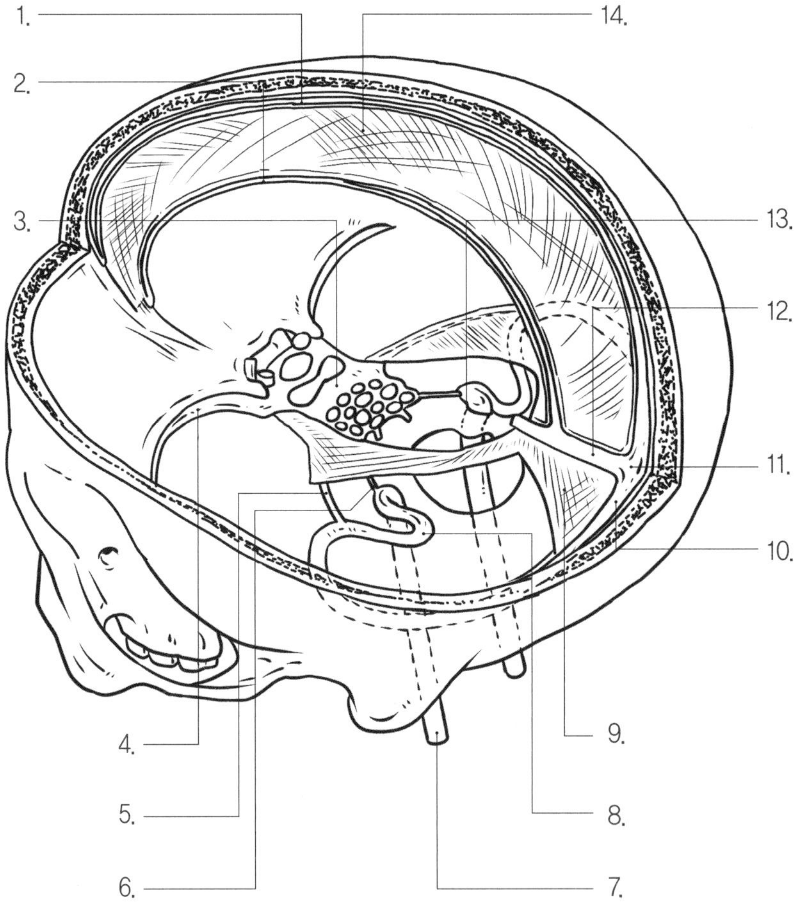

■ 팔의 주요 정맥

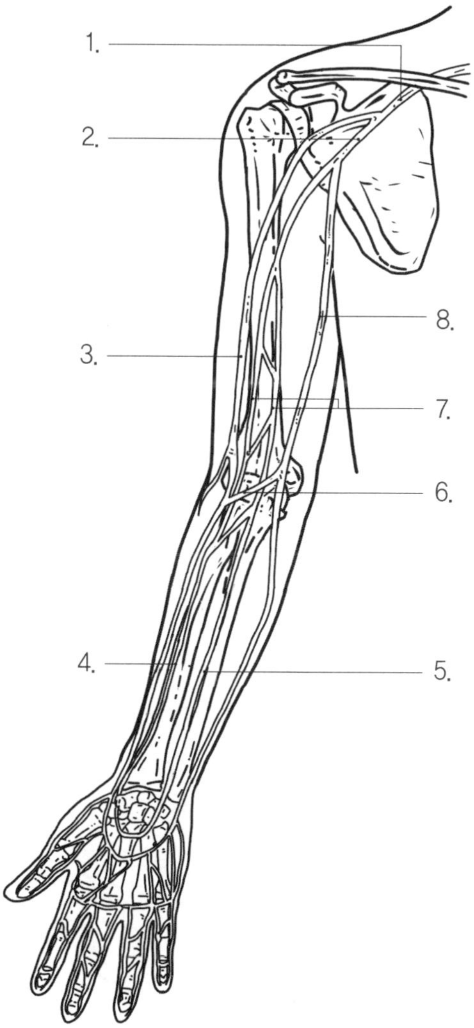

■ 다리의 주요 정맥 (뒷면)

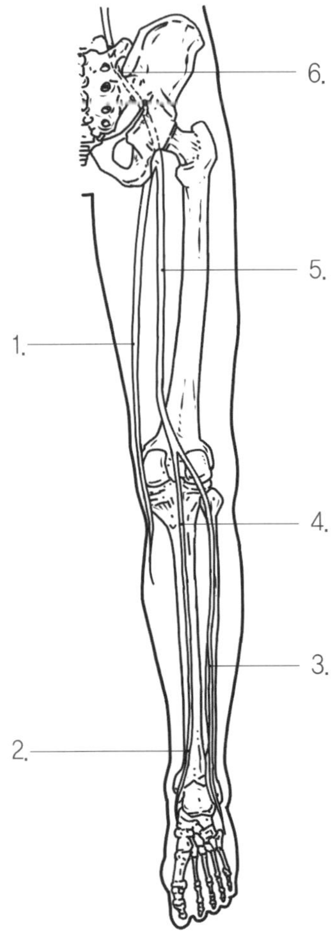

■ 갈비사이동맥과 갈비사이정맥

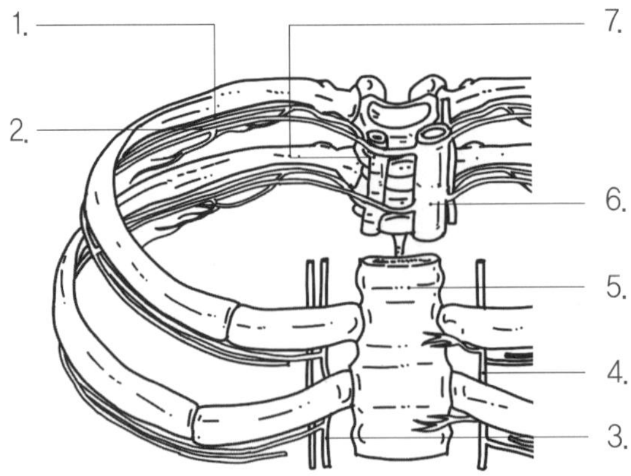

태아의 혈액순환

태아는 태반에서 산소를 받아들이기 때문에 심장에서 허파로 향하는 혈액은 거의 없고, 우회로를 통해 오른심방에서 왼심방으로 연결된다. 우회로는 출산과 동시에 닫혀 허파호흡이 시작된다.

■ 태아의 심장과 혈액순환

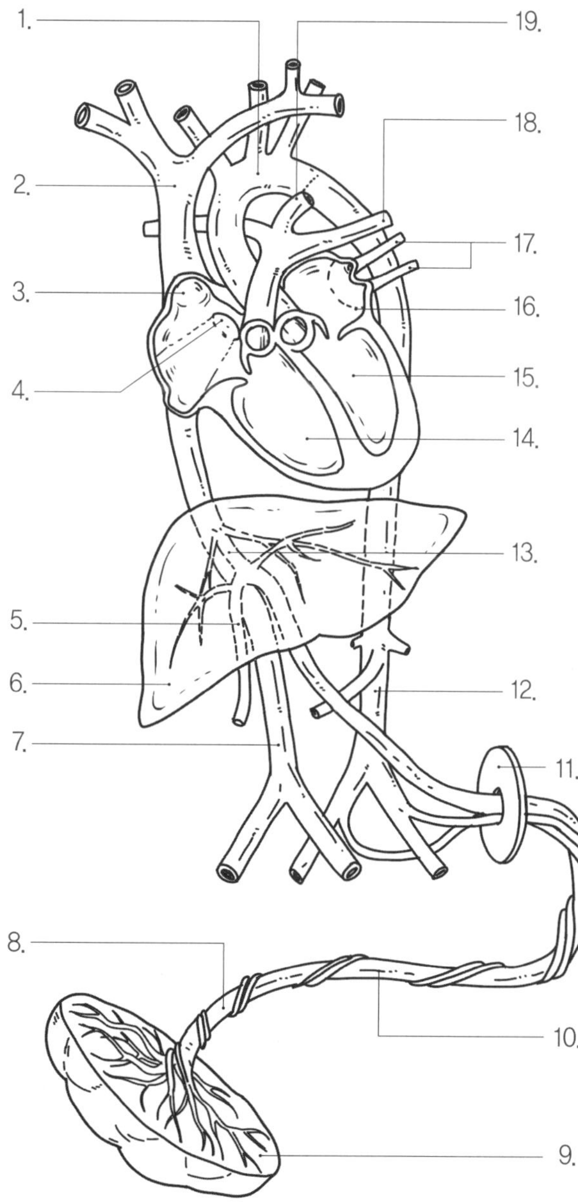

인체의 림프계

■ 온몸의 림프관 주행

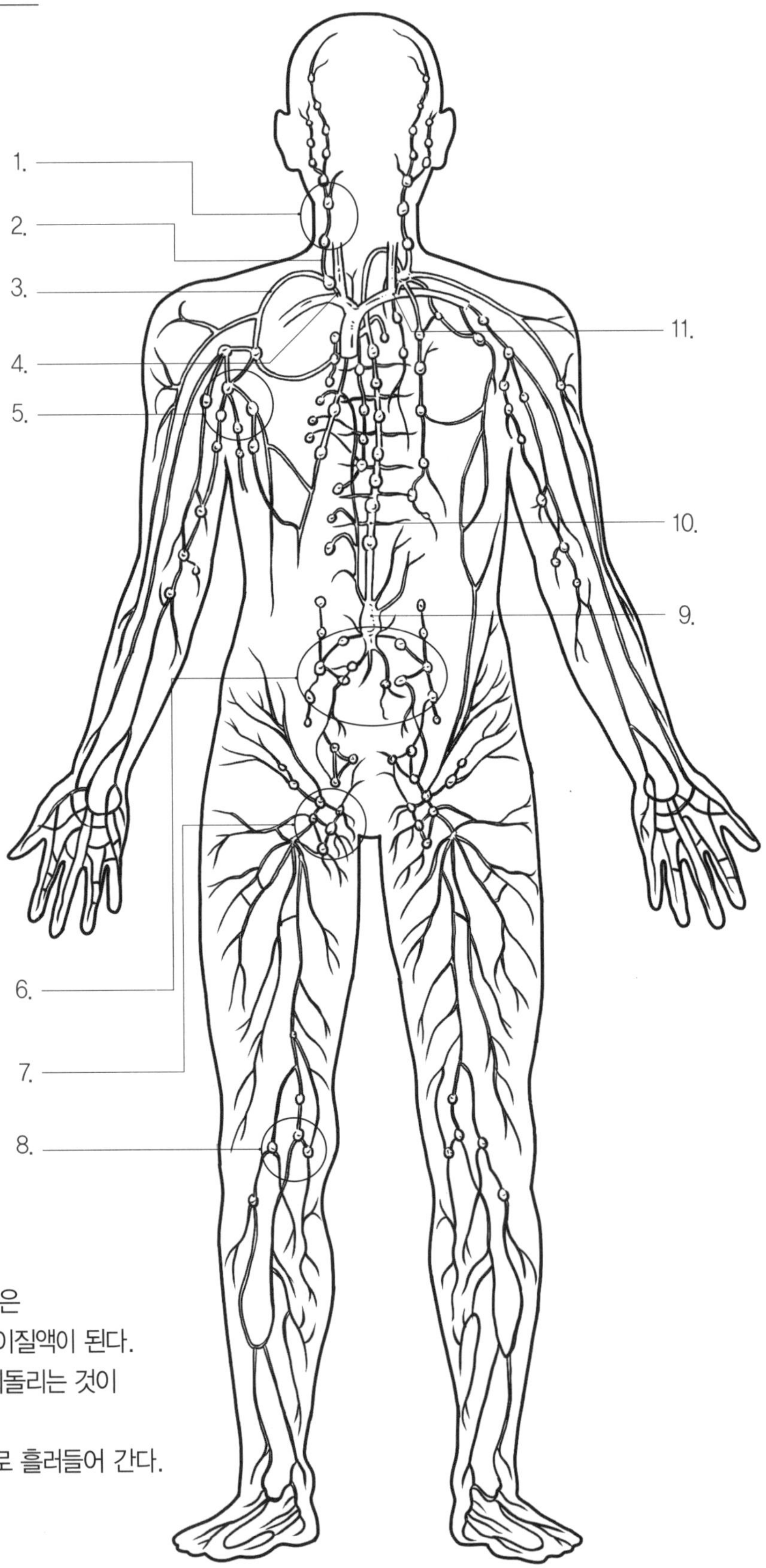

모세혈관에서 누출된 액체 성분은
몸 안의 세포 사이를 채우는 사이질액이 된다.
이 사이질액을 모아 혈관으로 되돌리는 것이
림프관이며, 최종적으로는
좌우의 정맥각(venous angle)으로 흘러들어 간다.

■ 목의 주요 림프절

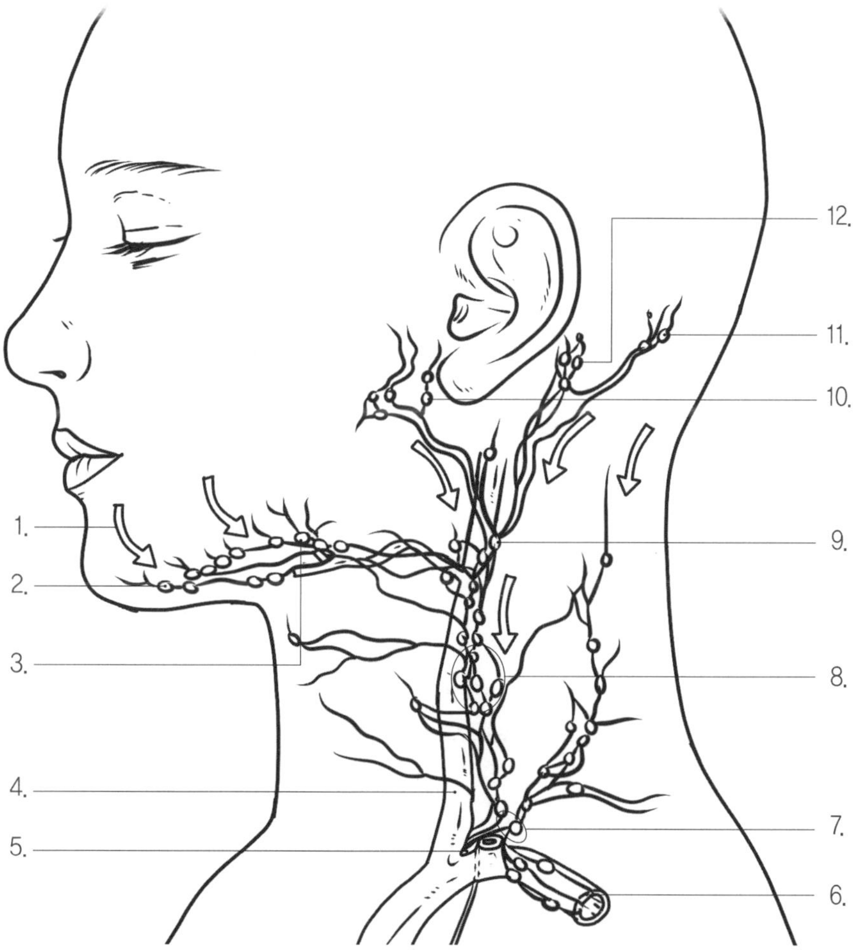

림프조직의 구조

림프구가 모인 것을 림프조직이라고 하며, 몸 바깥에서 침입한 이물질을 없애 혈액으로 들어가지 않게 하는 필터 역할을 한다.

■ 림프관과 림프절

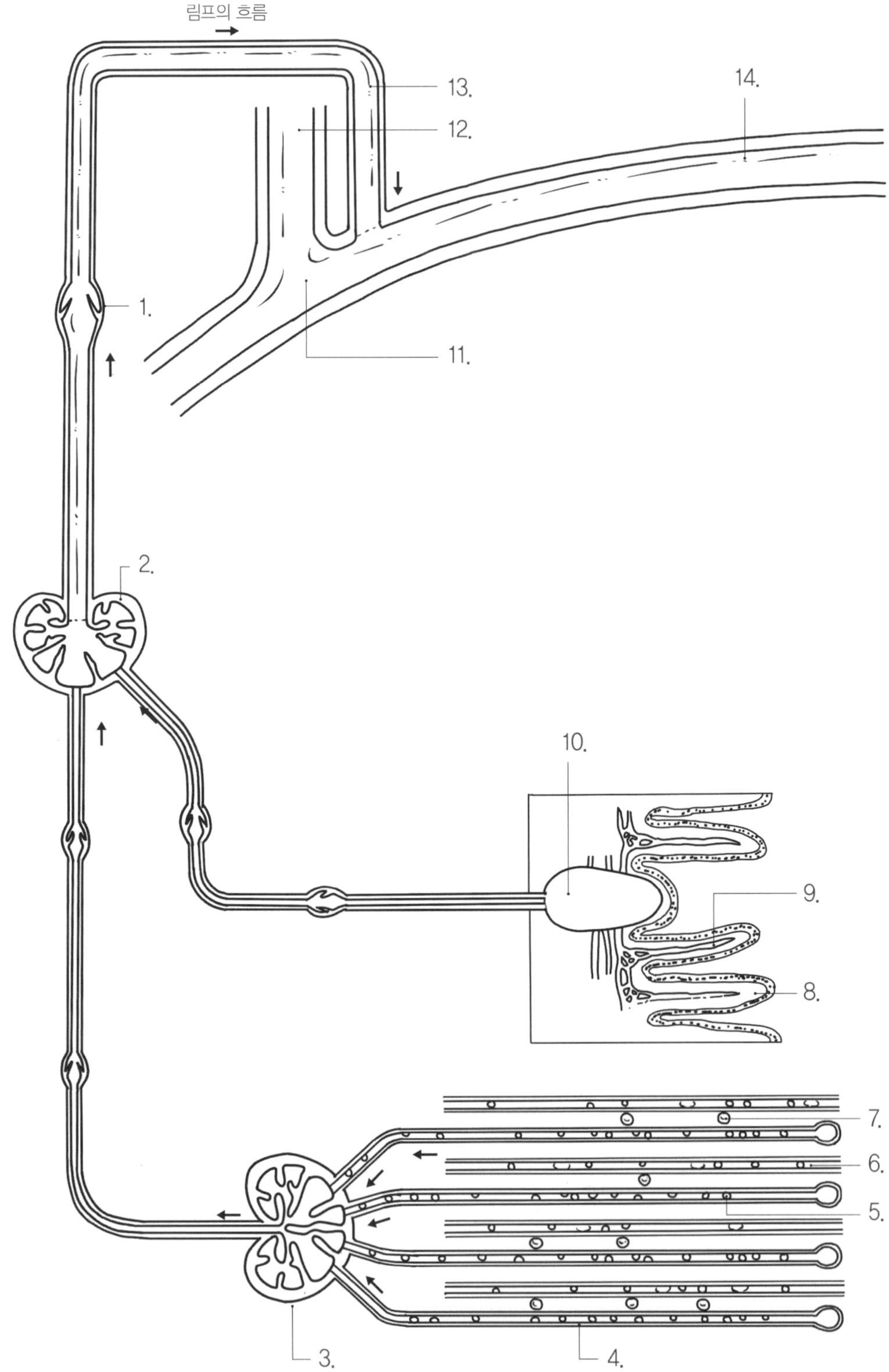

8장 호흡계

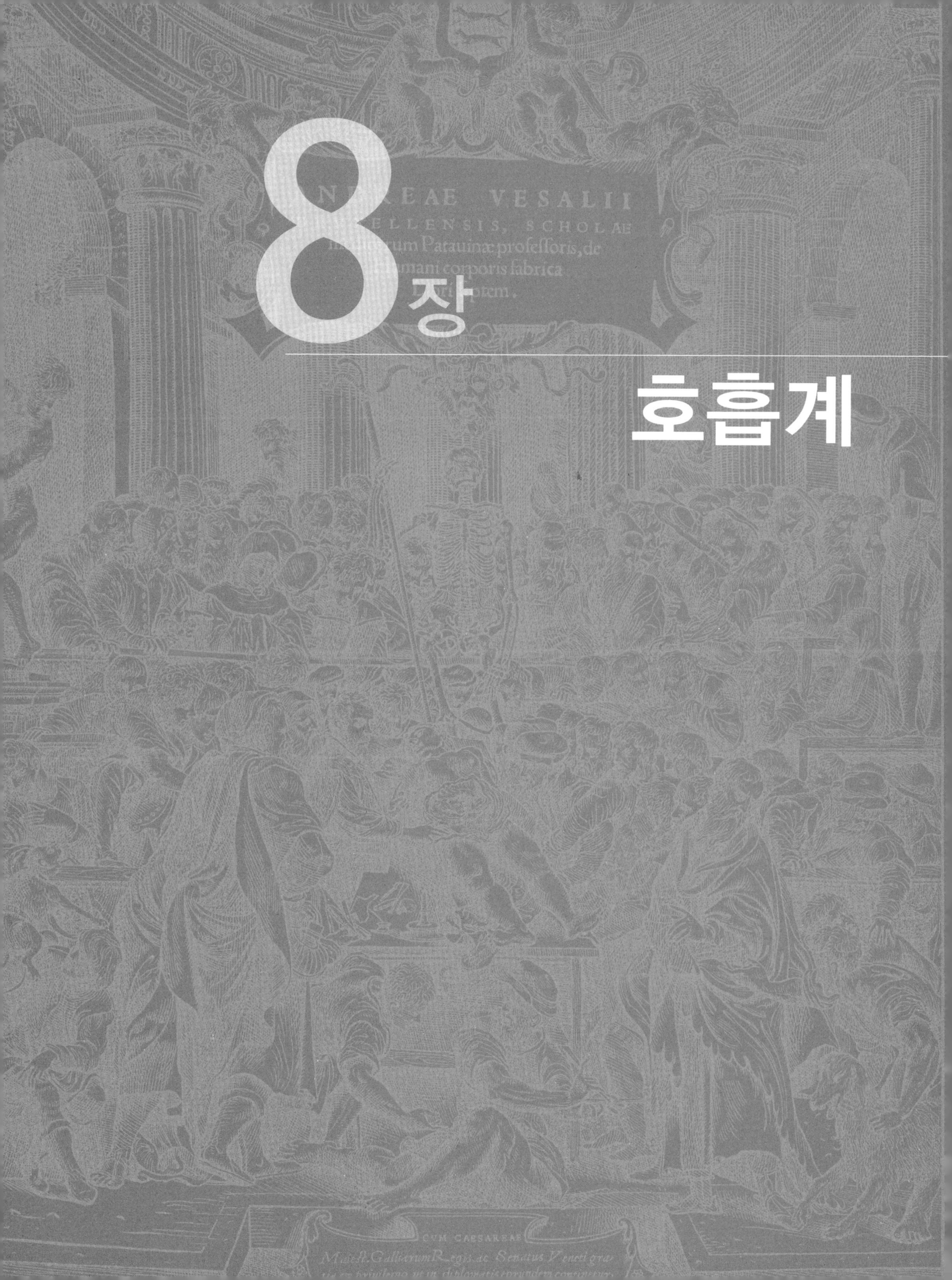

호흡계의 개요

호흡계는 공기의 통로가 되는 기도와 가스교환을 위한 허파꽈리로 구성된다.
허파 속에서 기관지는 여러 갈래로 나뉘어 허파꽈리로 연결된다.

■ 호흡기의 전경

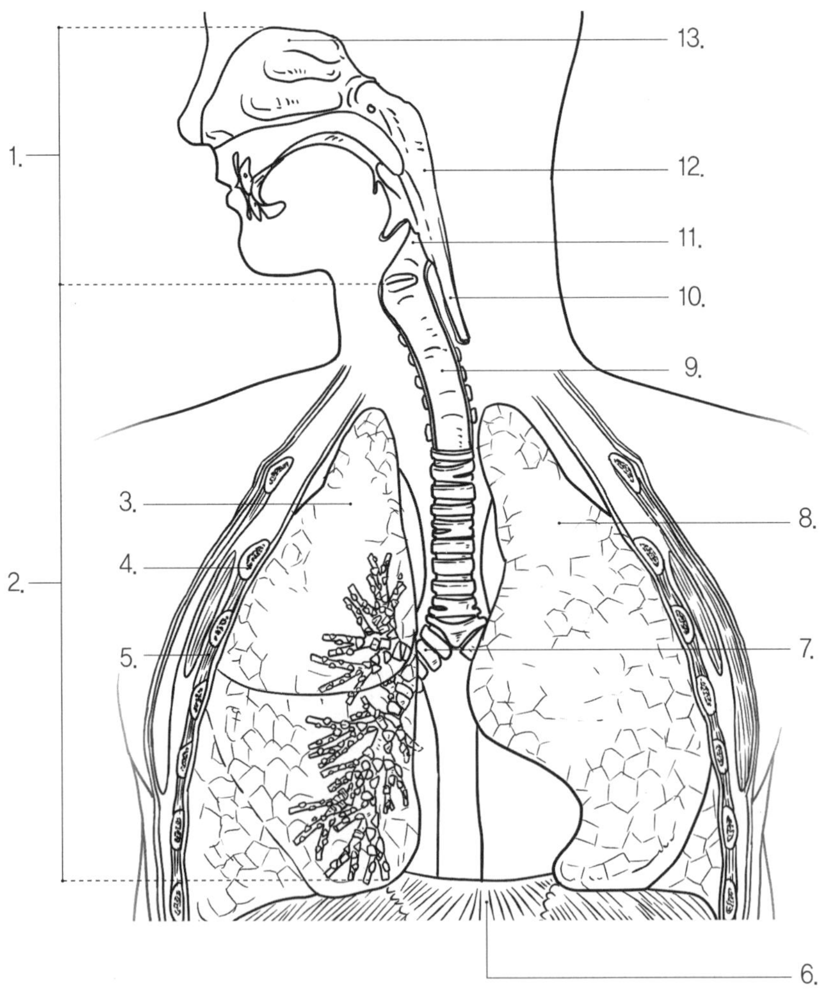

■ 기관지의 구분

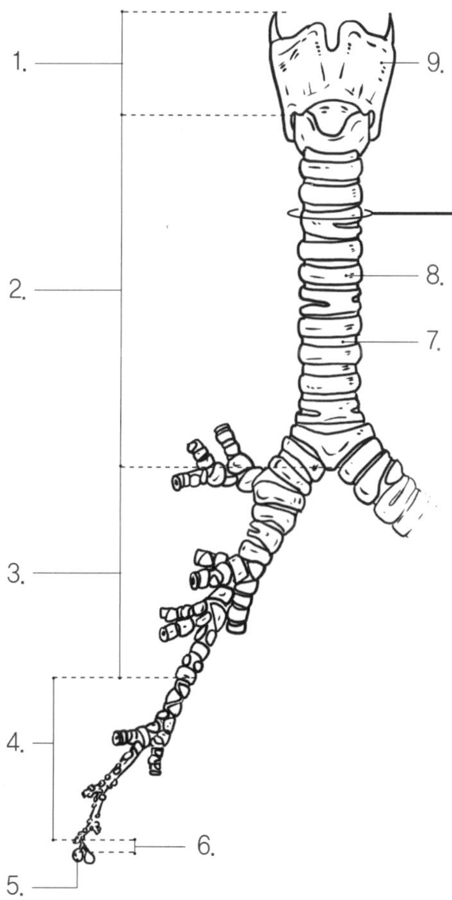

■ 기관의 가로절단면

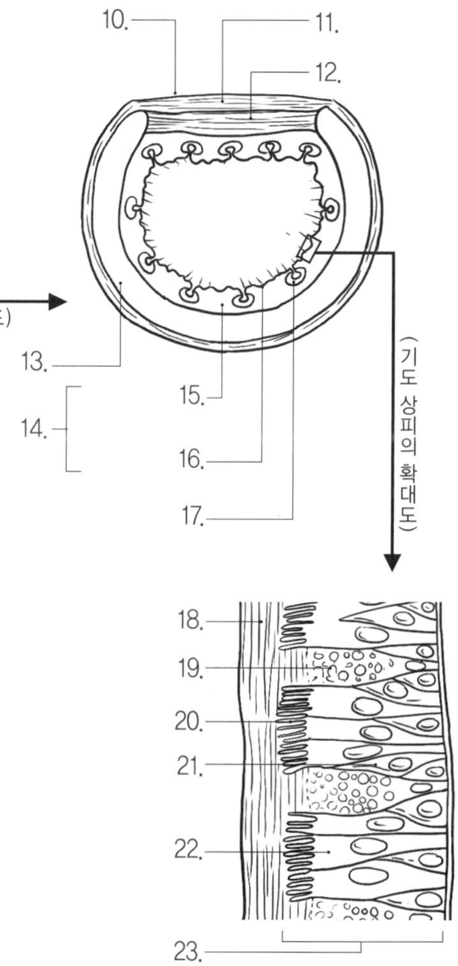

가슴의 내장

가슴에는 호흡계인 기관, 기관지, 허파와 순환계인 심장과 대혈관이 있다.
허파와 심장은 장막에 싸여 있어서 주위의 가슴벽과 붙어 있지 않기 때문에 수축, 확장할 수 있다.

■ 가슴의 내장

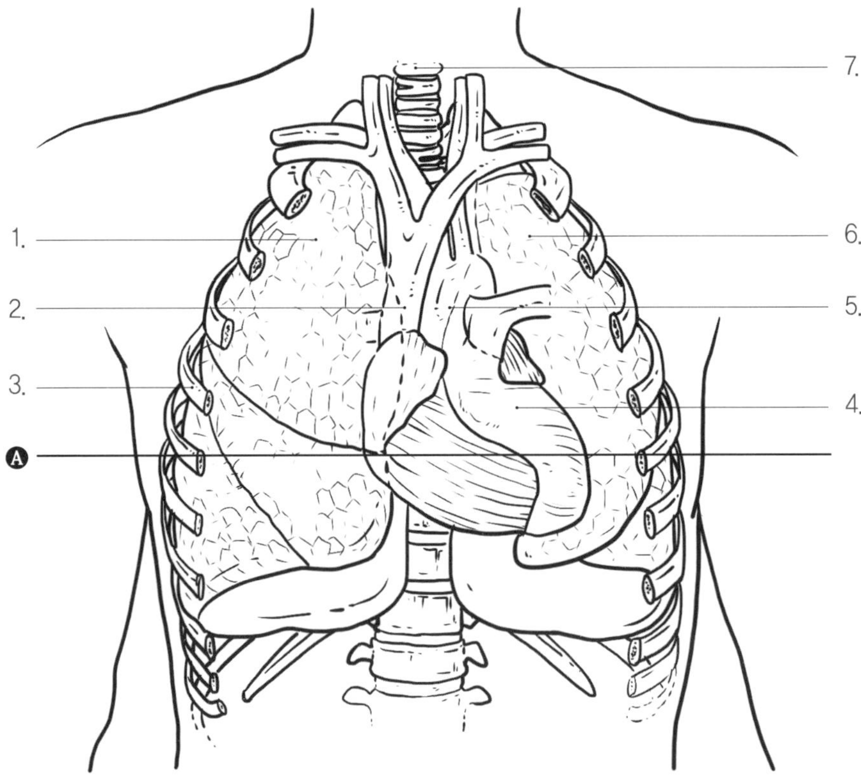

■ 가슴의 단면 (p.144 Ⓐ의 수평단면)

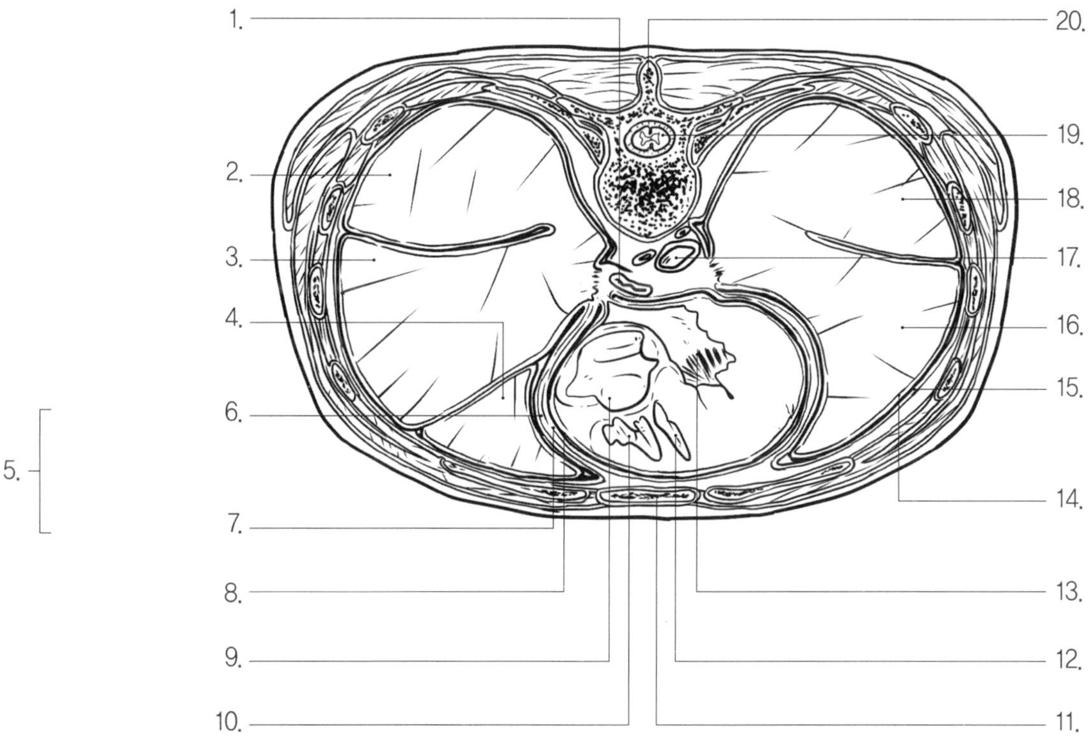

허파의 구조

오른허파와 왼허파는 크게 5개의 구역으로 나뉘며 더 세분할 수 있다.
기관지는 2분지를 반복하여 가는 가지가 되어 허파의 각 구역으로 들어간다.

■ 허파의 각 부위 명칭

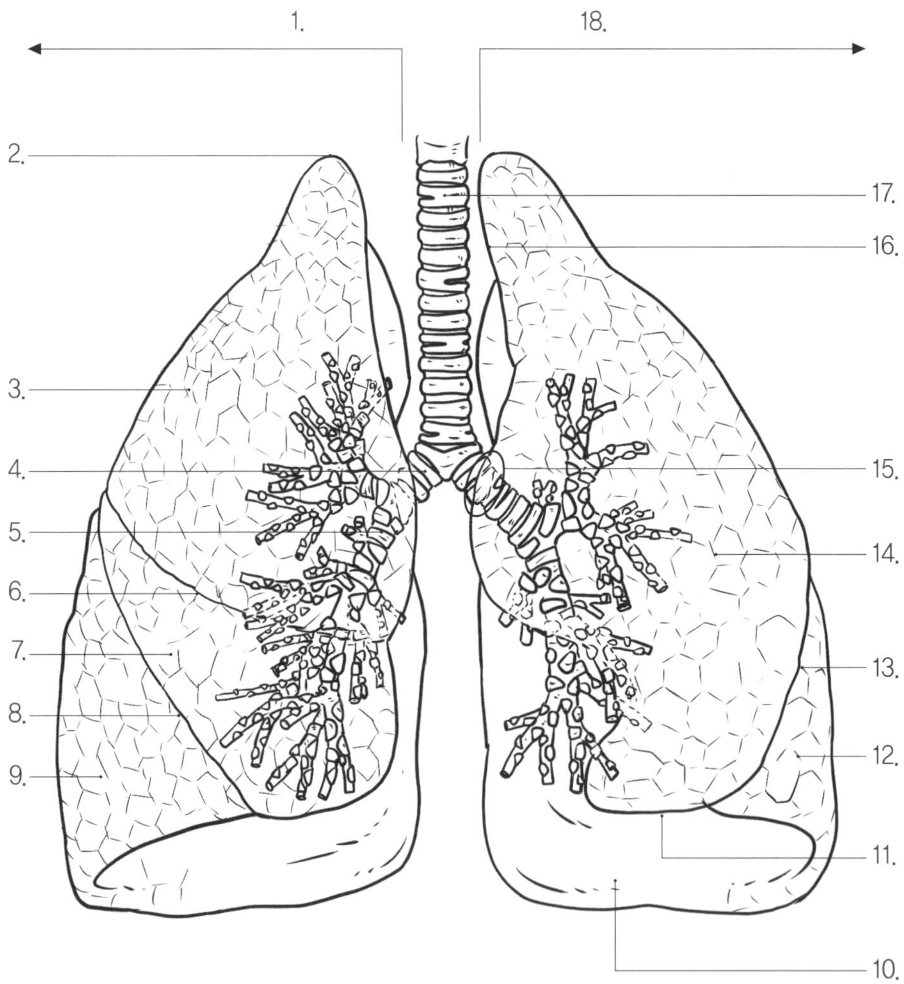

호흡기전

가로막이 내려가고 갈비뼈 전체가 당겨 올라가면 허파가 확장하여 바깥공기가 들어온다.
가로막이 올라가고 갈비뼈가 내려가 허파가 축소되면 공기가 빠져나온다.

■ 가로막 (아랫면에서 본 모습)

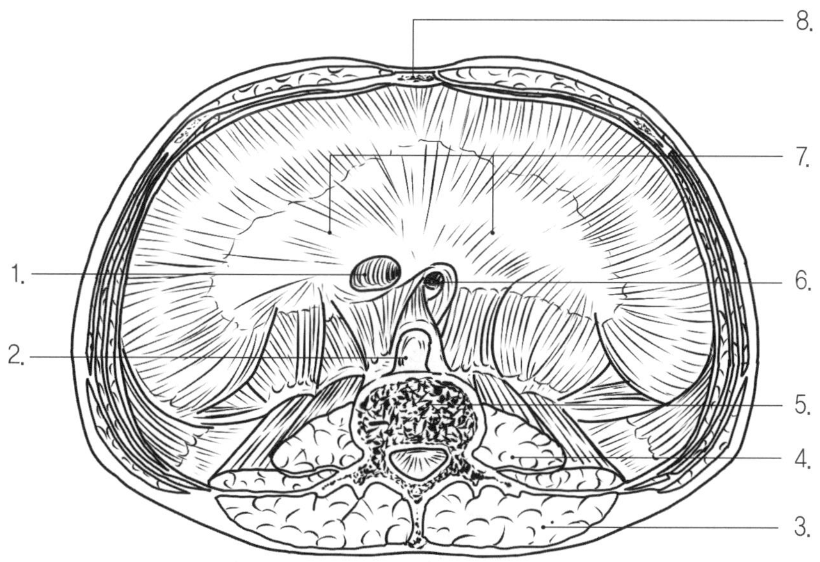

가스교환 기전

허파에서는 혈액에 산소가 들어오고 이산화탄소가 나가는 바깥호흡이 이루어진다.
각 부위 조직에서는 혈액으로부터 세포에 산소가, 세포로부터 혈액에 이산화탄소가 이동하는 속호흡이 이루어진다.

■ 허파꽈리의 구조

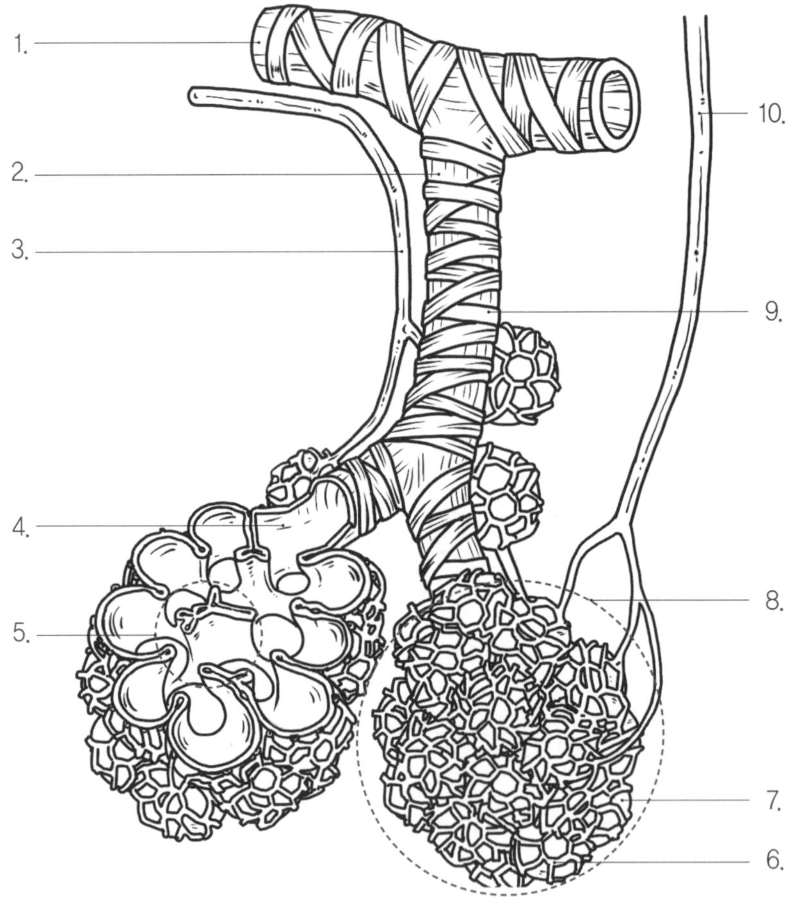

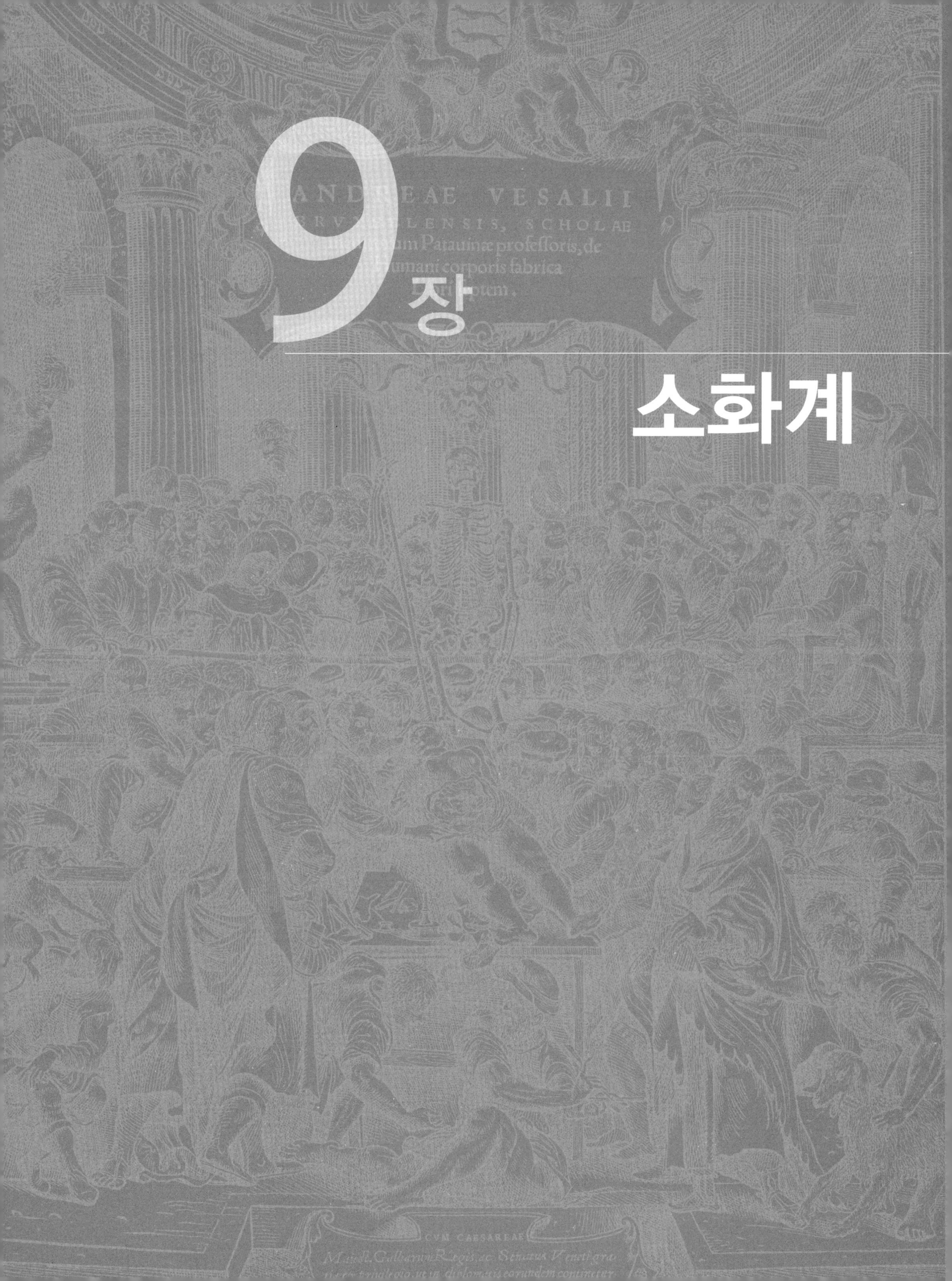

9장

소화계

소화계의 개요

먹은 것을 분해하여 몸 안으로 받아들이는 작용을 하는 기관을 소화계라고 한다.
입에서 항문까지 연속되는 하나의 소화관이 그 중심이 된다.

■ 소화에 관여하는 장기와 기관

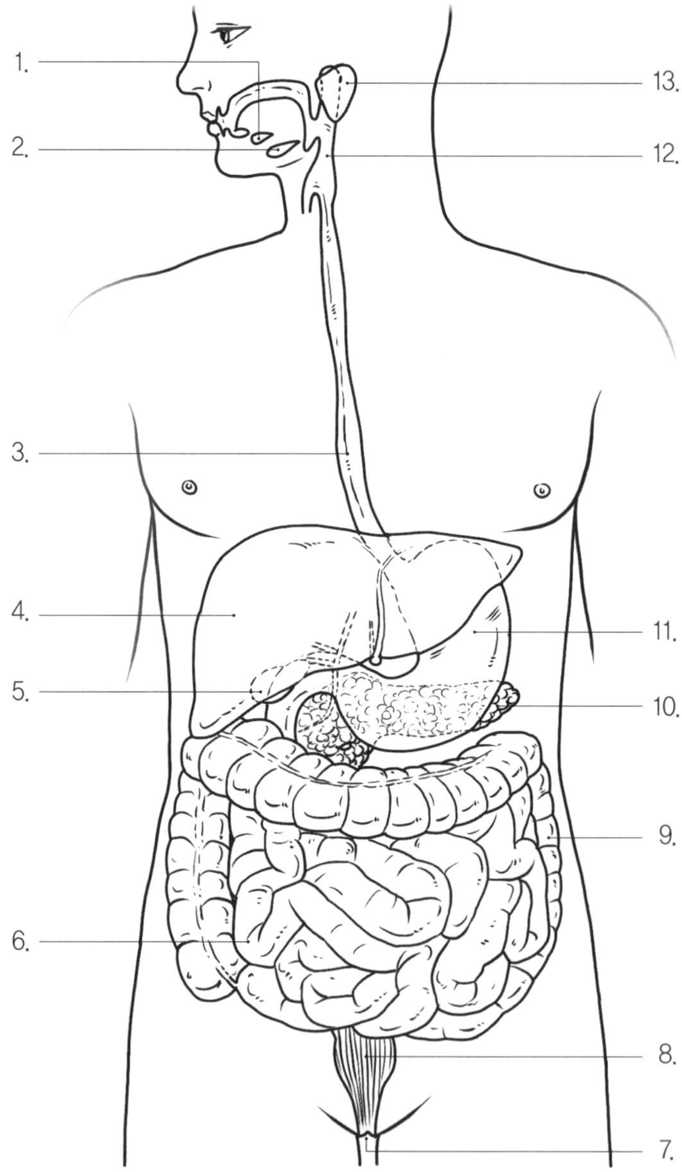

이의 구조

간니는 4종류로 32개이며 각각 형태가 다르다.
이의 가장 위쪽은 상당히 단단한 에나멜질, 본체는 상아질, 치아뿌리의 표면은 시멘트질에 덮여 있고 주위의 뼈와 연결된다.

■ 간니의 구조

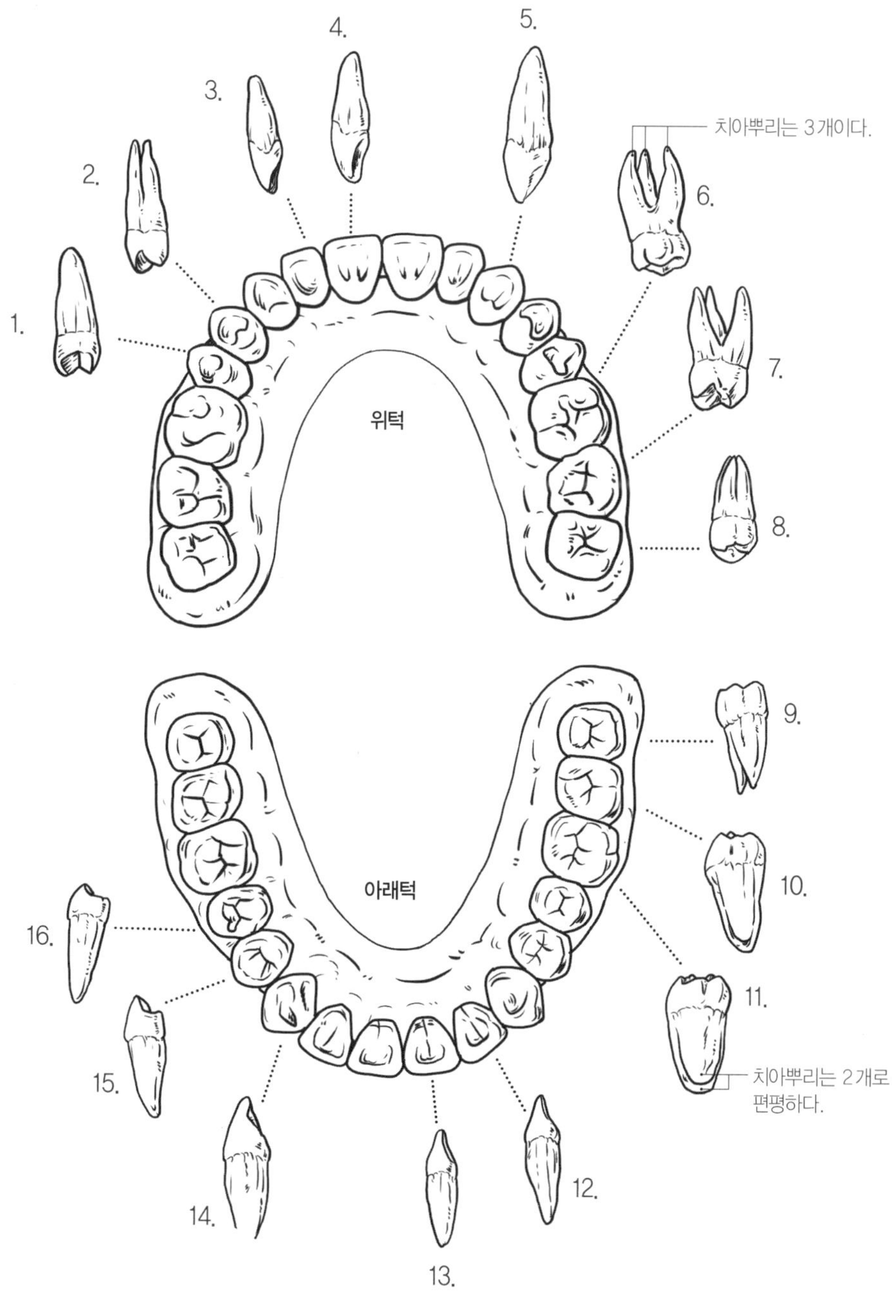

■ 이의 조직

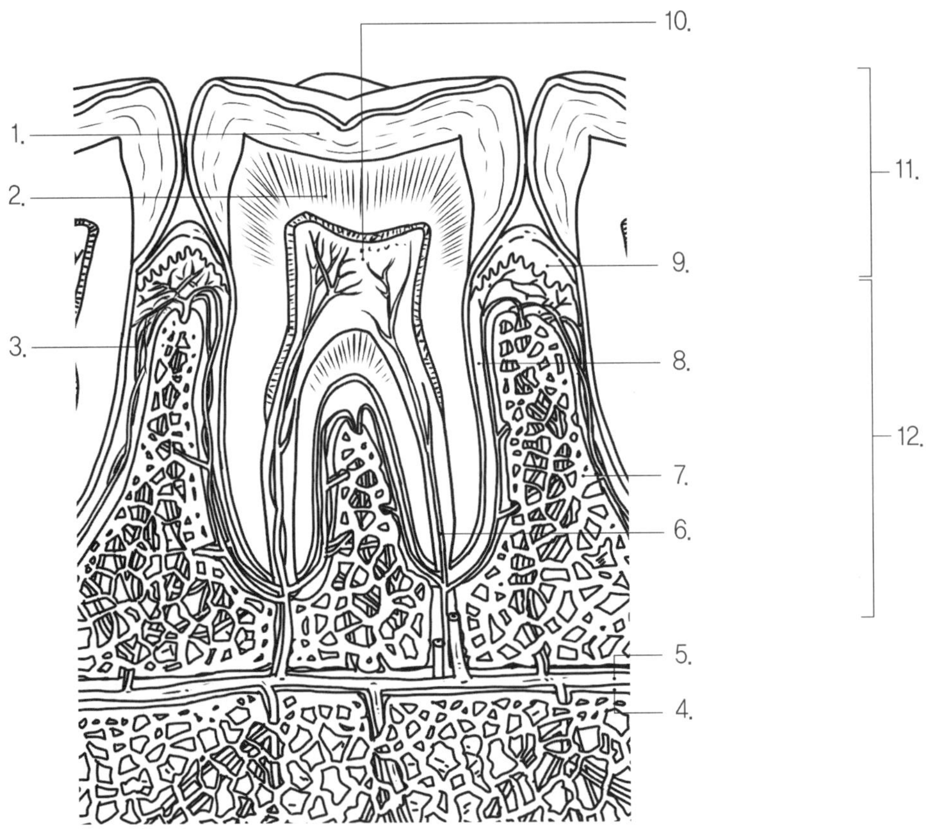

목의 구조

목에는 입에서 식도를 향하는 인두와 코안에서 허파로 향하는 인두가 있다.
삼킬 때에는 후두덮개가 닫혀 음식물을 식도로 보낸다. 후두의 내부에 있는 성대로 음성을 낸다.

■ 인두와 후두

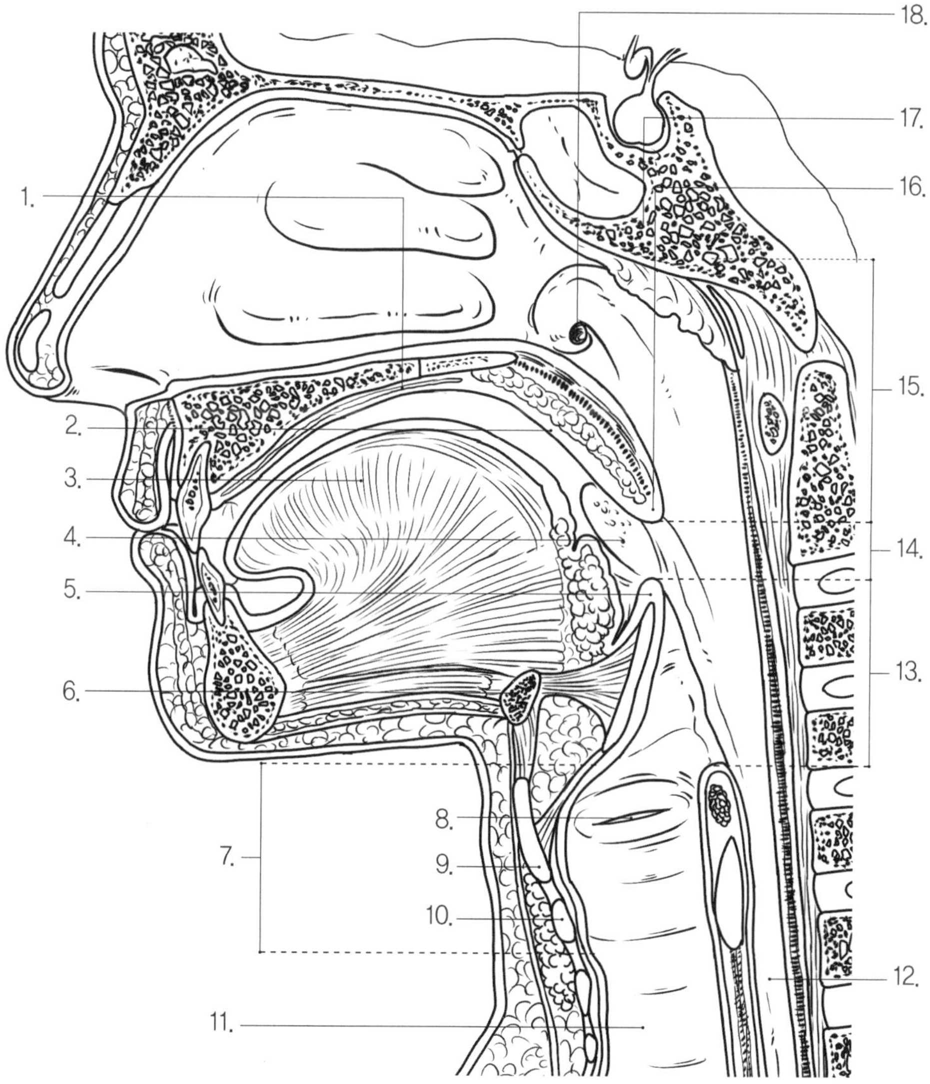

■ 후두의 단면 (등 중심쪽에서 본 모습)

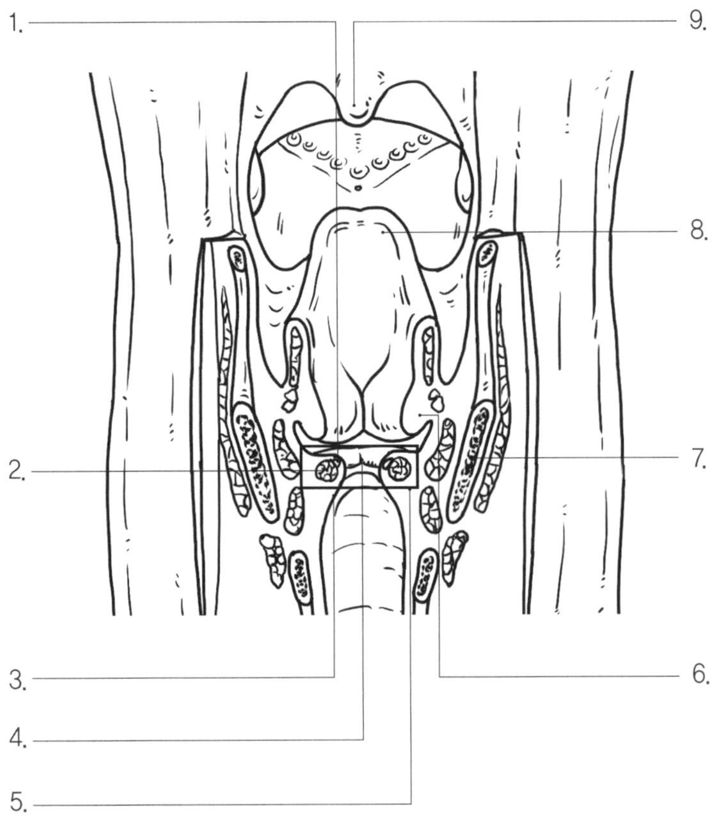

■ **성대** (위에서 본 모습)

【들숨 시】

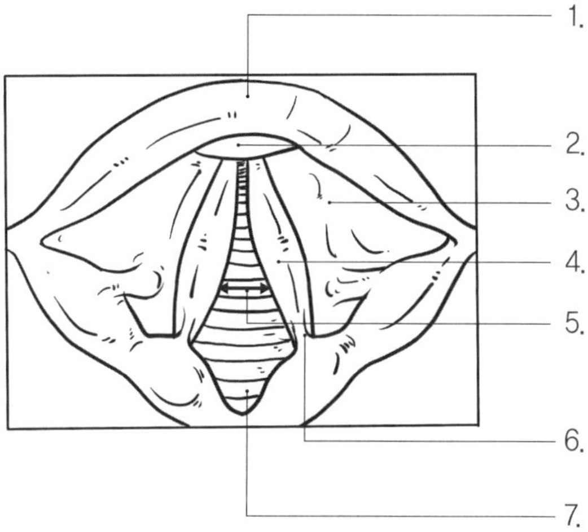

【발성 시】

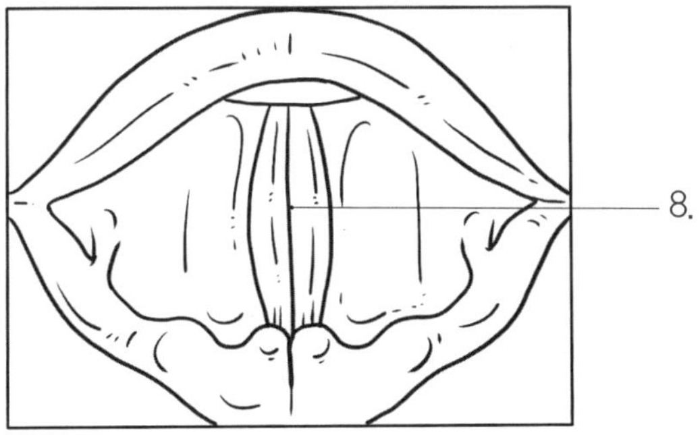

음성을 낼 때에는 성대문틈새가 좁아지는데, 이곳을 기세 좋게 공기가 빠져나가면서 성대주름을 진동시켜 음파를 발생한다.

■ 귀관인두구멍 및 귀관의 구조

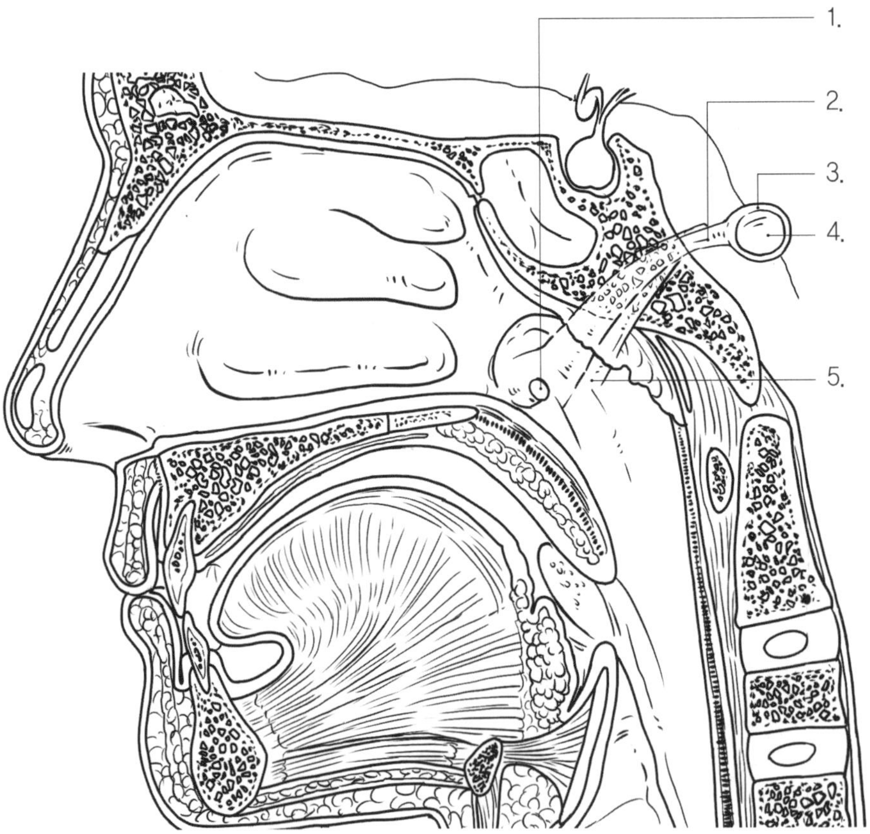

배의 내장

가로막을 천장으로 하는 배안에는 소화계와 비뇨계의 장기 대부분이 들어 있다.
많은 장기의 표면과 배안의 벽은 배막에 덮여 있다.

■ 앞 배벽을 연 모습

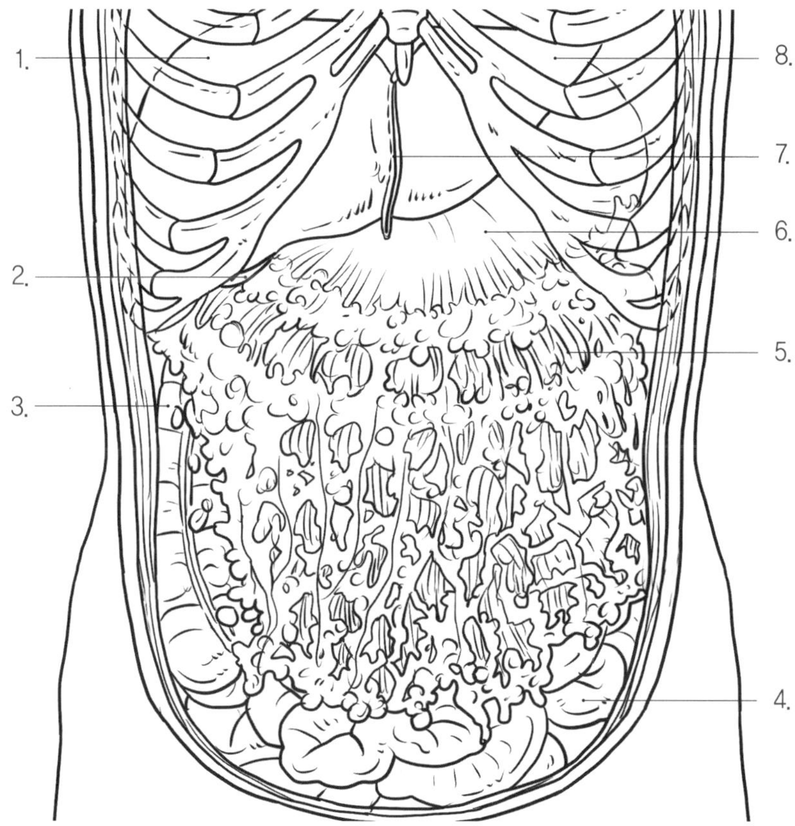

■ 배막과 배막안 (배부위의 수평단면)

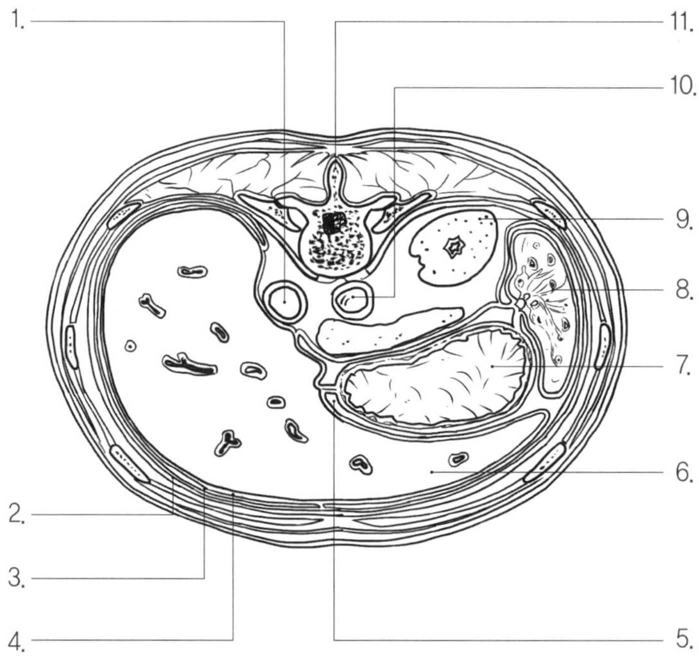

■ 배막과 창자사이막 (정중 단면)

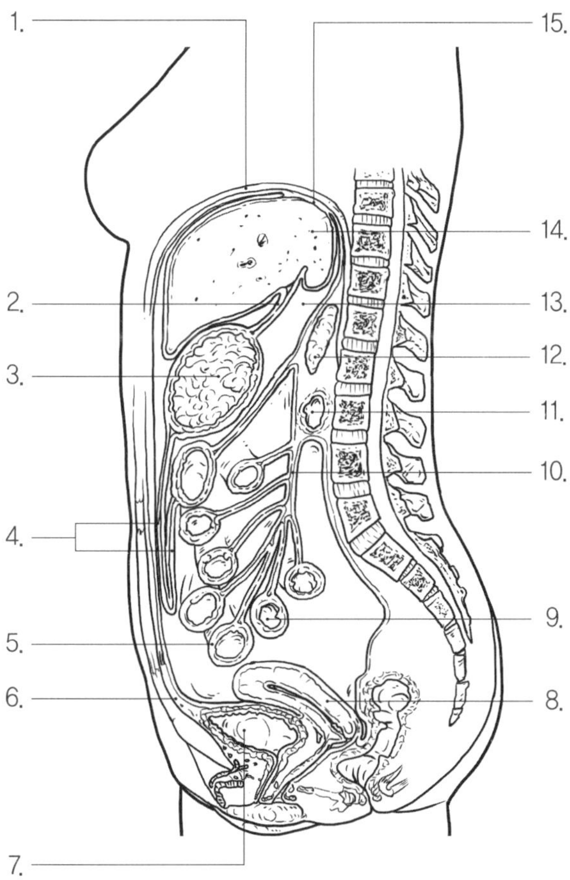

소화관의 위치관계와 기능

입안에서 작은창자를 지나는 동안 탄수화물은 단당류, 단백질은 아미노산, 지질은 모노글리세리드와 지방산으로 부해되어 흡수된다.

■ 위 · 작은창자 · 큰창자의 위치관계

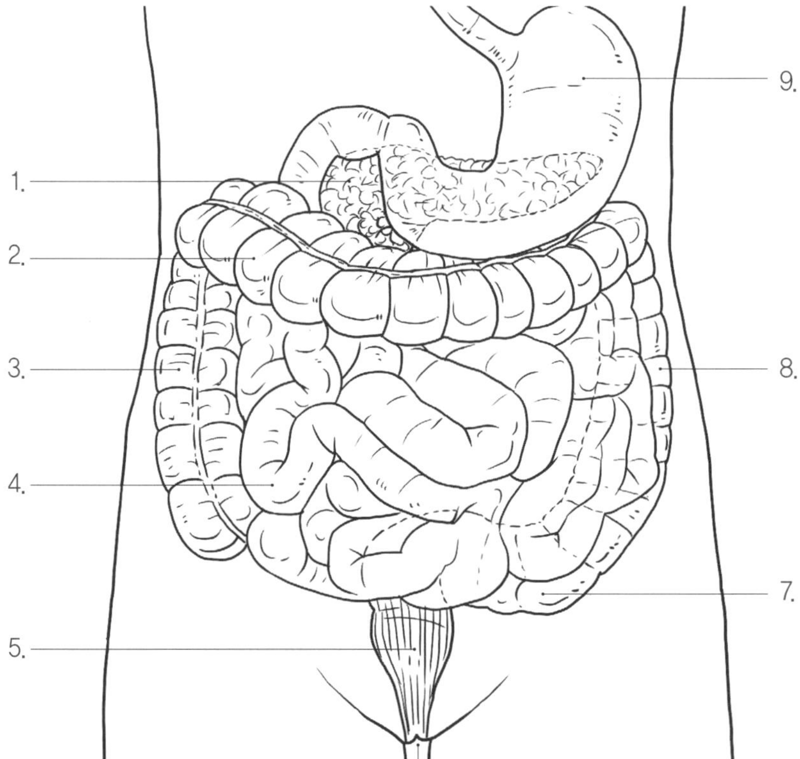

위와 샘창자

식도를 지나온 음식물은 일단 위에 고여 죽처럼 분해된 다음 샘창자로 보내진다.
위의 입구를 들문, 출구를 날문이라고 한다. 위의 근육층은 3층의 민무늬근육으로 되어 있다.

■ 위와 샘창자의 구조

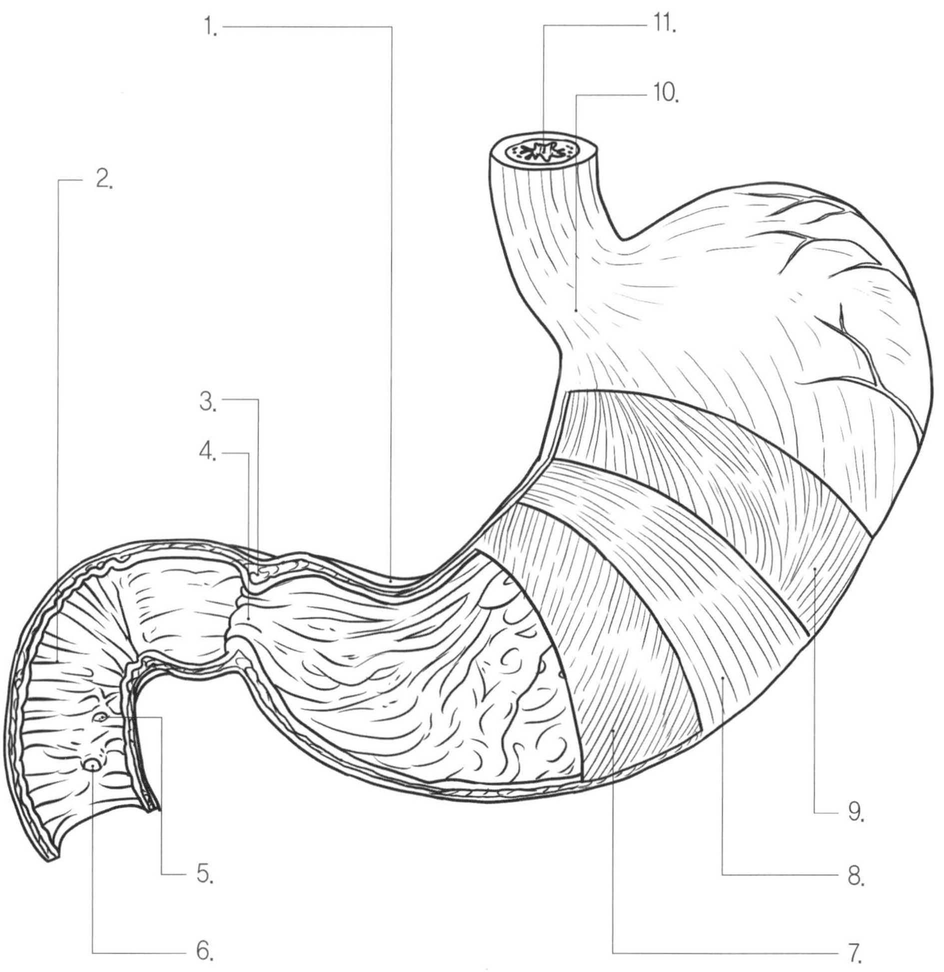

위의 점막

위샘의 벽세포에서 강산성의 위액이 분비되지만, 덧세포에서 분비되는 점액이 위점막을 보호한다. 으뜸세포에서는 단백질의 소화를 돕는 펩시노겐도 분비된다.

■ **위벽의 구조** (단면 확대도)

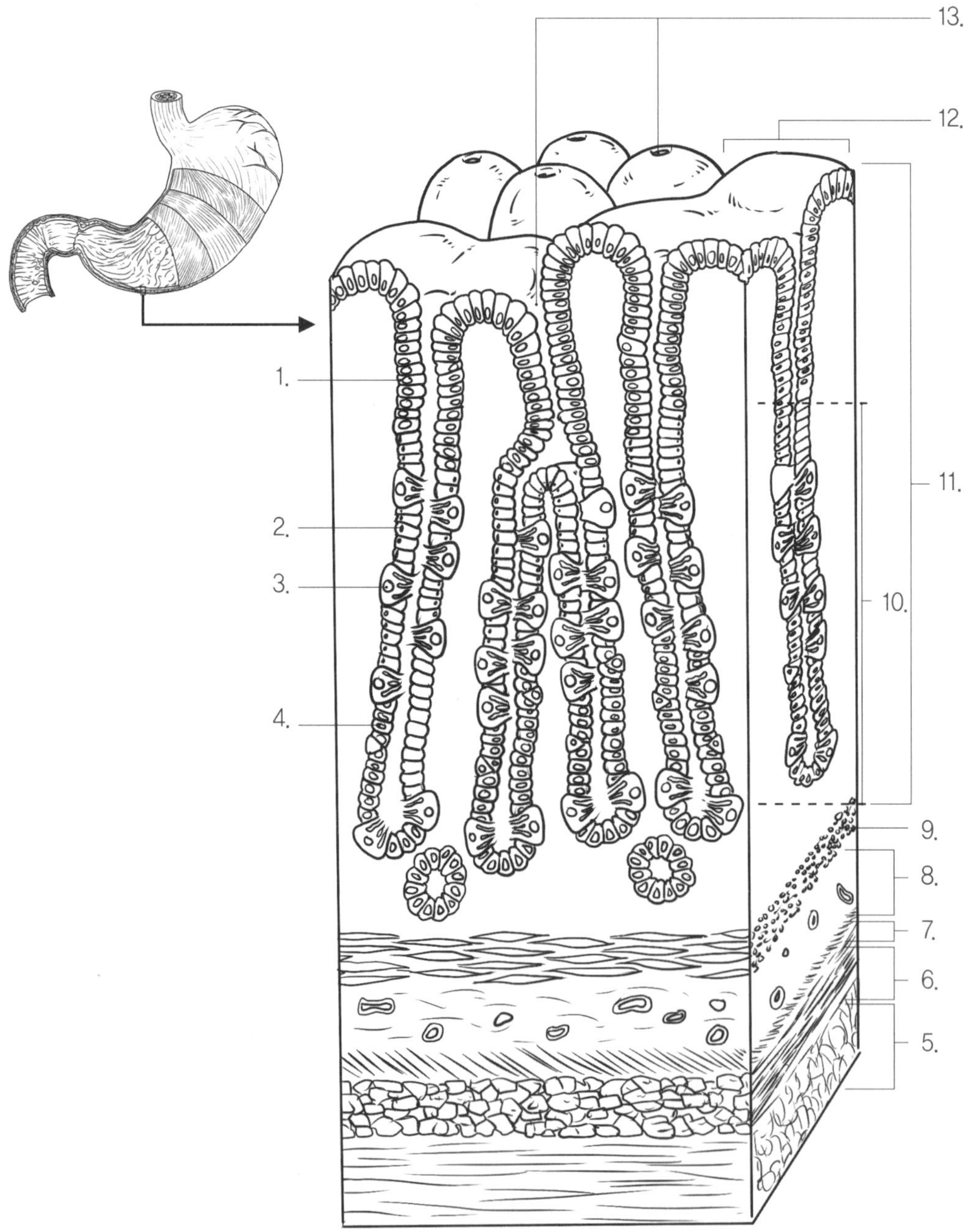

■ 날문 부근의 벽 구조 (단면 확대도)

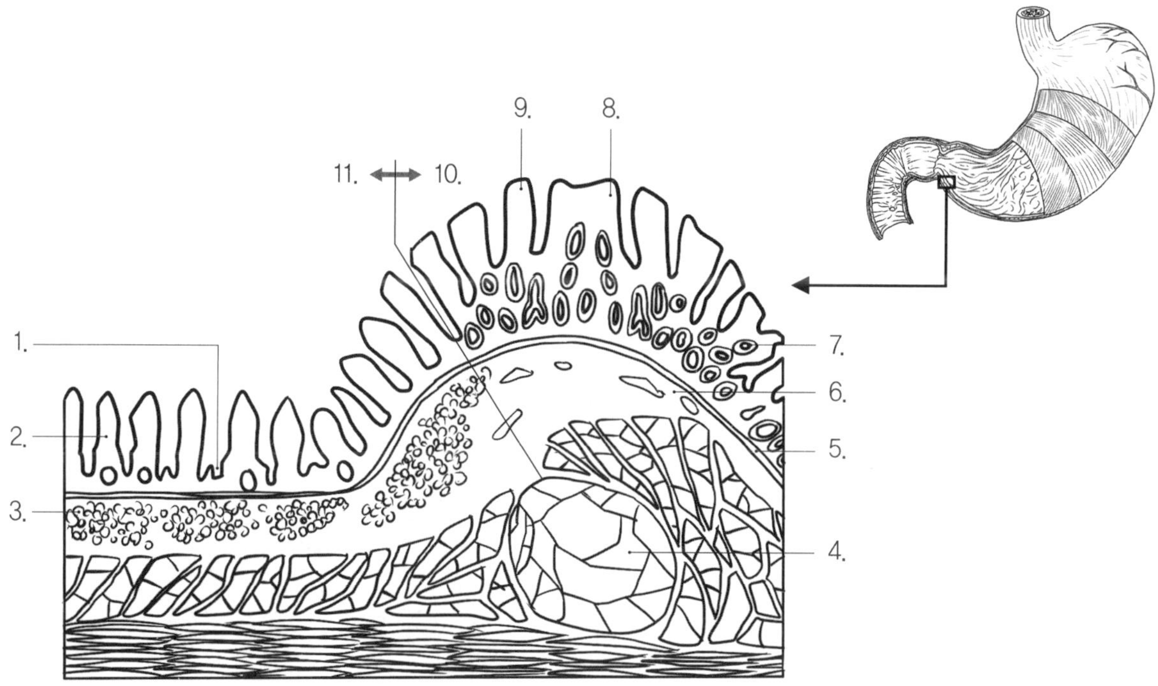

작은창자의 구조

작은창자는 길이가 6m 이상이며 샘창자, 빈창자, 돌창자로 나뉜다.
작은창자의 벽을 덮는 점막에는 융모가 밀집해 있으며 작은창자의 표면적을 넓혀 효율 높게 영양을 흡수한다.

■ 작은창자의 단면

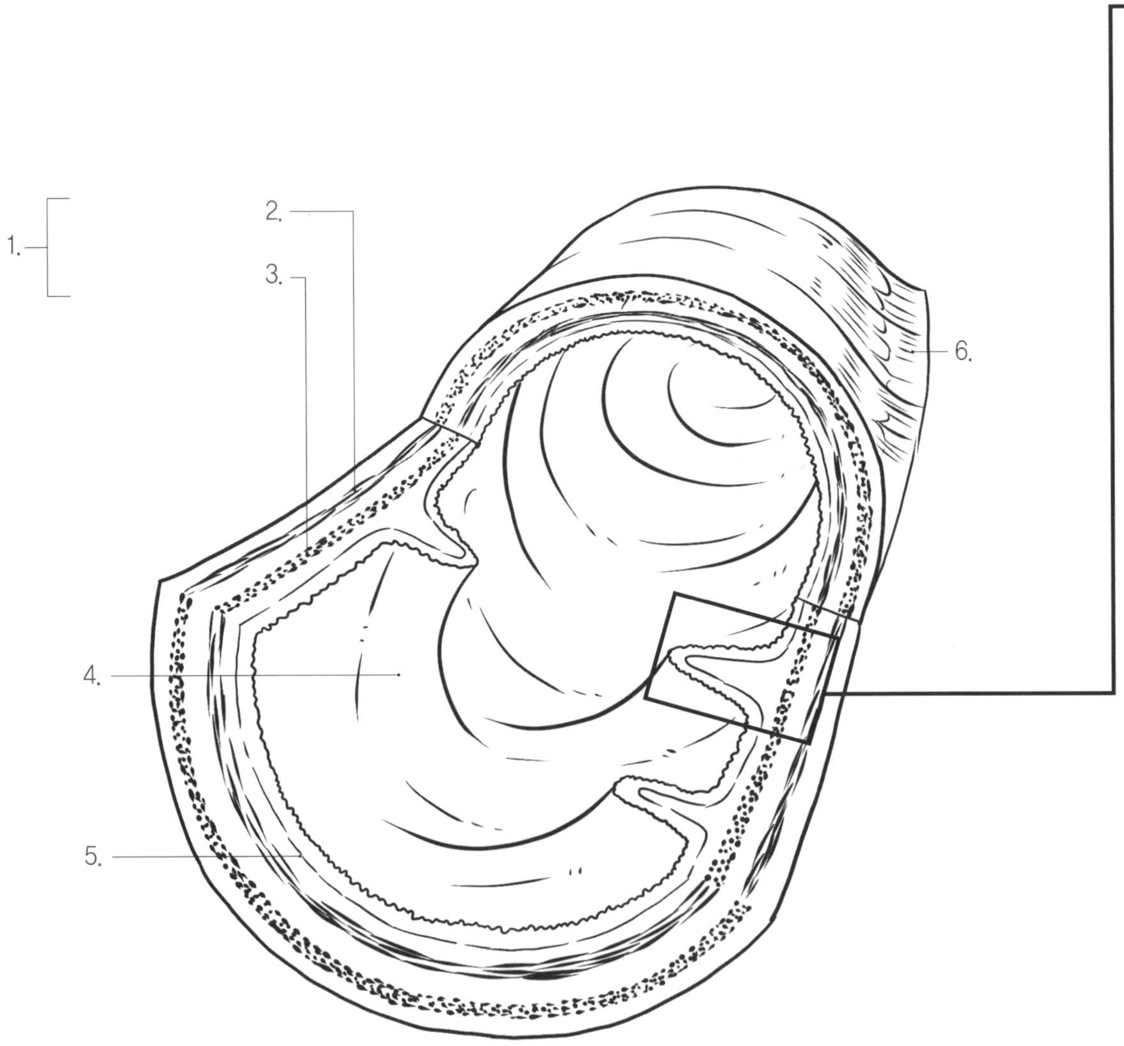

■ 샘창자의 점막

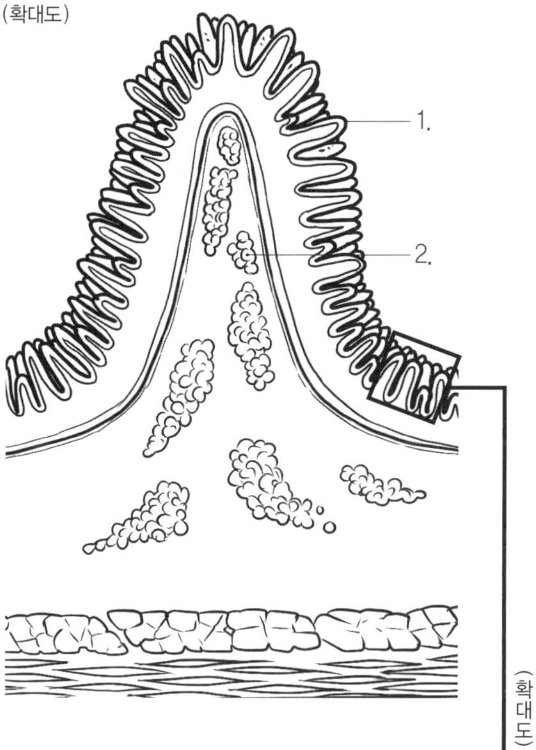

■ 창자융모의 단면

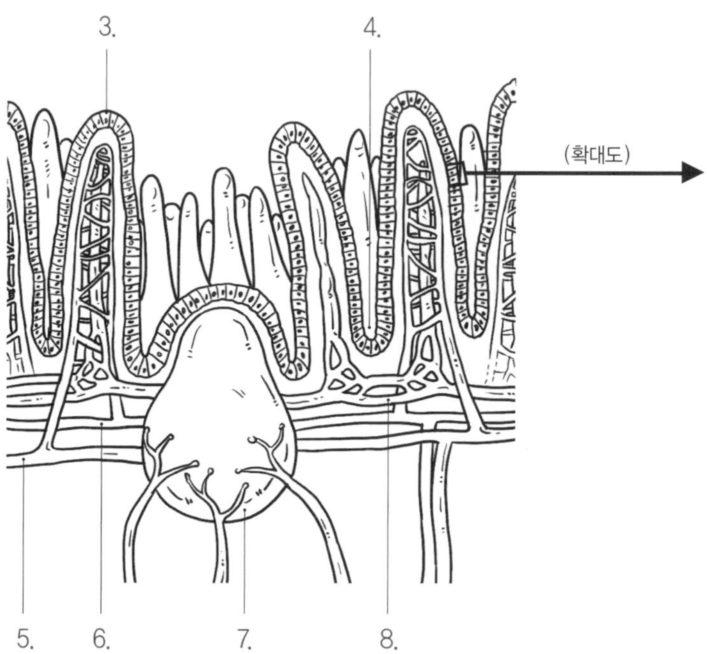

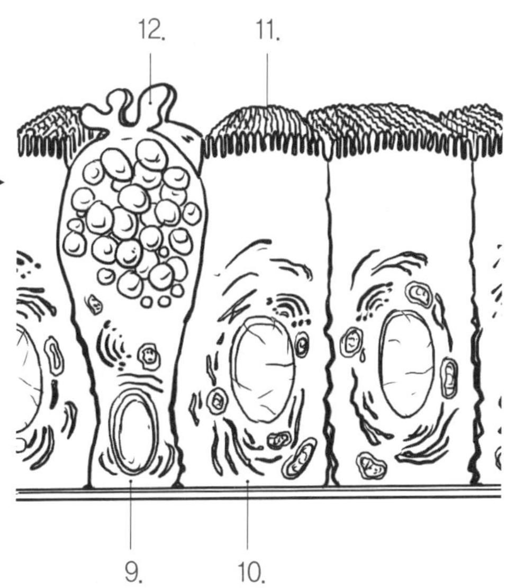

큰창자 · 항문의 구조

큰창자는 막창자, 잘록창자, 곧창자로 나뉜다.
작은창자에서 보내온 음식물의 나머지 찌꺼기에서 수분을 흡수하고 대변으로 만들어 항문으로 배설한다.
항문에는 조임근이 발달해 있다.

■ 곧창자와 항문의 구조

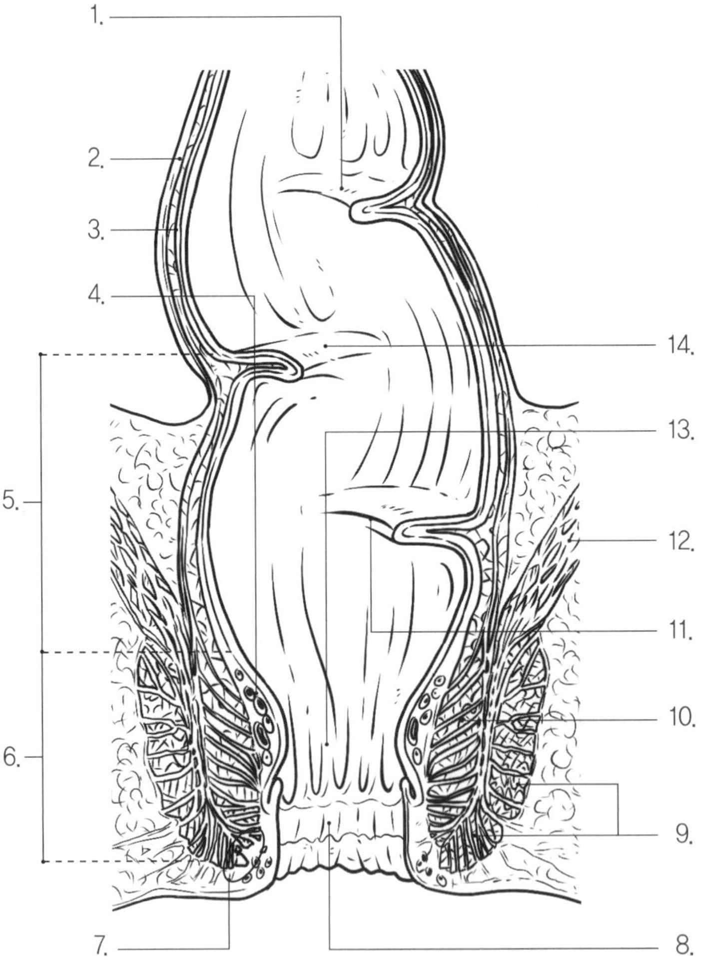

■ 막창자에서 곧창자까지의 구조

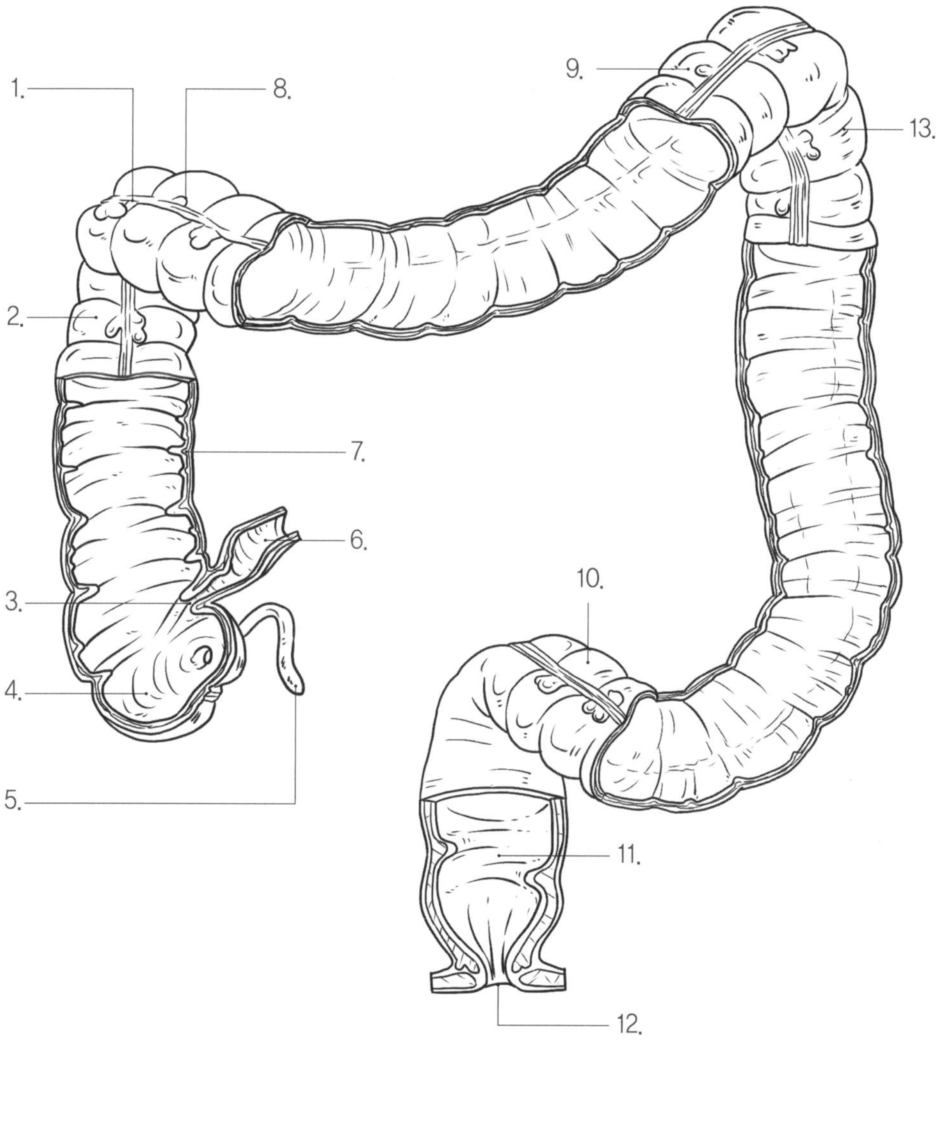

간의 구조

인체에서 가장 큰 장기로 무게가 1kg 정도 나간다. 오른엽과 왼엽으로 크게 나뉘며 더욱 세분할 수 있다.
소화기에서 나온 정맥혈은 문맥에 모여서 간으로 운반된다.

■ 간의 바닥면

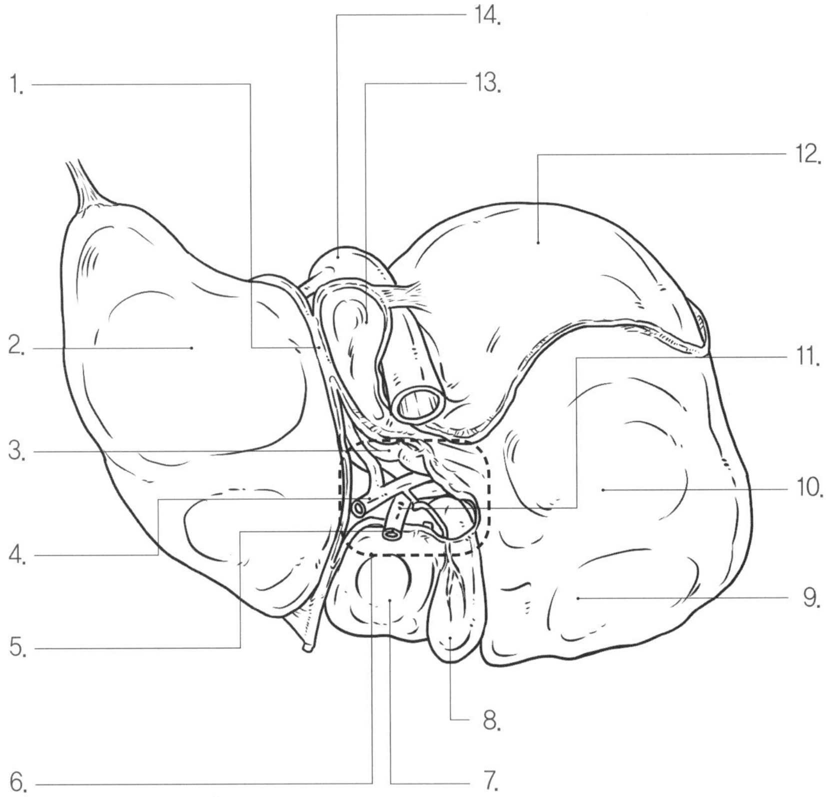

■ 간과 문맥

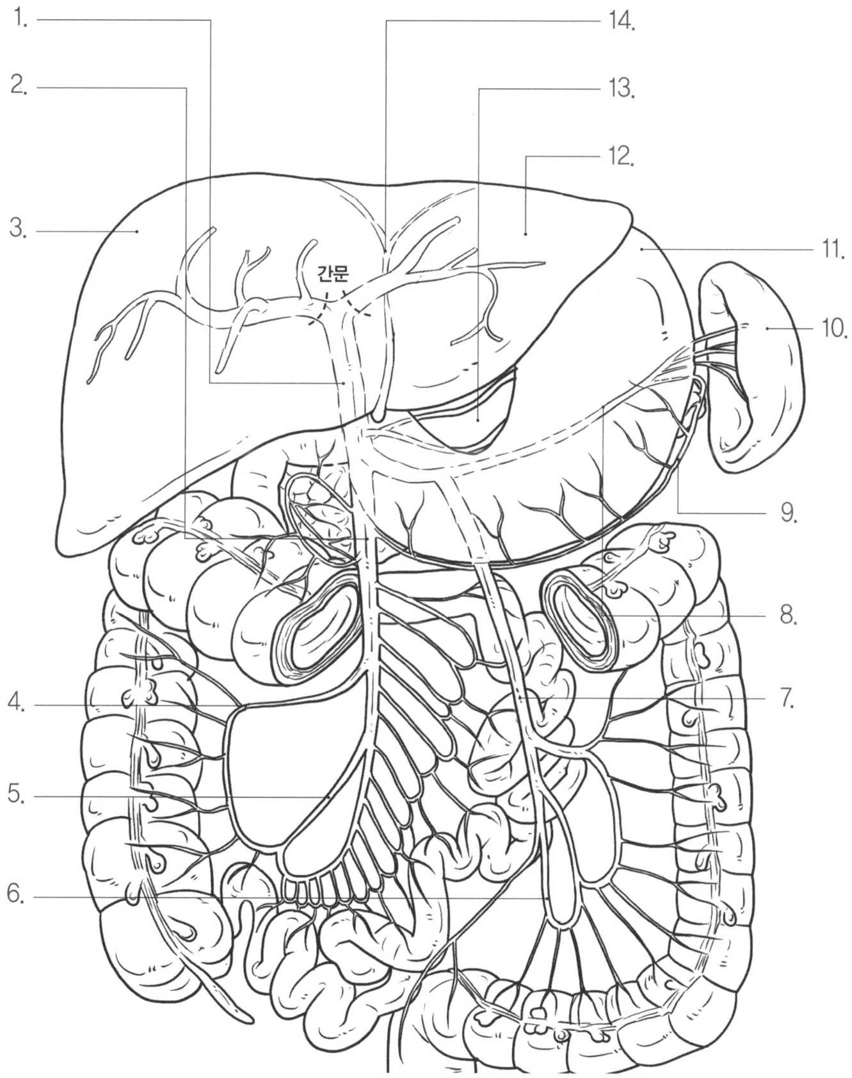

■ 간소엽의 구조

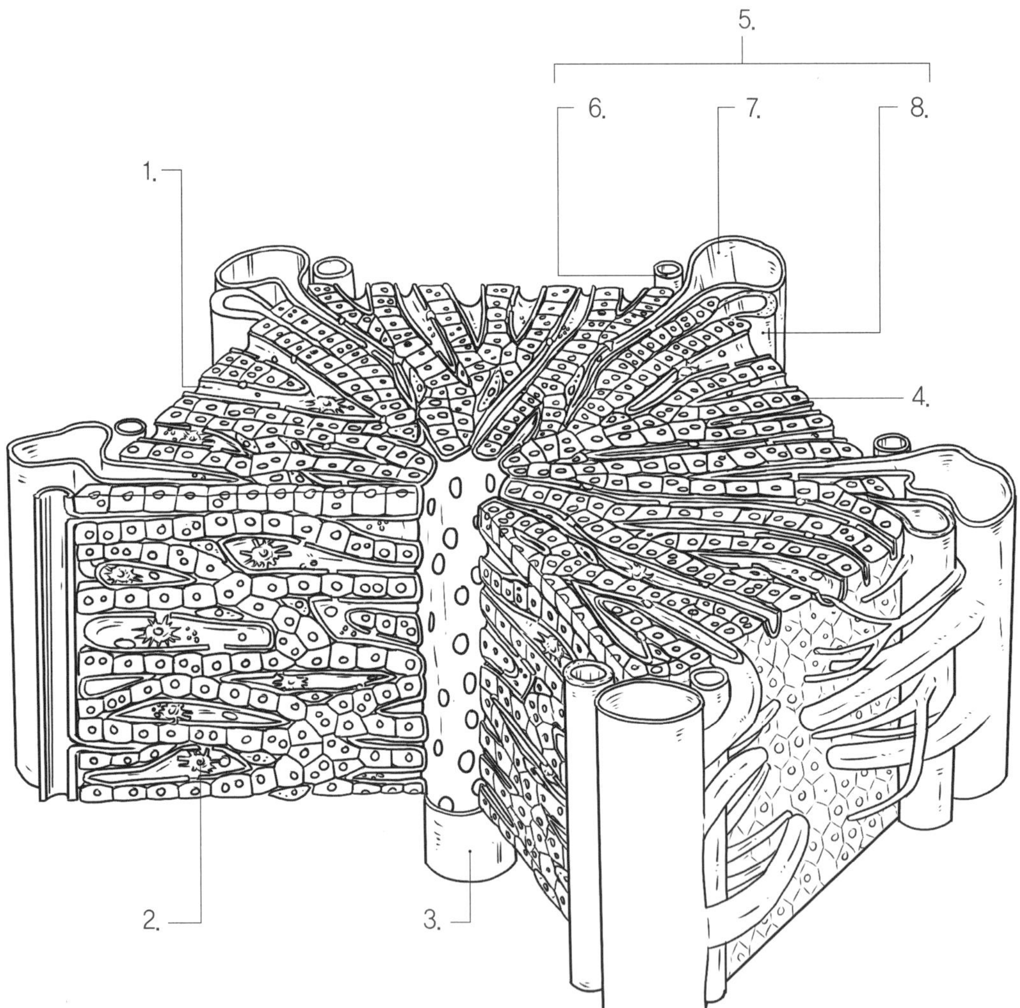

쓸개의 구조

간에서 만들어진 쓸개즙은 온간관, 쓸개관을 지나 쓸개에 축적되어 농축된다.
음식을 섭취하면 쓸개즙이 쓸개주머니관, 온쓸개관을 거쳐 샘창자로 분비된다. 쓸개즙이 지나는 경로를 쓸개로라고 한다.

■ 쓸개와 쓸개로

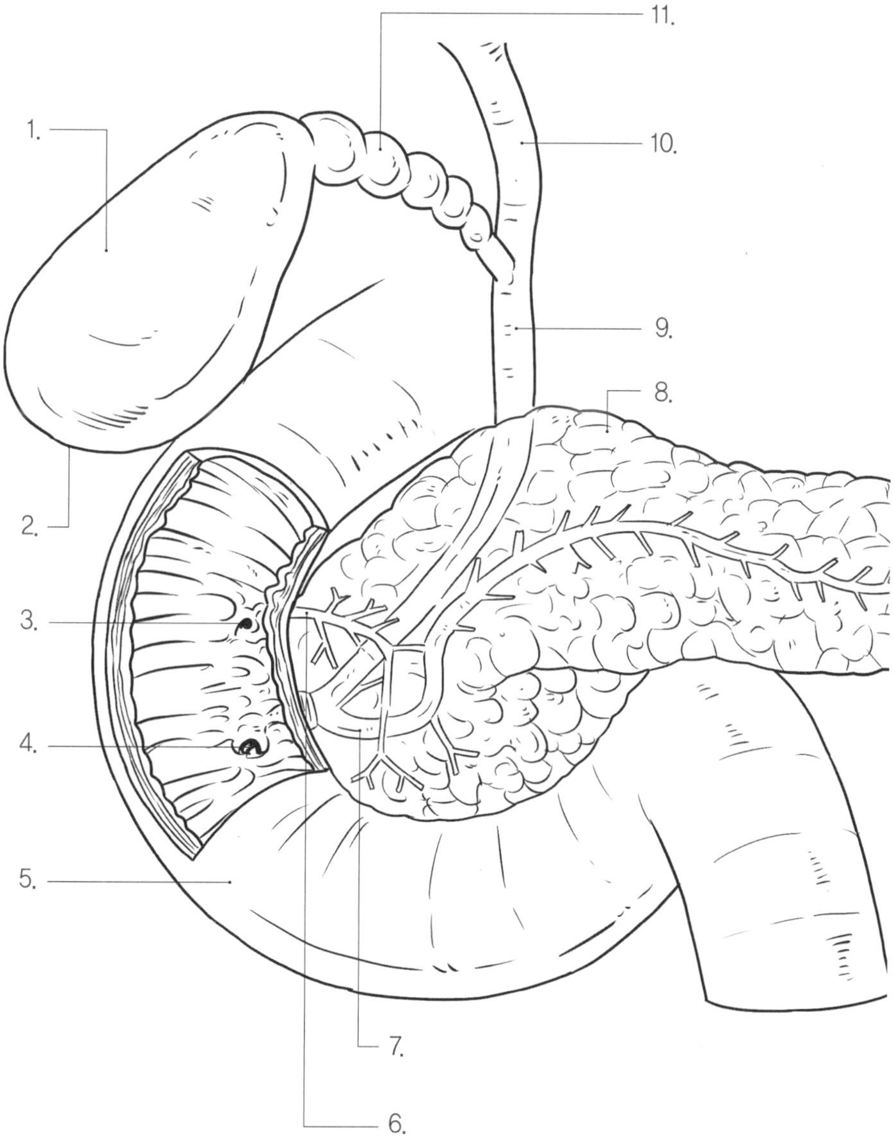

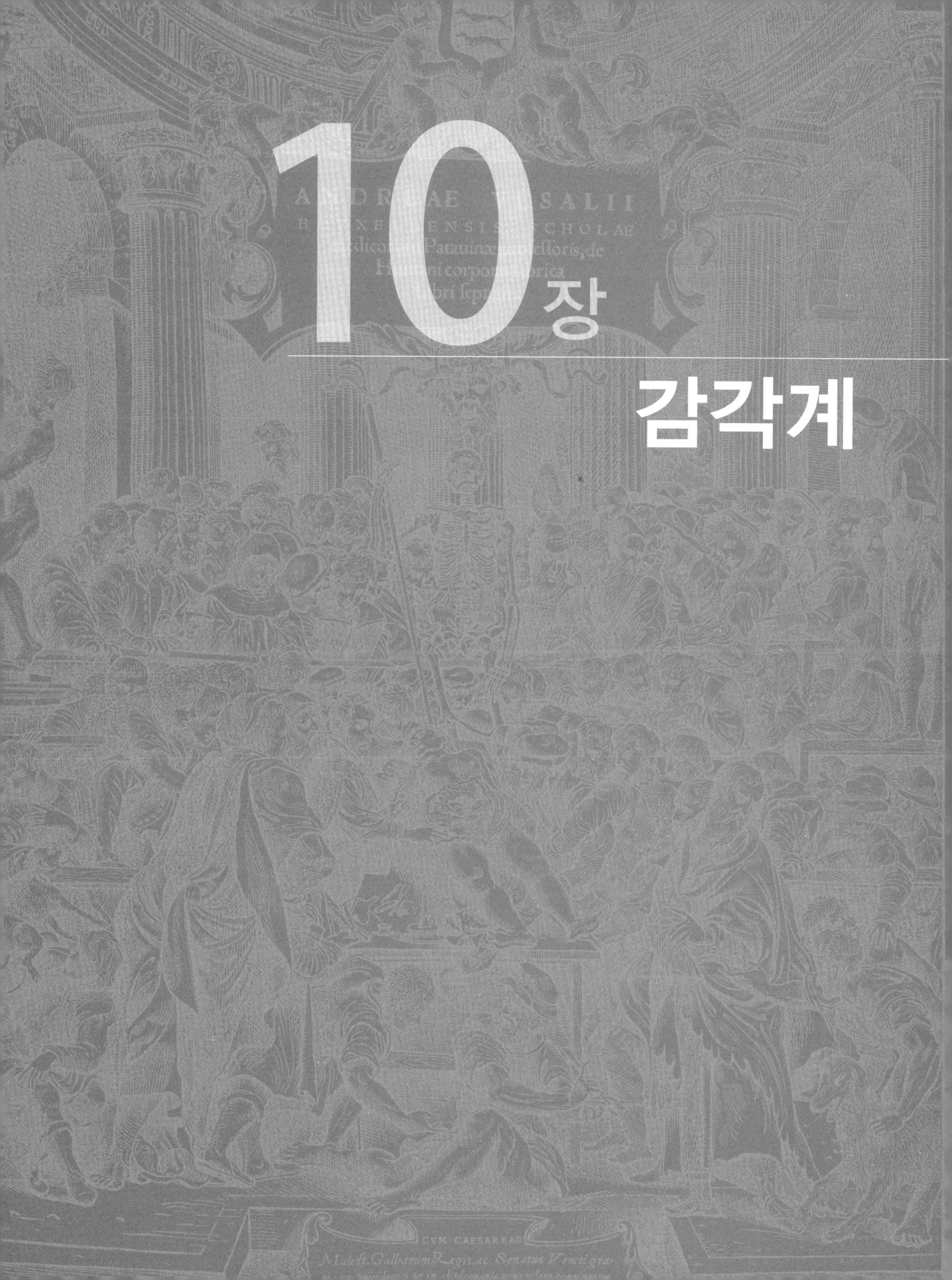

10장

감각계

피부의 구조

피부는 표피, 진피, 피부밑조직의 3층으로 구성된다.
표피나 진피의 두께는 부위에 따라 다르다. 피부 부속기관에는 털, 손발톱, 땀샘, 기름샘이 있다.

■ 표피의 구조

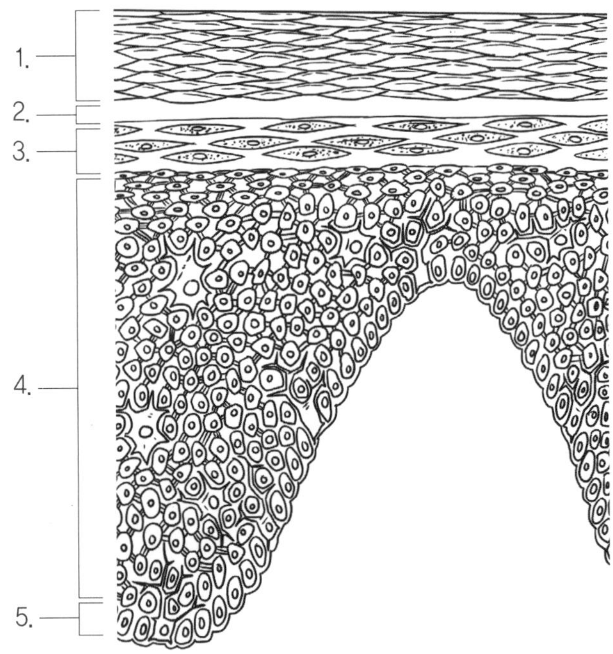

■ 피부의 구조와 부속기

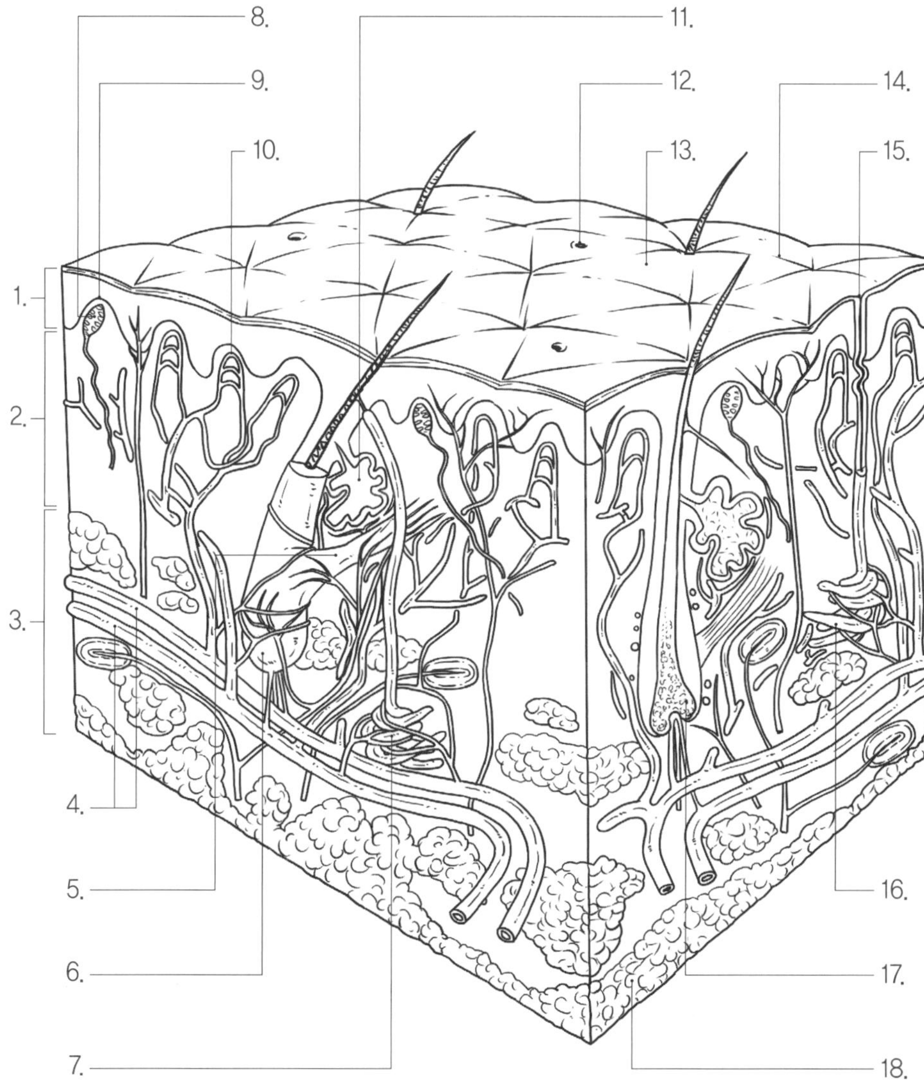

■ 털의 구조

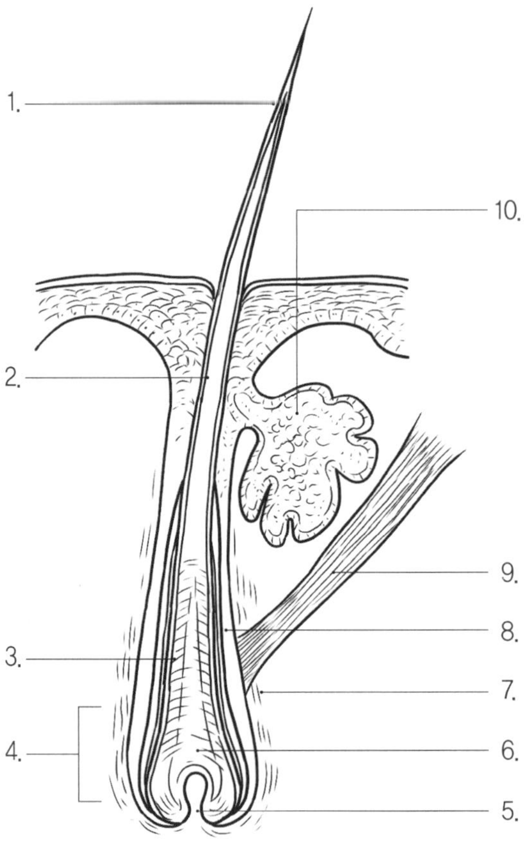

■ 손발톱의 각 부위 명칭과 구조

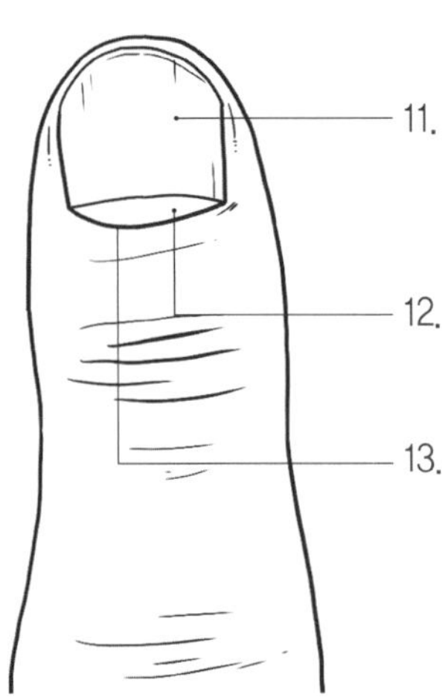

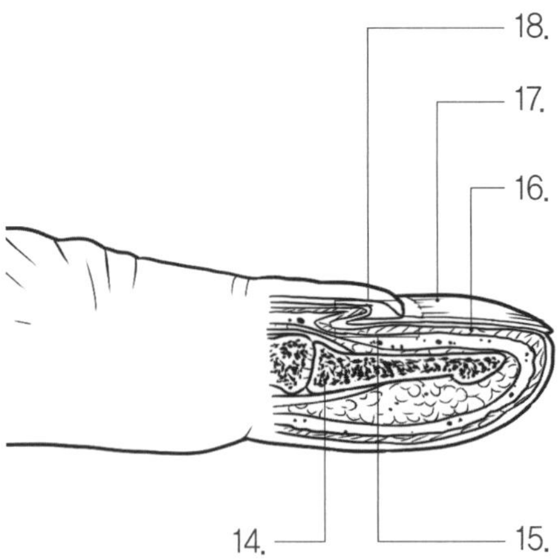

피부의 기능

피부에는 신경이 분포해 있으며 촉각이나 온각 등 다양한 감각을 수용한다.
또한, 피부에 분포하는 혈관을 통해 열을 몸 바깥으로 방출하여 체온을 일정하게 유지시키는 기능도 있다.

■ 다양한 감각수용기

【유모부】 【무모부】

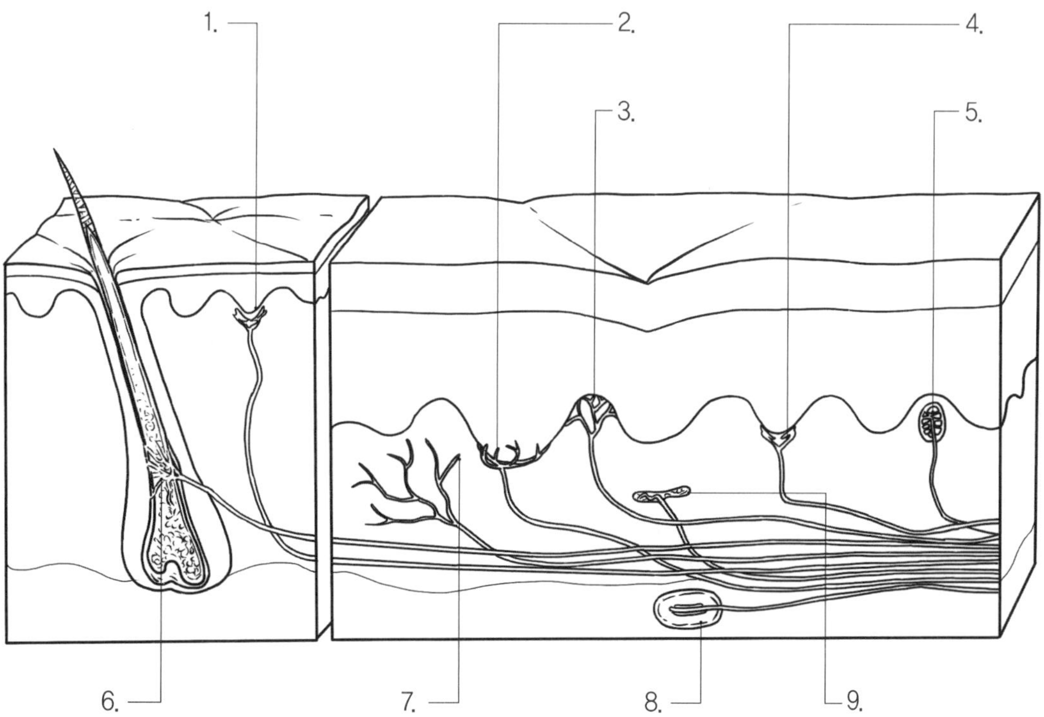

눈의 구조

눈알은 흰자위막, 포도막, 망막에 싸여 있다. 가장 앞쪽은 투명한 각막으로 항상 눈물에 젖어 있다. 눈알의 내부는 안구방, 동공, 수정체, 유리체 등으로 구성된다.

■ 눈알과 그 주변의 구조

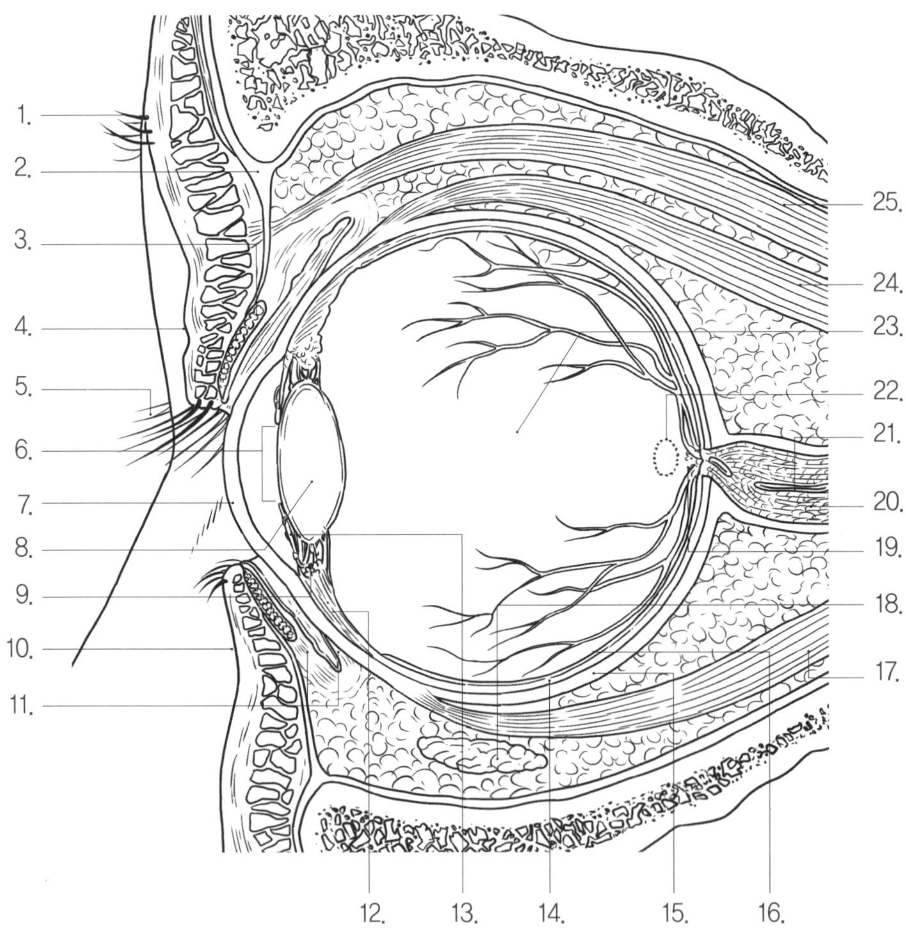

■ 눈방수의 흐름

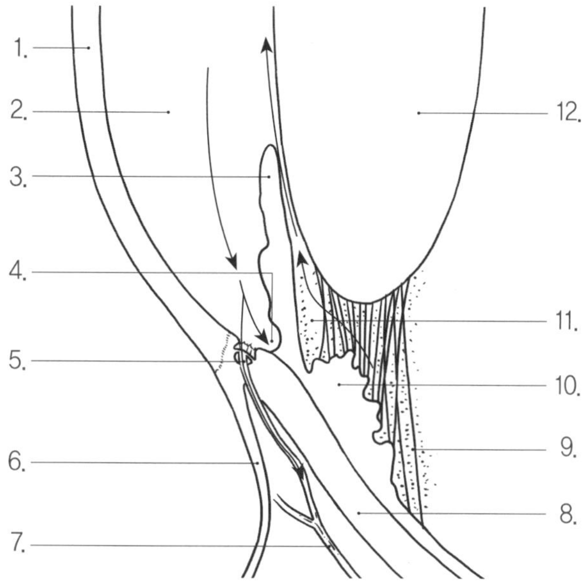

눈물

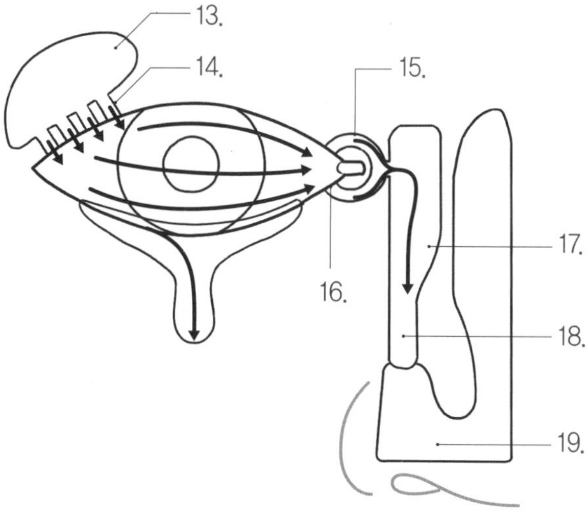

사물이 보이는 기전

눈알의 방향을 바꾸는 것은 6개의 안구근육이고, 눈에 들어오는 빛의 양을 조절하는 것은 홍채이다. 섬모체가 신축하여 수정체의 두께를 바꾸면 망막에 상이 맺힌다.

■ 눈알을 움직이는 근육 (왼눈)

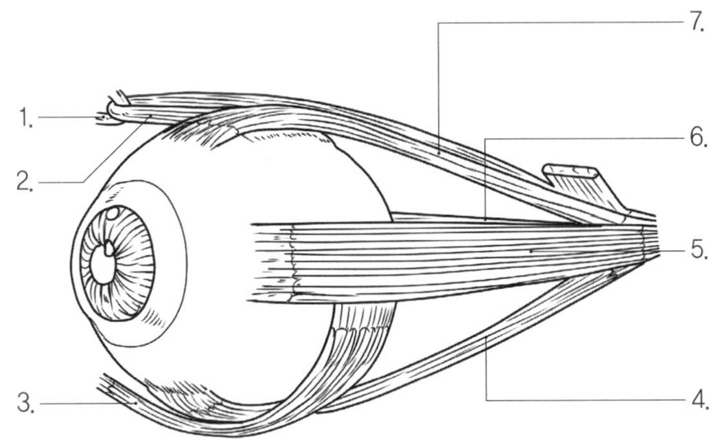

■ 망막의 구조

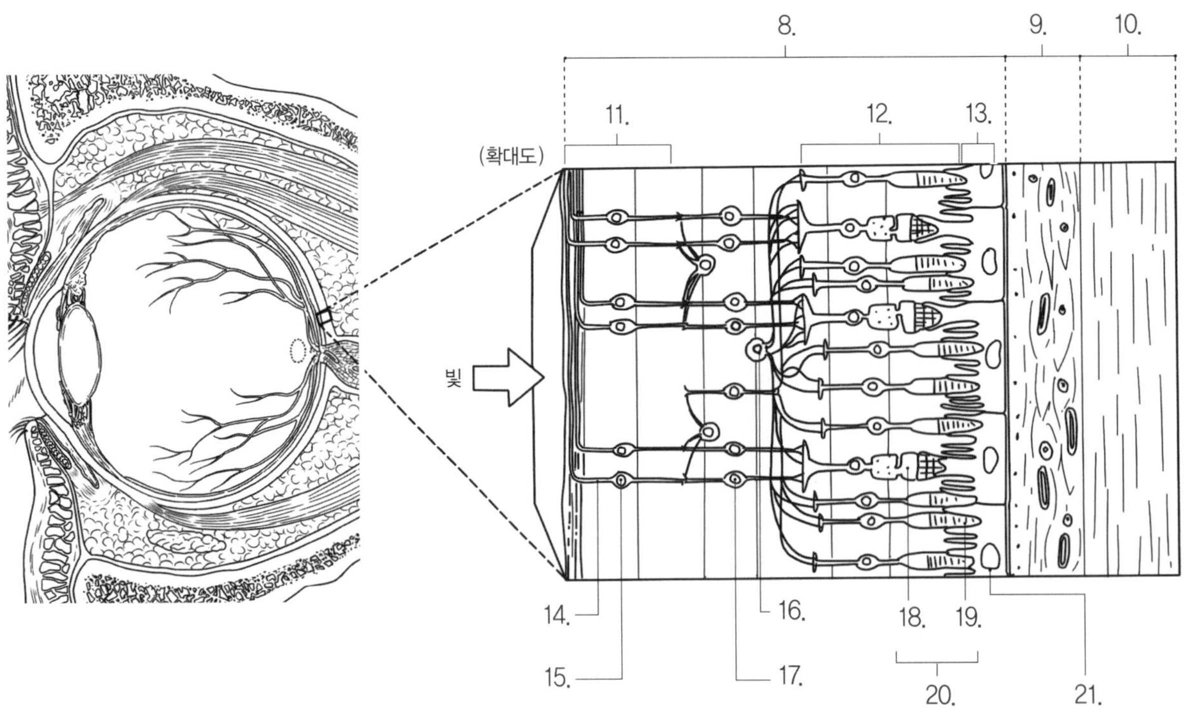

귀의 구조

바깥귀와 가운데귀의 경계에 고막이 있다. 가운데귀에는 3개의 귓속뼈가 있어 고막의 진동을 속귀에 전달한다. 속귀에는 음을 감지하는 달팽이와 평형감각을 담당하는 반고리관이 있다.

■ 귓바퀴의 각 부위 명칭

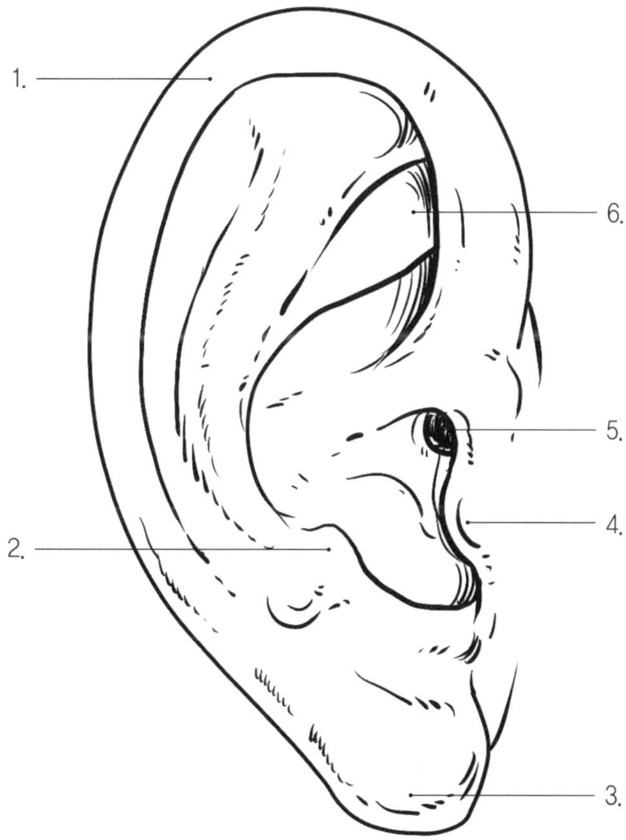

■ 바깥귀 · 가운데귀 · 속귀의 구조

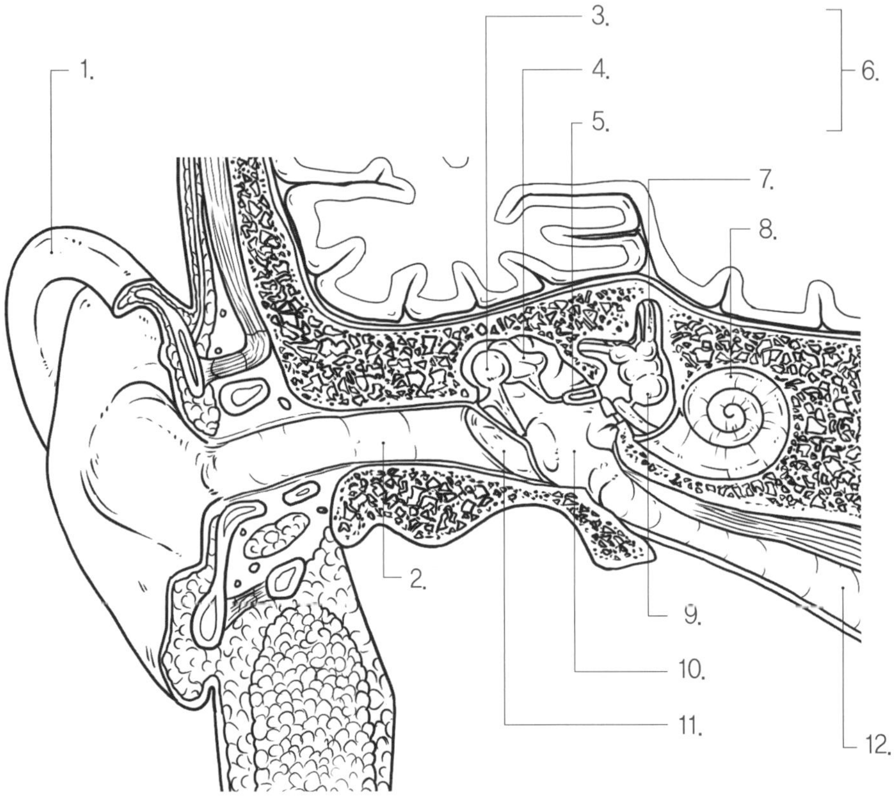

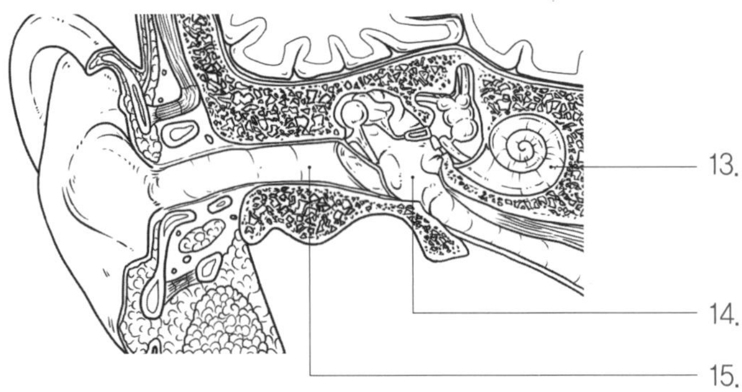

소리가 전달되는 기전

귓속뼈에서 속귀로 전달된 소리의 진동은 내부가 림프액으로 채워진 나선 모양의 달팽이를 올라가고 내려간다. 달팽이관의 코르티기관에 있는 털세포에서 소리의 진동이 신경으로 전달된다.

■ 소리의 전달 방법

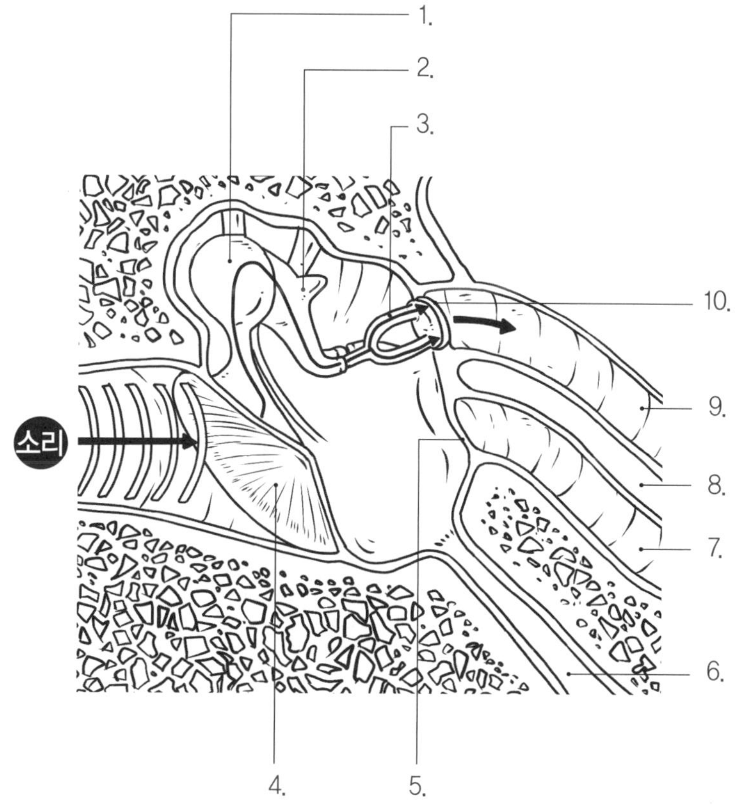

■ 달팽이의 구조

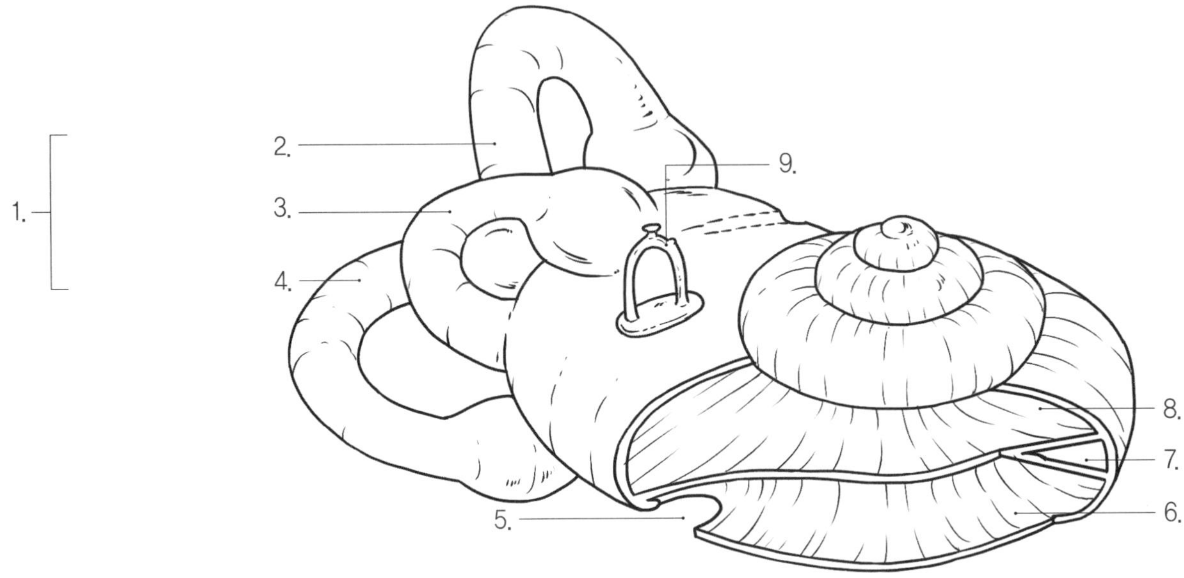

■ 달팽이의 단면

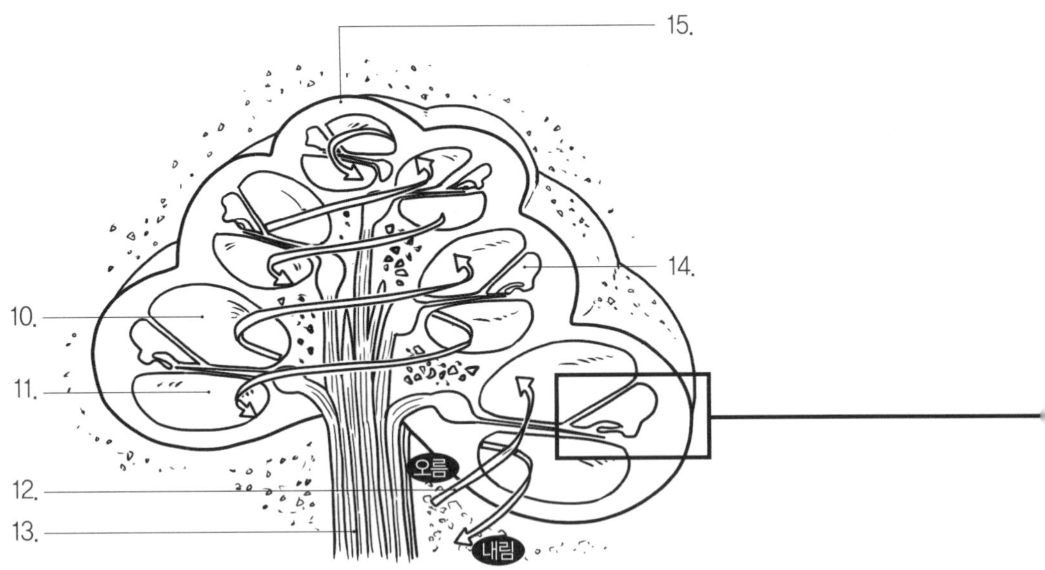

■ 달팽이관의 단면

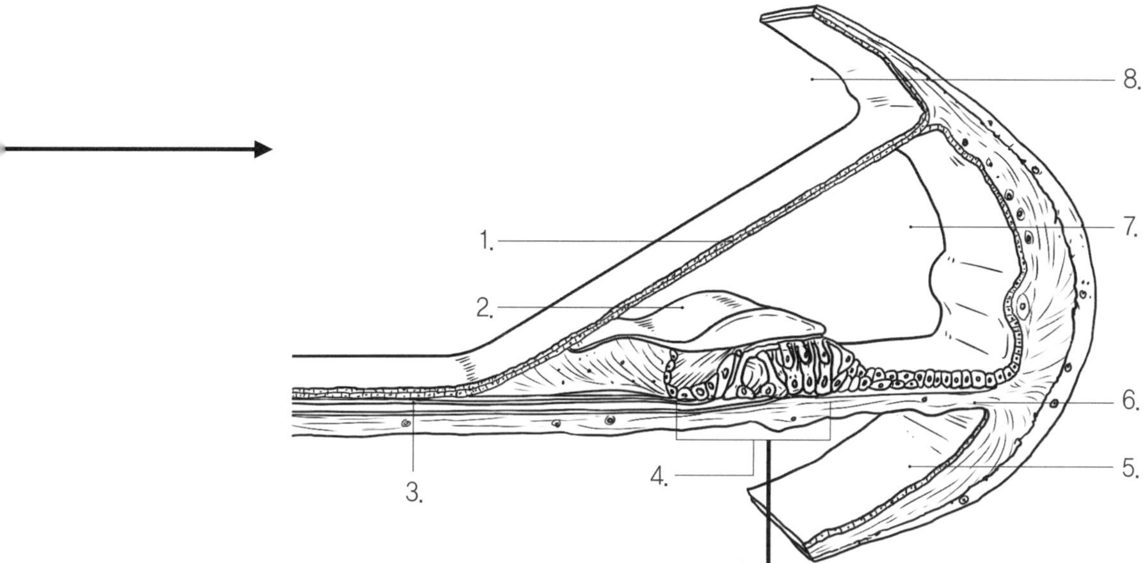

■ 코르티기관의 구조

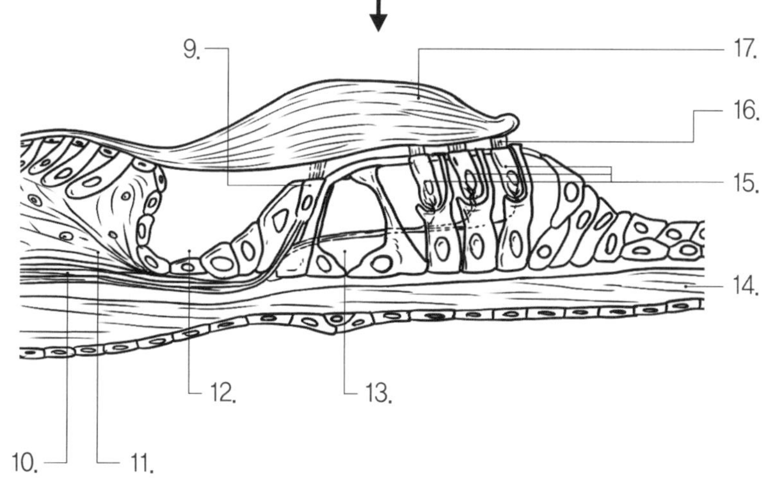

코의 구조

코안은 코사이막에 의해 오른쪽과 왼쪽으로 나뉘고, 코안에는 코선반이라는 선반이 있어서 위 · 중간 · 아래콧길로 나뉜다. 코안의 주위 뼈에는 코곁굴이라는 공간이 열려 있다.

■ 코의 구조

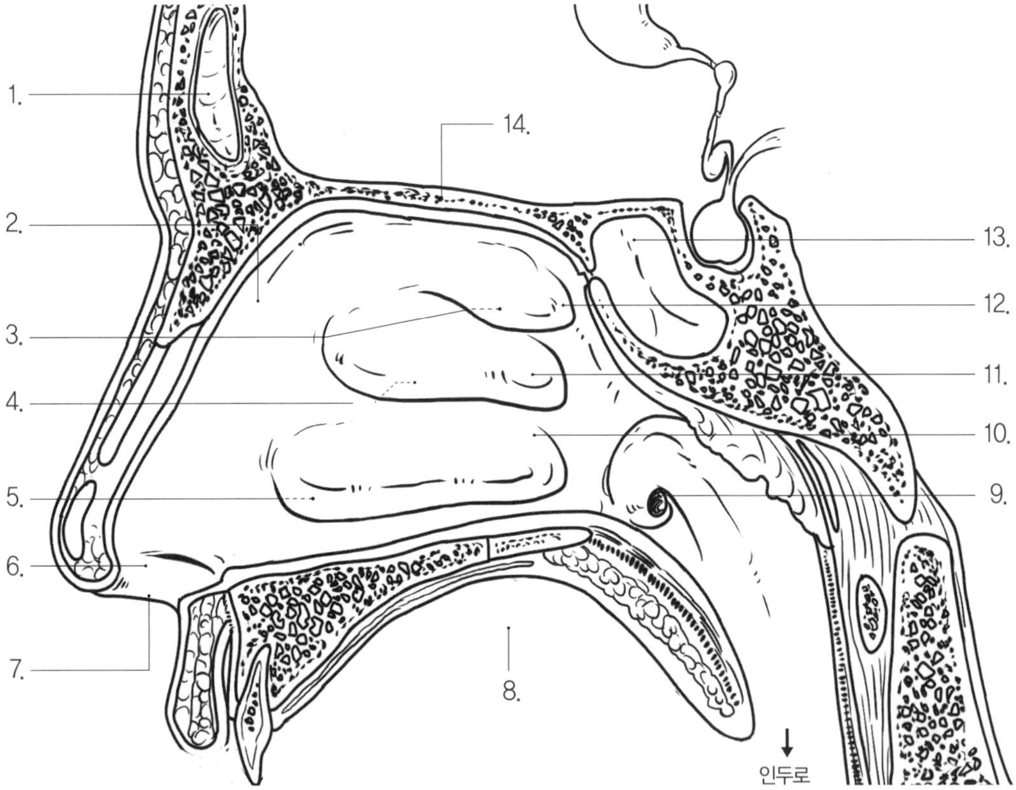

■ 코곁굴의 위치

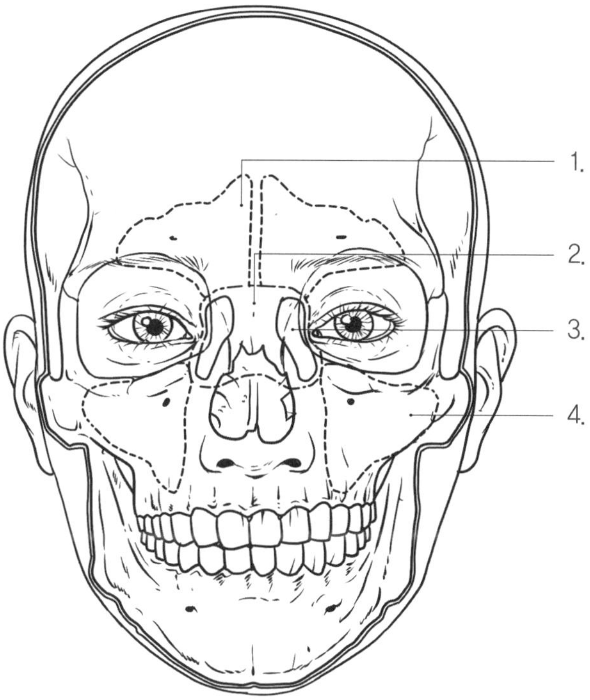

(수평단면, 위에서 본 모습)

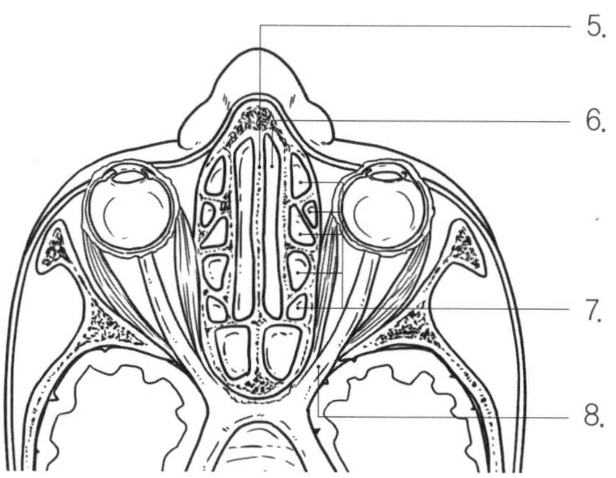

냄새를 느끼는 기전

후각상피에 있는 후각샘에서 점액이 분비되어 냄새물질이 녹아든다.
이것이 후각세포의 수용기와 결합하면 냄새로서 감지된다.

■ 코곁굴이 열리는 장소

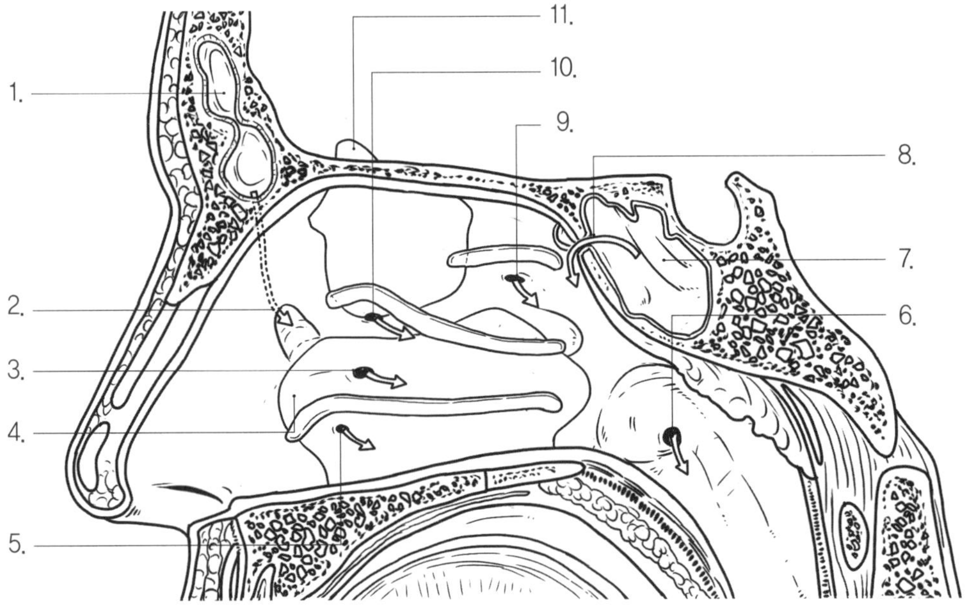

■ 후각자극의 전달방법

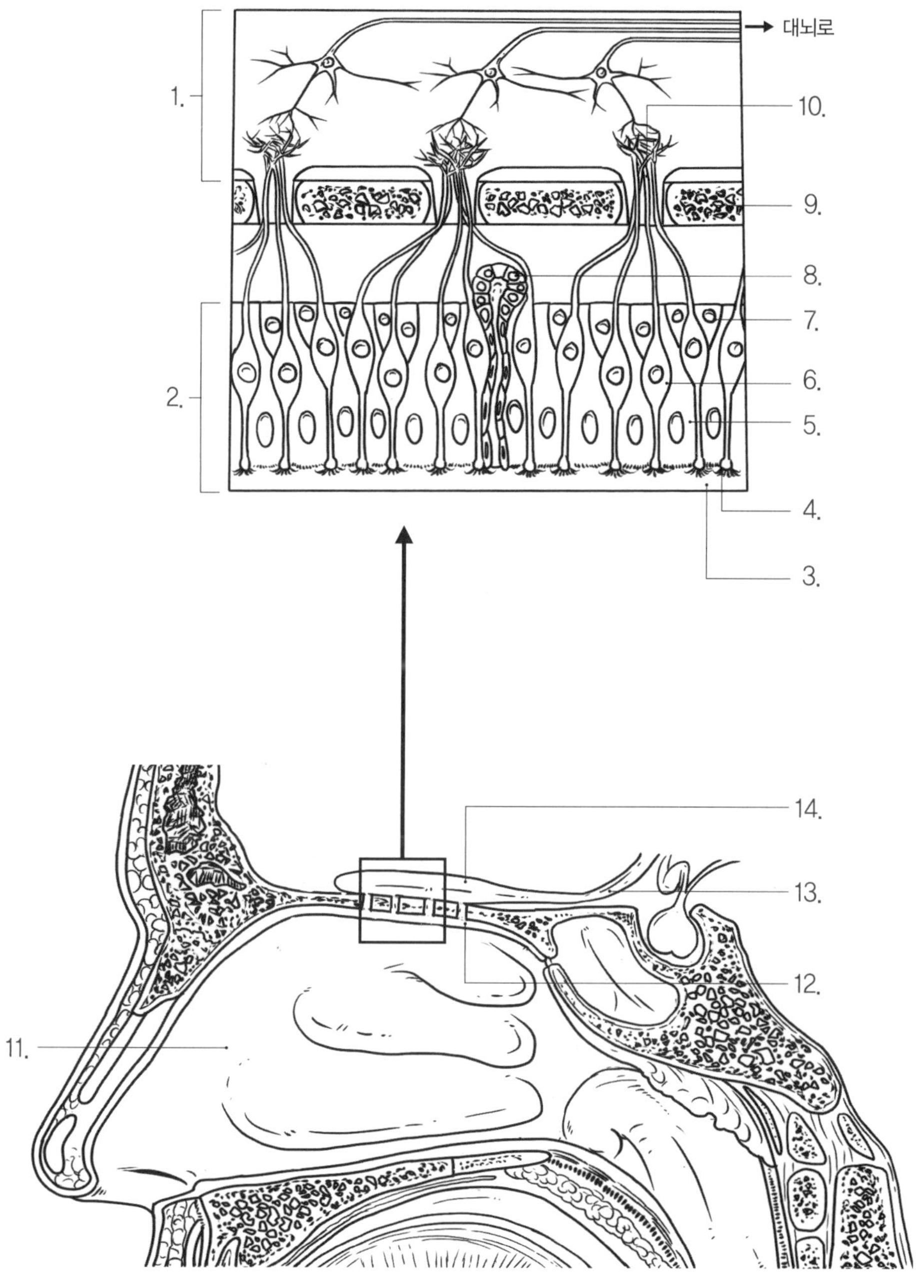

입의 구조

음식물을 씹을 때에는 앞쪽의 입술틈새와 뒤쪽의 목구멍이 닫히고 삼킬 때에는 목구멍이 열린다.
3개의 큰 침샘에서는 음식물을 적시고 전분을 분해하는 효소를 함유하는 침이 분비된다.

■ 입의 각 부위 명칭

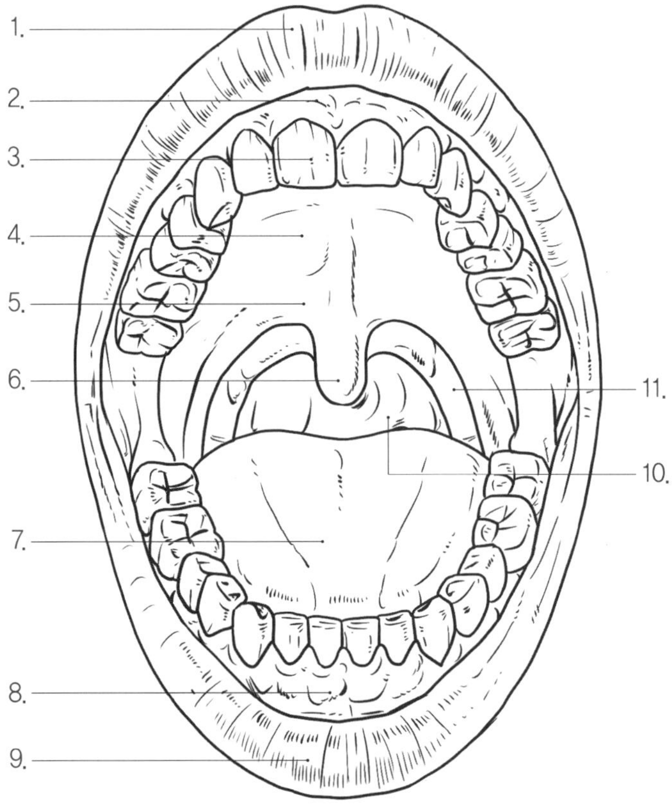

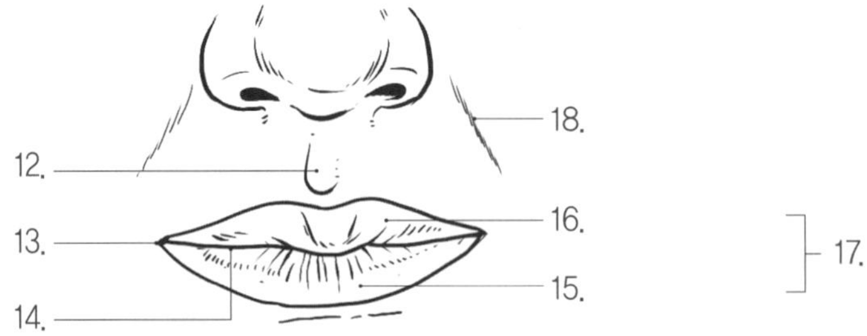

■ 침샘

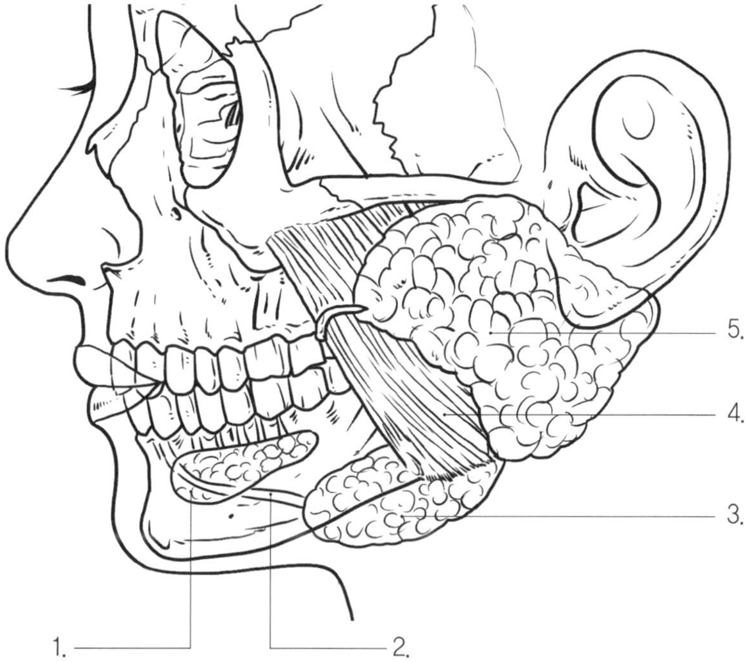

■ 침샘의 구조

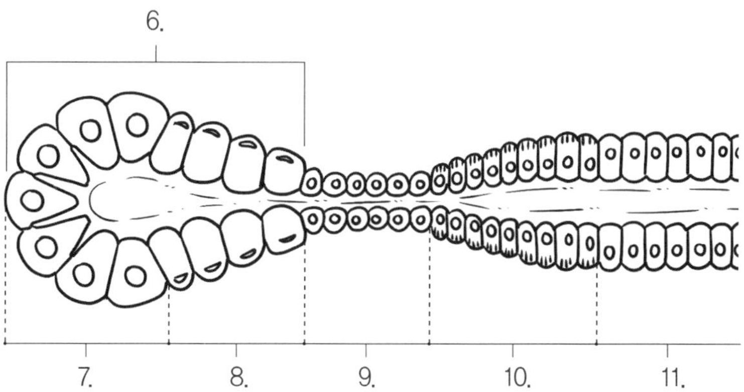

맛을 느끼는 기전

혀의 점막에는 4종류의 유두가 있고 그 일부에 맛봉오리가 분포해 있다.
맛봉오리 안의 미각세포에는 미세융모가 나 있으며 그 세포막에 있는 수용체 등에서 맛을 감지한다.

■ 혀의 각 부위 명칭과 맛봉오리의 분포

【성곽유두】

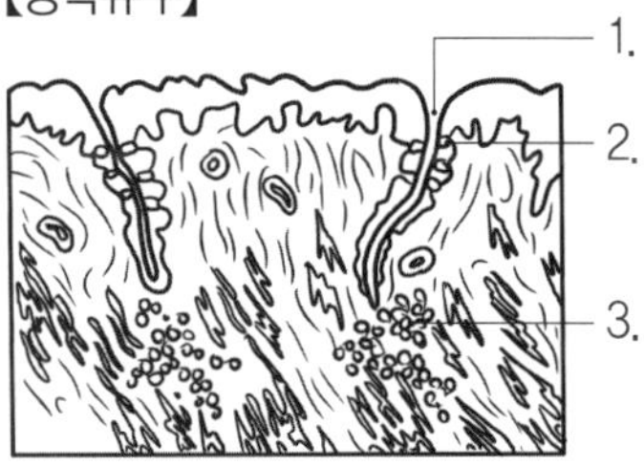

【잎새유두】

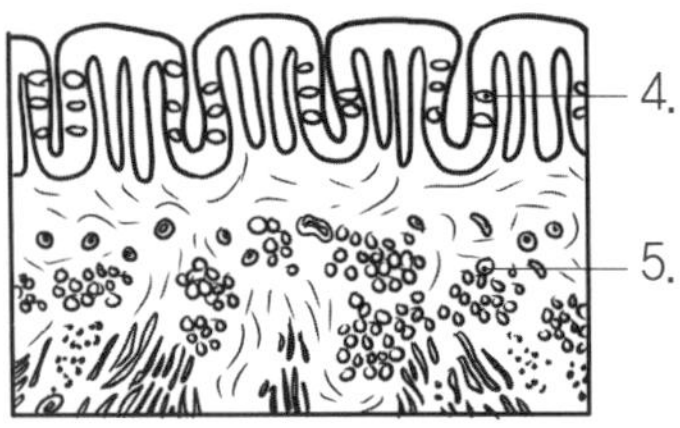

【버섯유두】

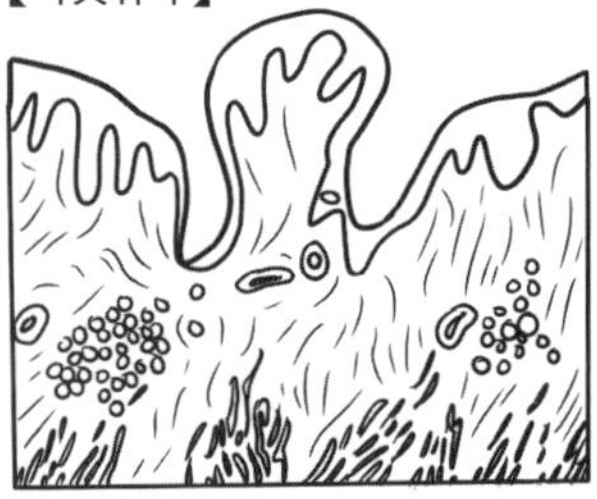

【실유두】

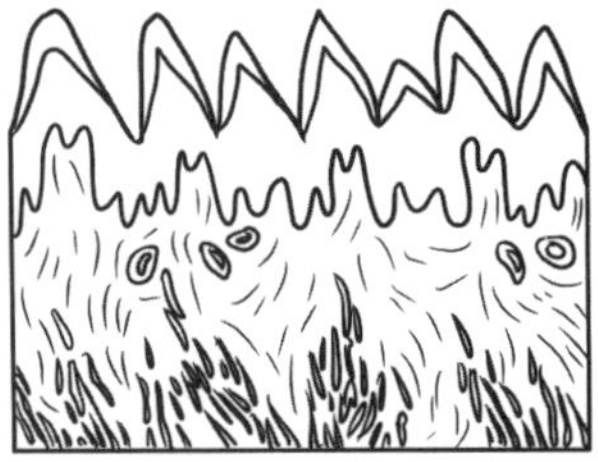

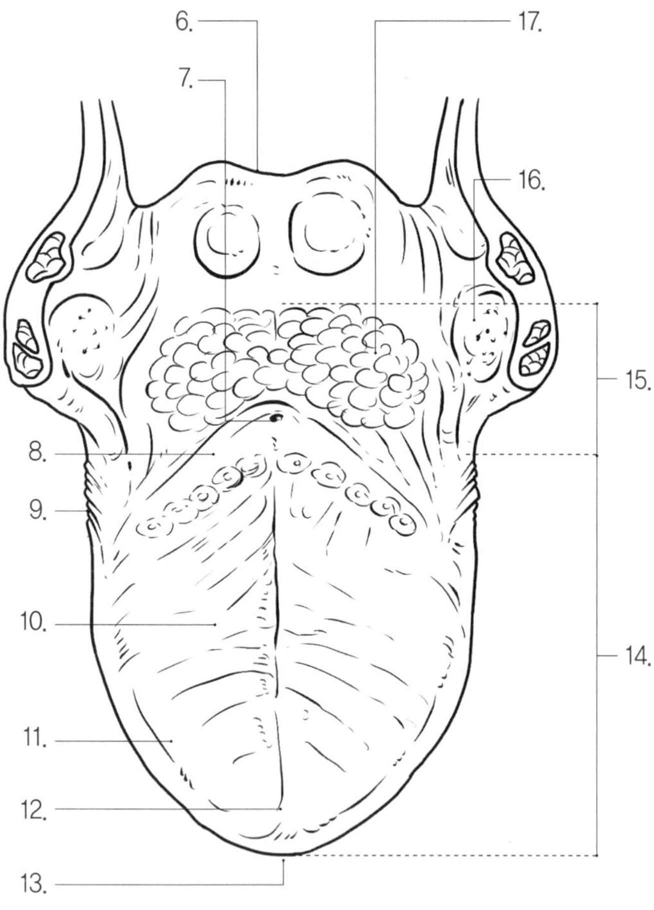

11장

비뇨계

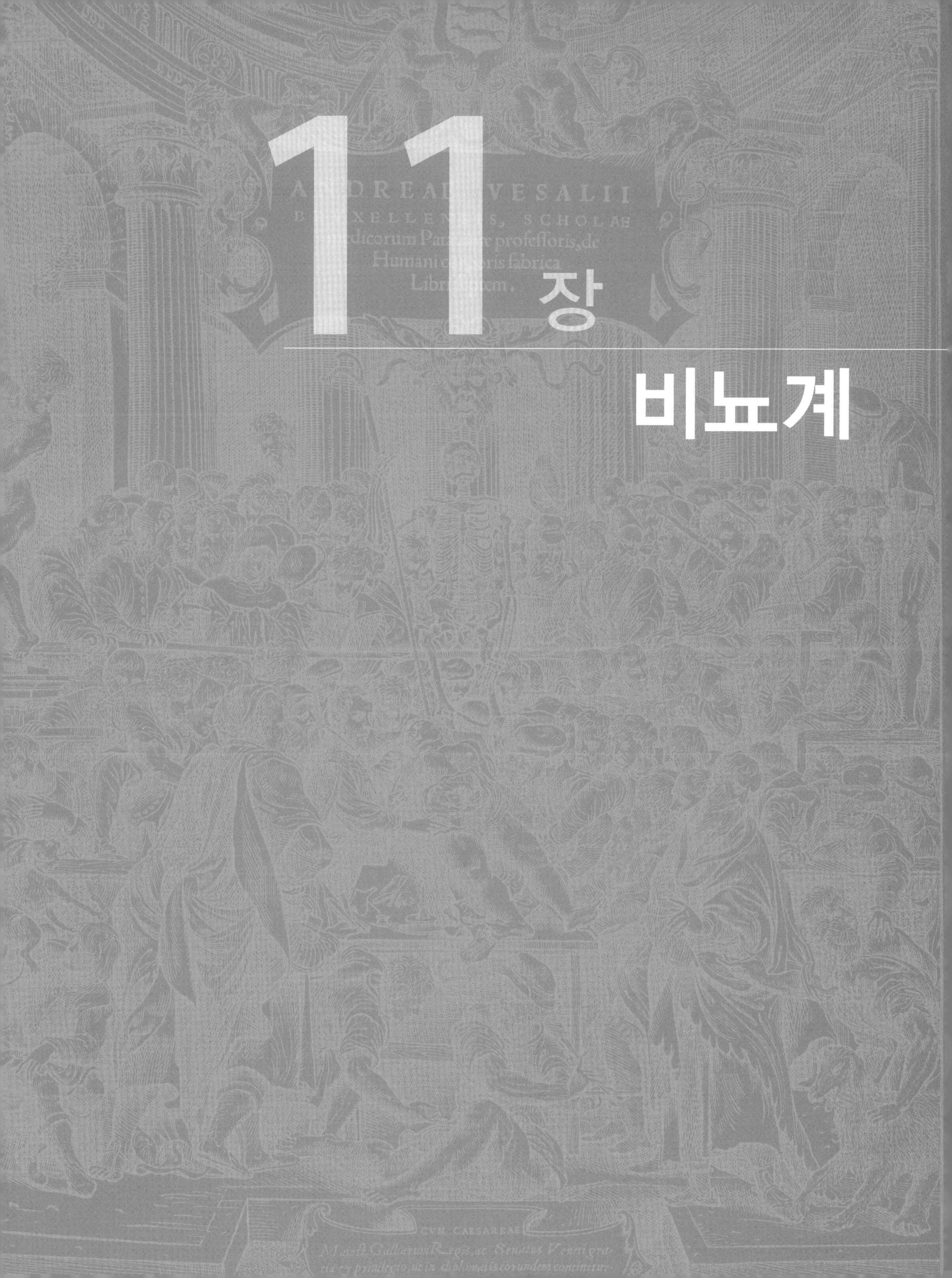

비뇨계의 개요

비뇨기는 혈액 속의 불필요한 물질을 몸 바깥으로 배출하기 위한 기관이며 생식기는 자손을 남기기 위한 기관이다. 이 2가지는 관계가 깊어 함께 자주 언급된다.

■ 비뇨기의 전체 (남성)

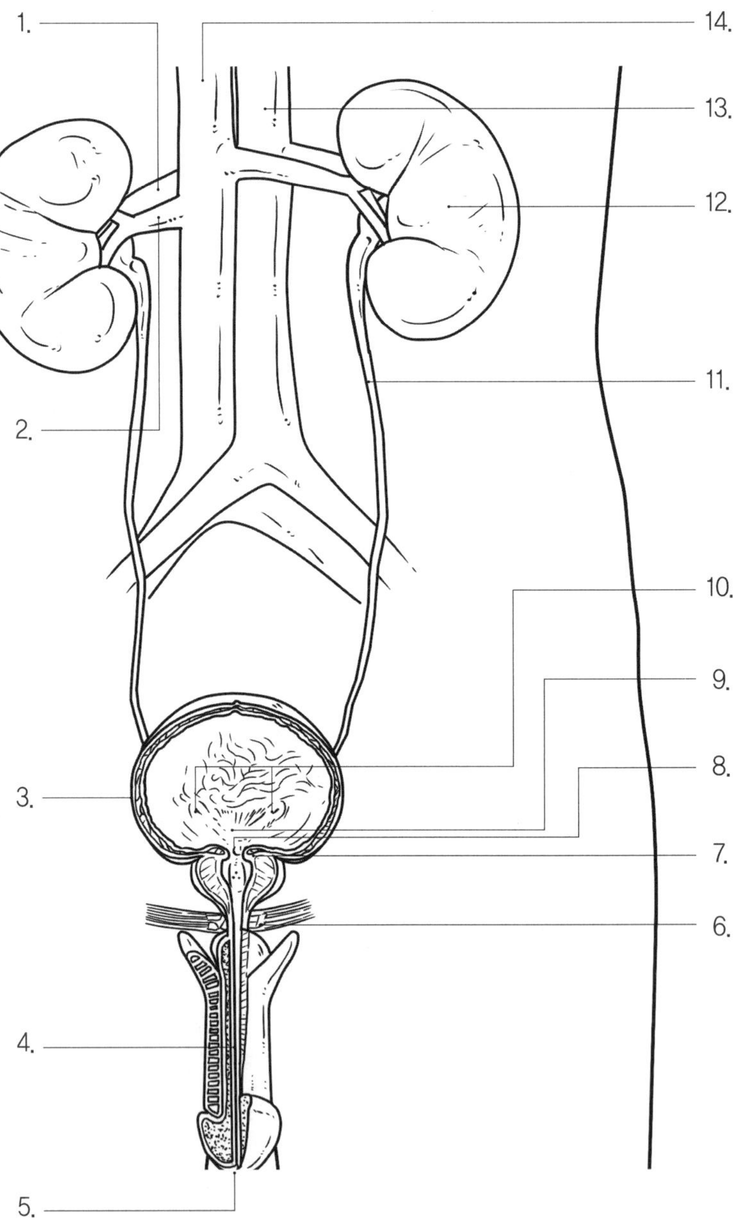

■ 남성의 요로

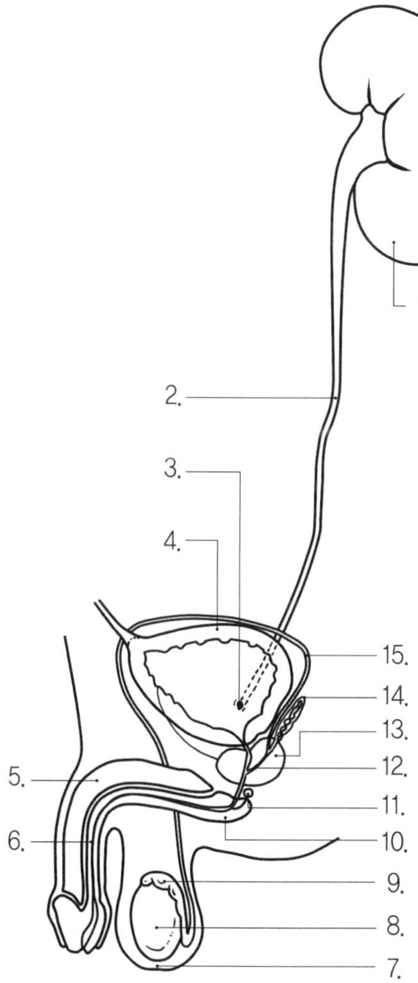

■ 여성의 요로

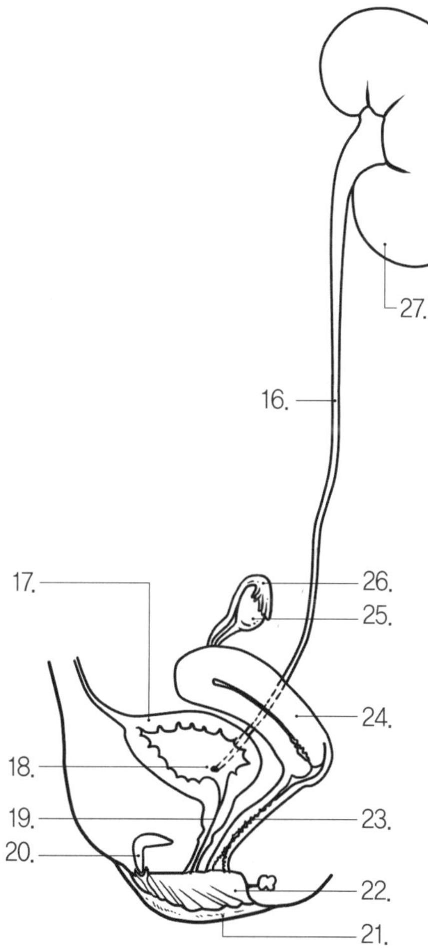

콩팥의 구조

콩팥은 강낭콩 모양으로 오른 · 왼쪽에 1쌍이 있으며 여기에서 소변이 만들어진다.
가쪽을 콩팥겉질, 안쪽을 콩팥속질이라고 하고 속질은 원뿔 모양으로 나뉘어 있다.
콩팥소체, 요세관, 혈관이 배열되어 있다.

■ 콩팥의 내부 구조

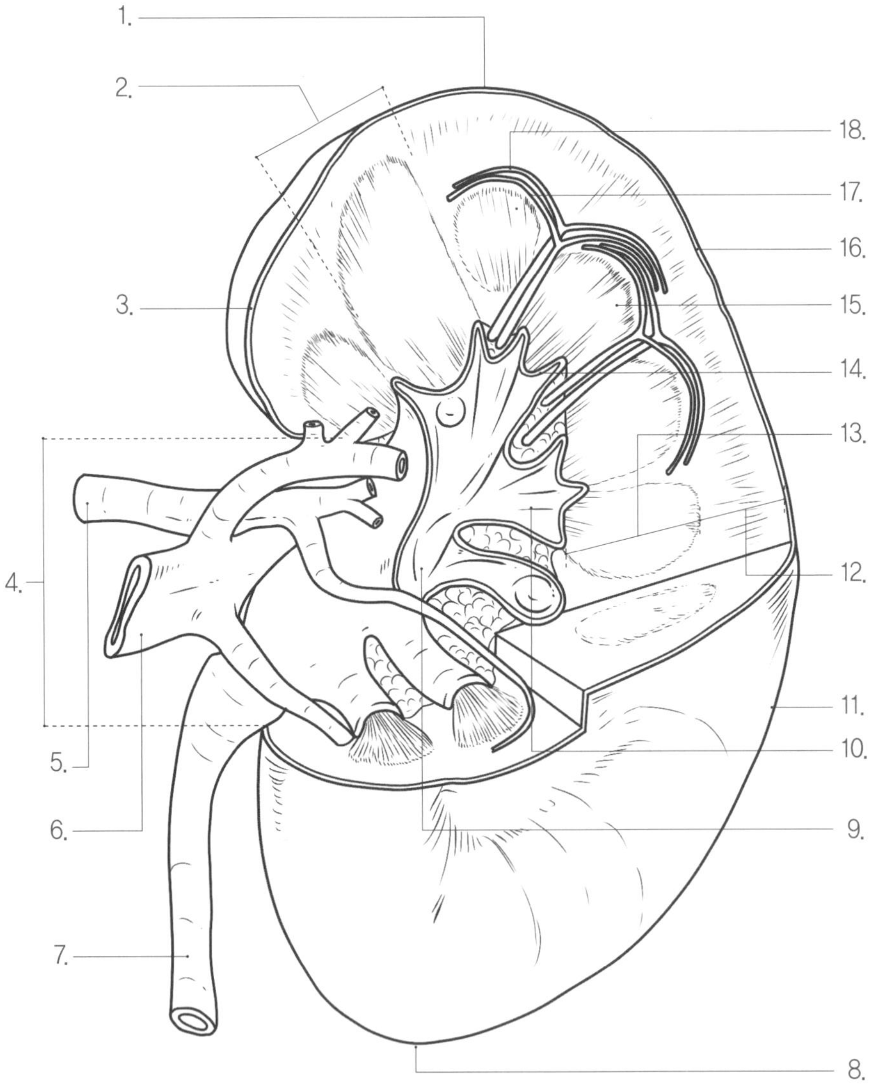

■ 콩팥의 겉질과 속질의 구조

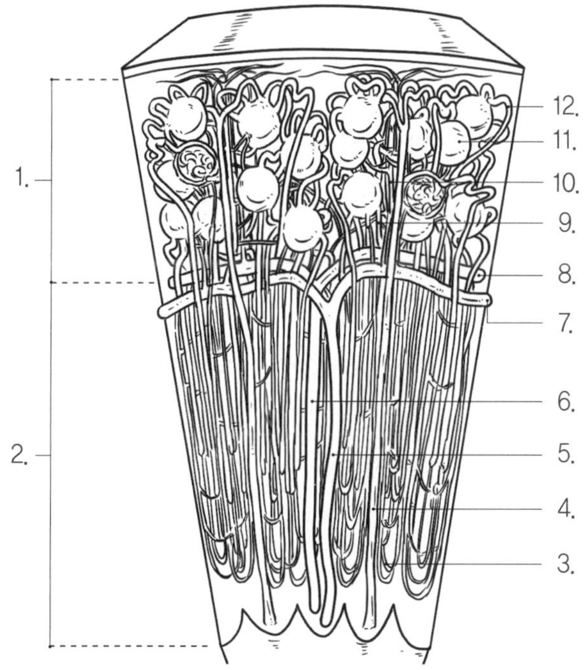

소변을 만드는 기전

토리에서 혈액으로부터 대량의 수분을 걸러 요세관으로 보낸다.
요세관을 지나는 동안 주위 혈관에 수분과 영양소가 재흡수되고 농도가 짙어진 소변이 집합관으로 배출된다.

■ 콩팥단위의 구조

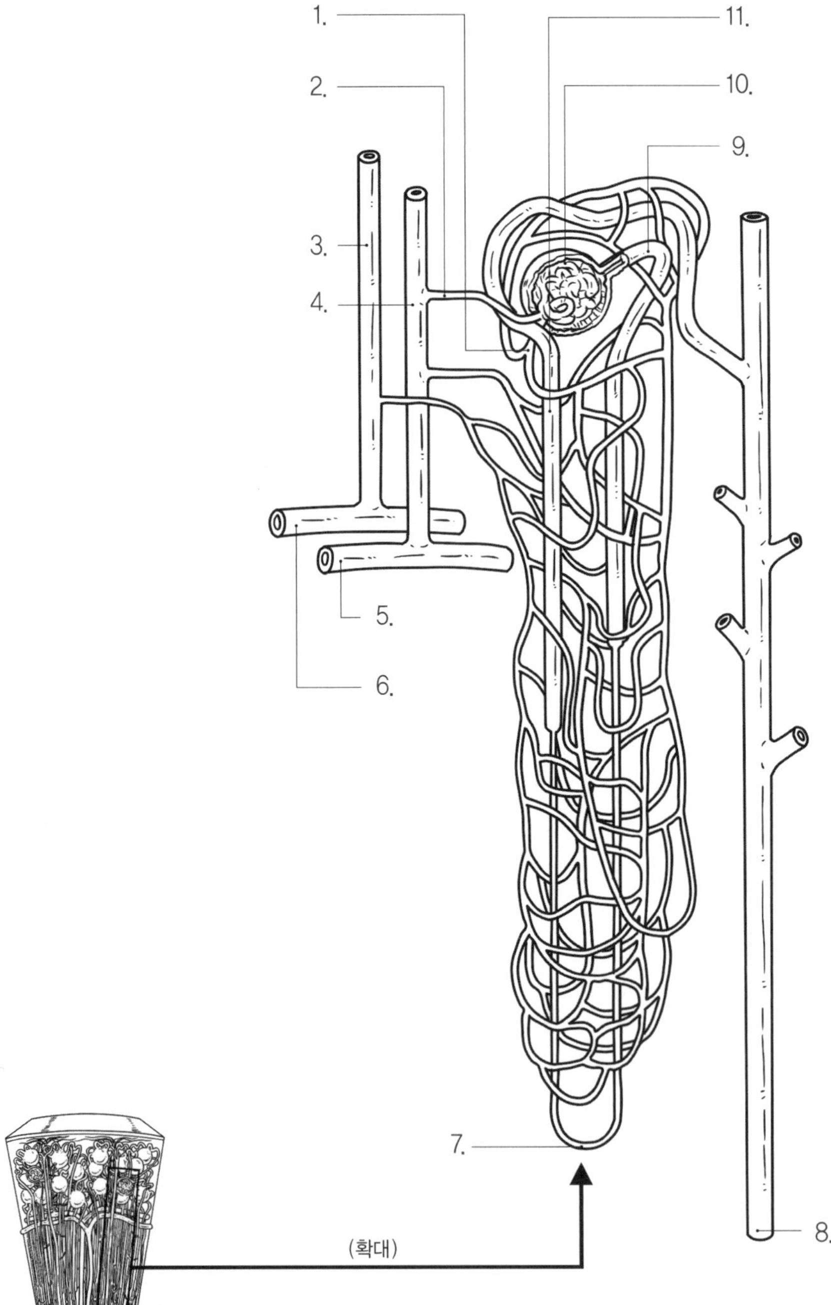

■ 콩팥소체의 구조

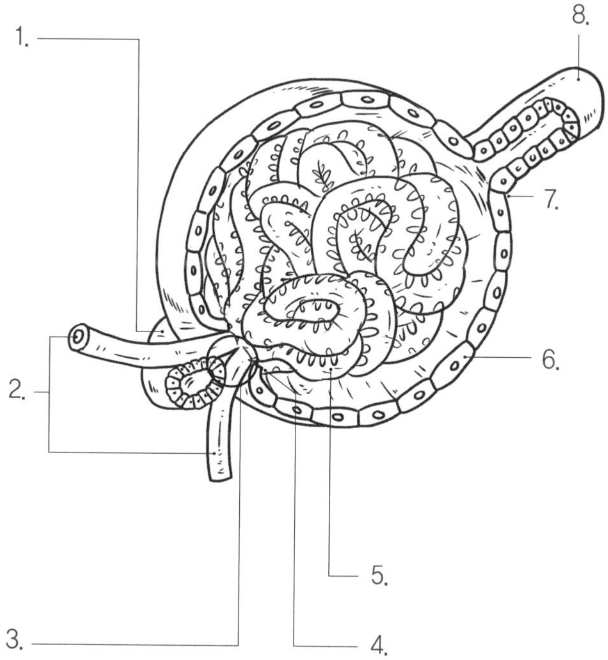

방광과 배뇨반사

소변이 방광에 고이면 방광벽이 늘어나 자극이 뇌로 전달된다.
대뇌는 조임근을 조정하는 지령을 내려 배뇨를 멈춘다. 준비가 갖추어지고 대뇌의 지령이 사라지면 배뇨반사가 일어난다.

■ 배뇨반사기전

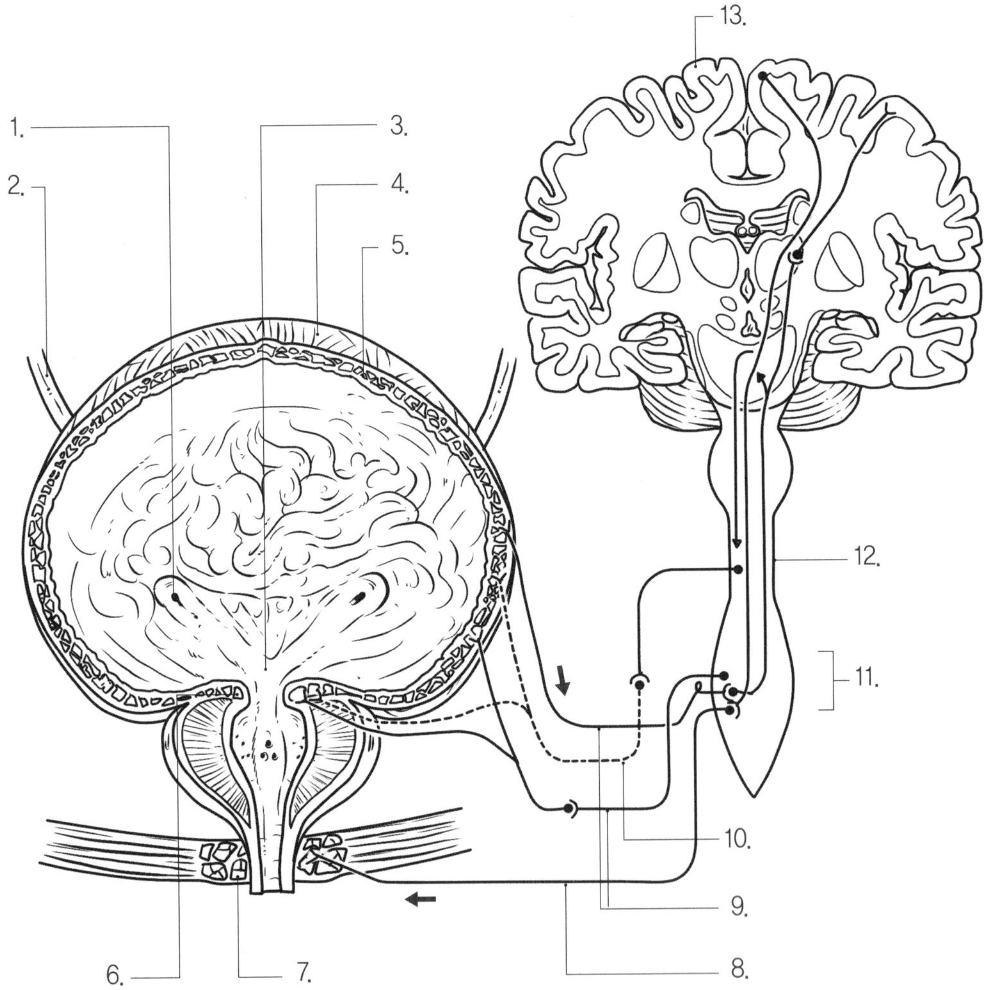

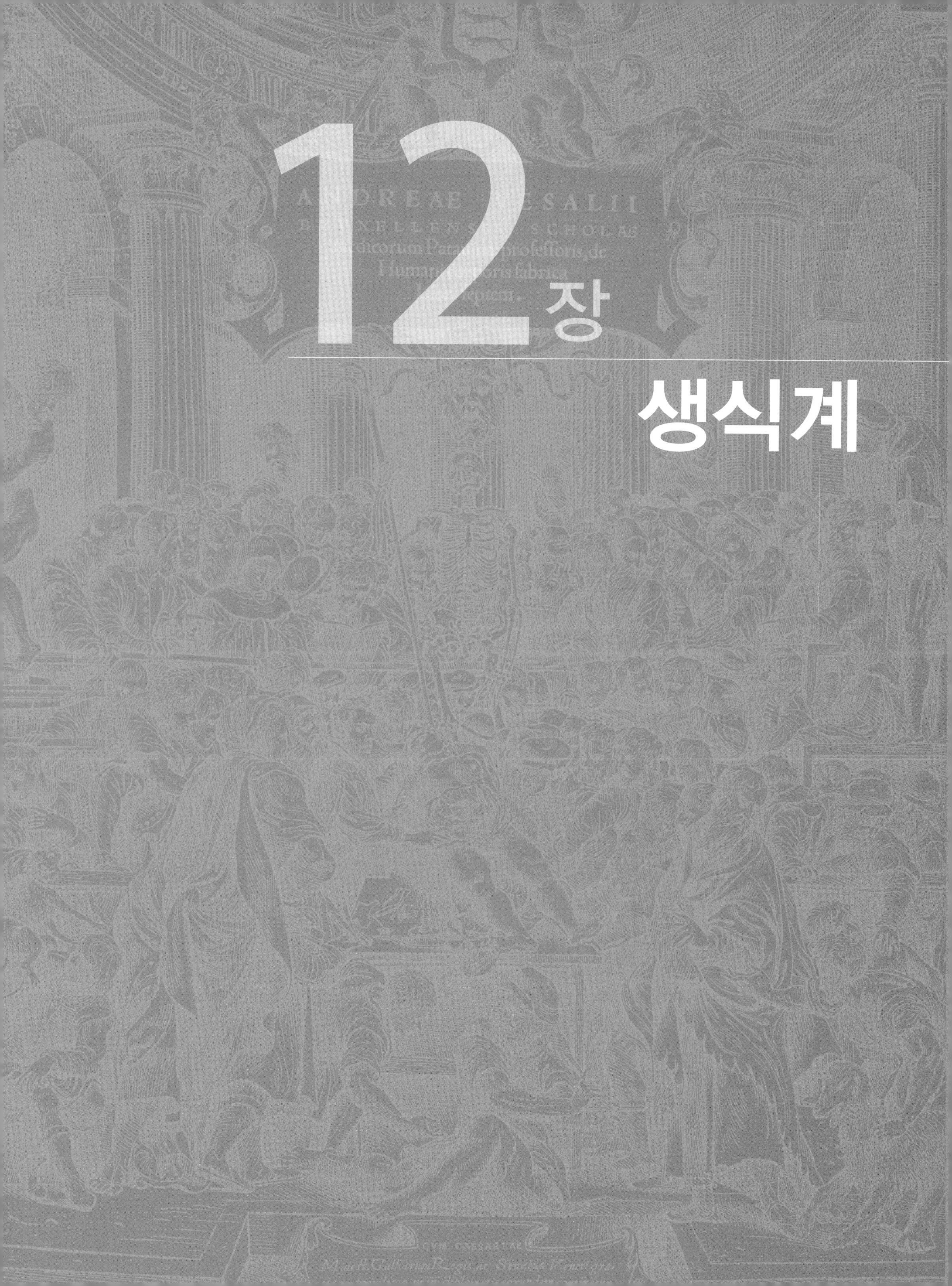

12장

생식계

남성 생식기

정자는 음낭 내부의 고환에서 만들어지며 정관으로 운반된다.
정관은 긴 경로를 순환하여 요도로 열린다. 교접기관인 음경은 해면체로 구성된다.

■ 남성 생식기의 각 부위 명칭 (시상단면)

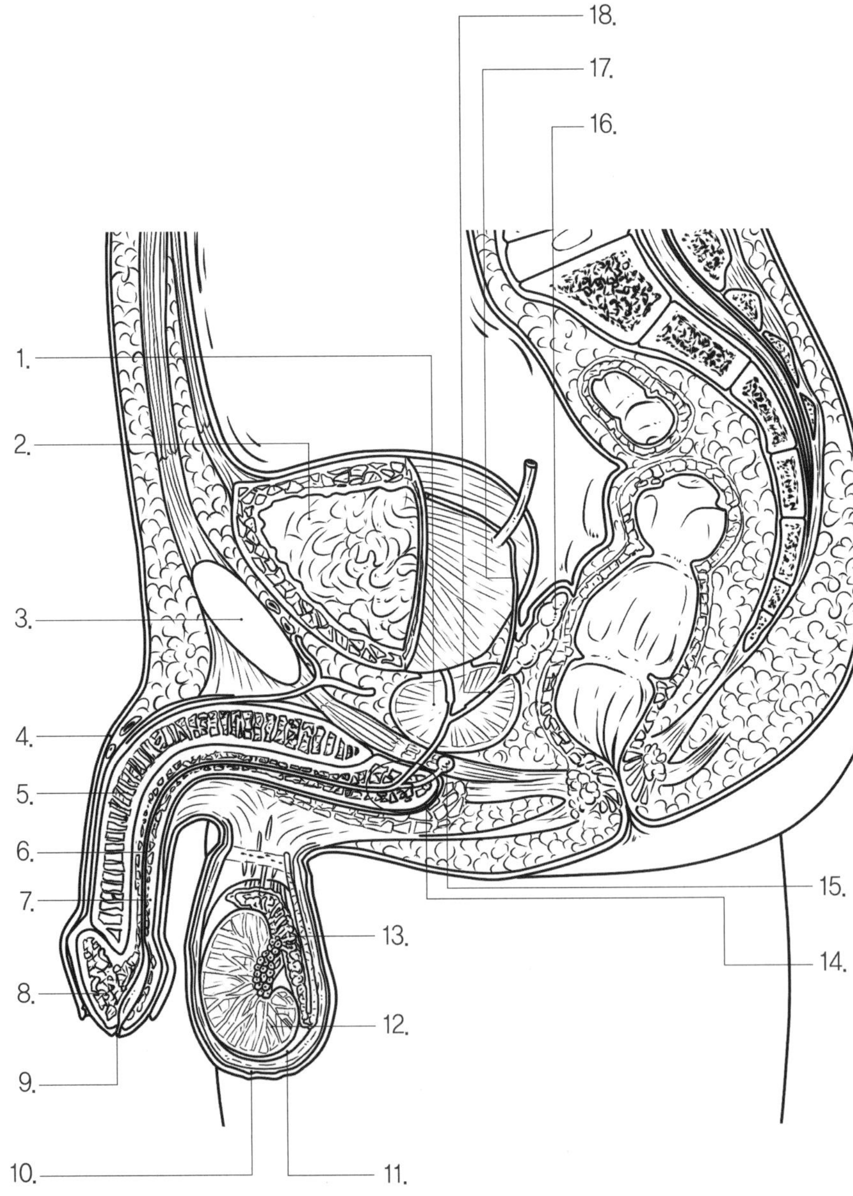

■ 남성 생식기의 각 부위 명칭 (정면)

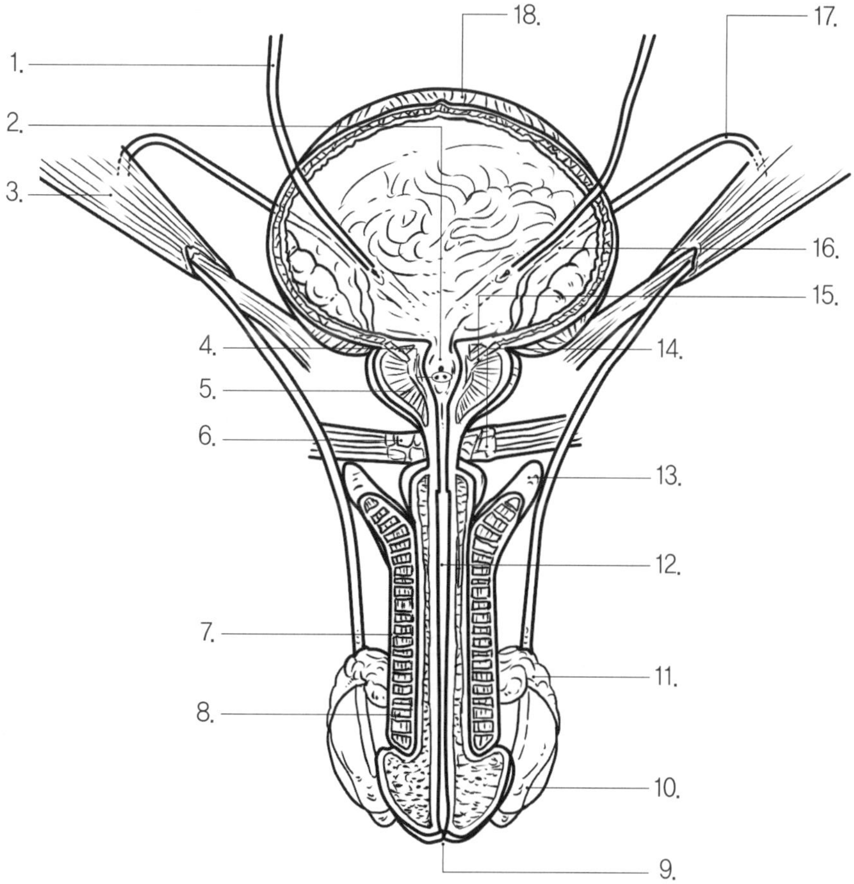

■ 고환의 구조

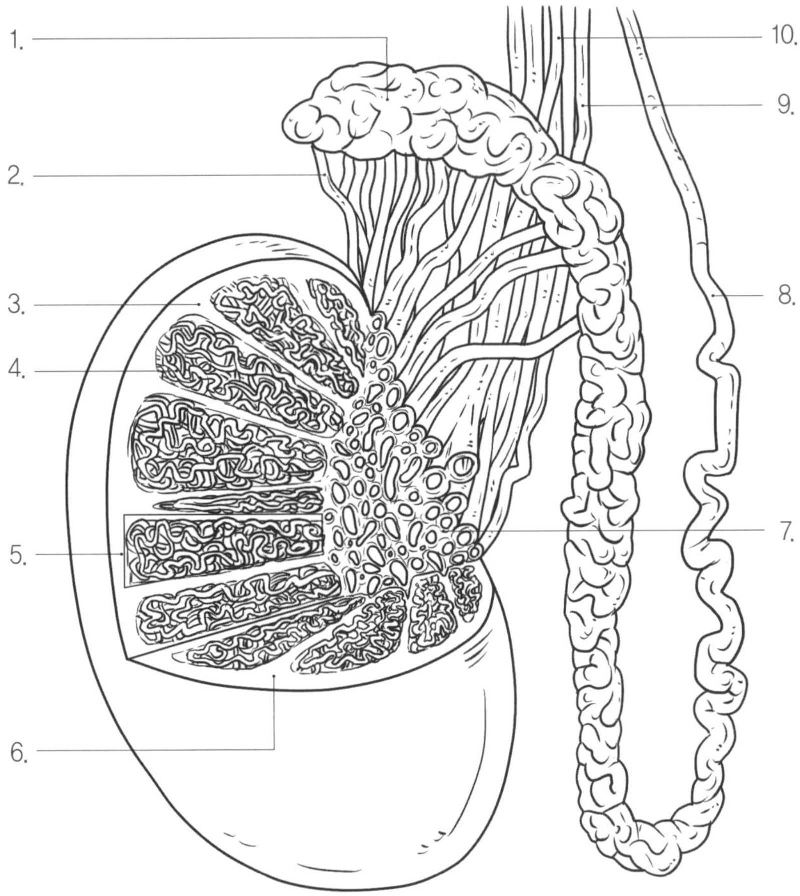

■ 정자의 구조

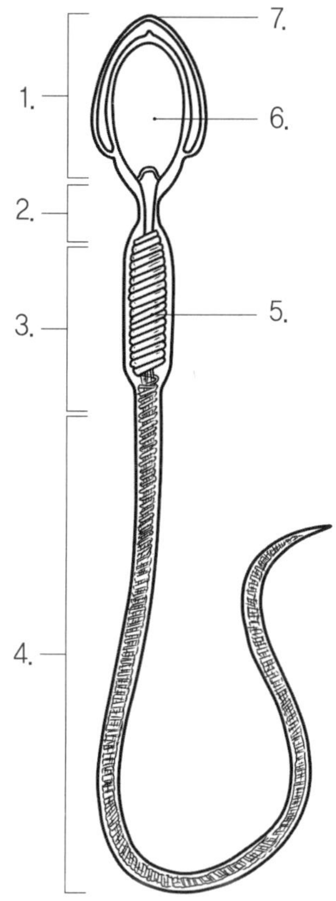

■ 고리정세관의 구조

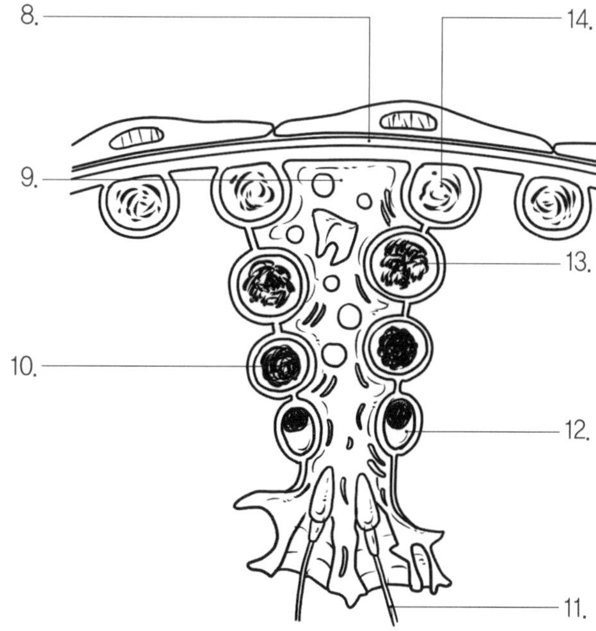

여성 생식기

여성 생식기는 대부분 골반 안에 있다. 자궁에서 오른 · 왼쪽으로 펼쳐지는 배막의 모서리를 자궁관이 주행한다. 자궁관 아래에는 난소가 있어 이곳에서 난자가 만들어진다. 자궁의 밑부는 질로 연결된다.

■ 여성 생식기의 각 부위 명칭 (정중단면)

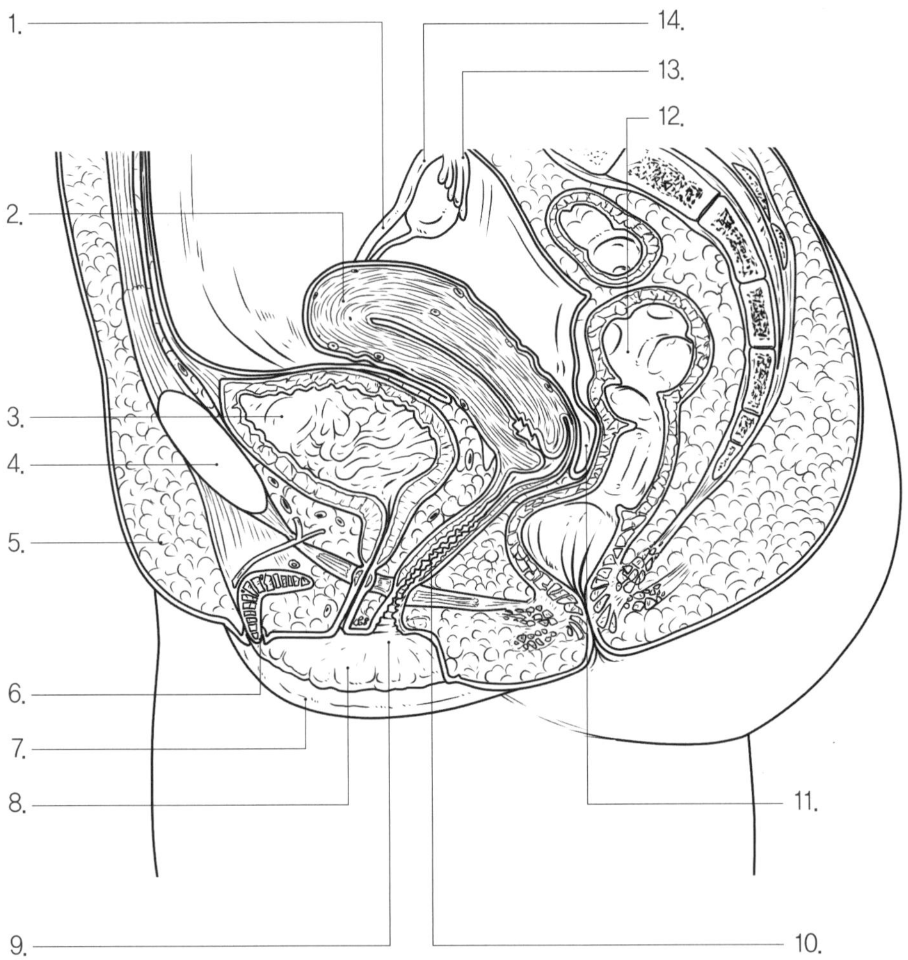

■ 여성 속생식기관의 각 부위 명칭 (뒷면)

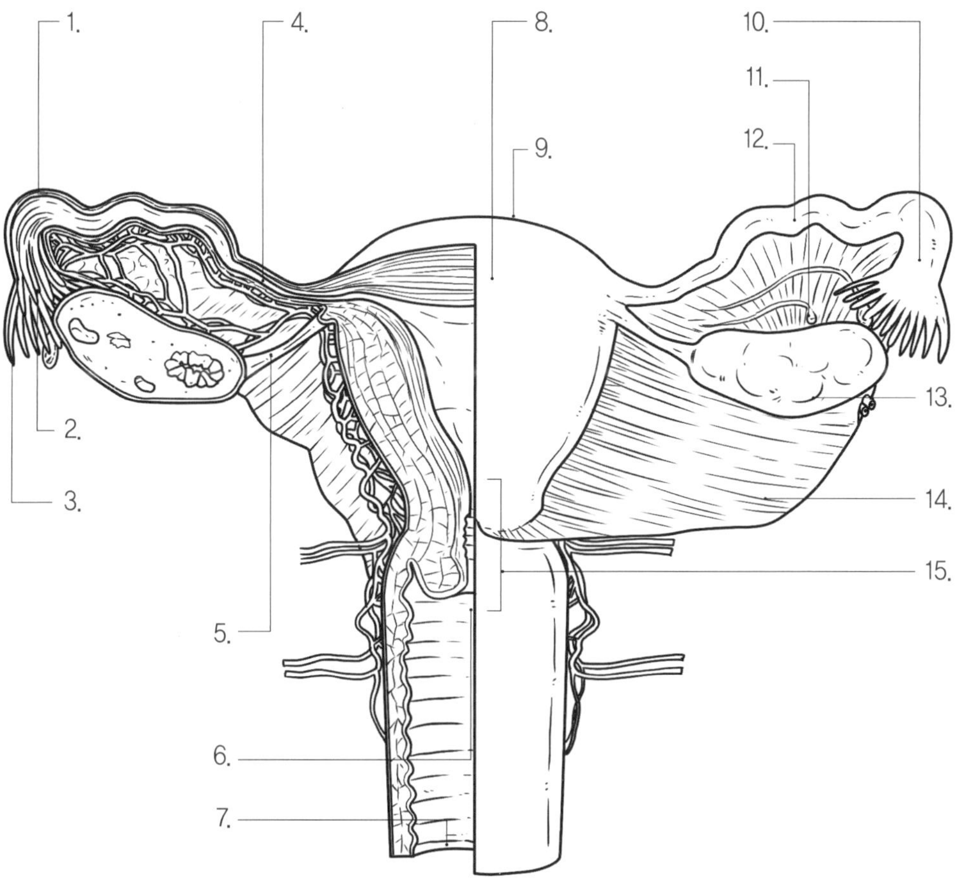

■ 음부의 각 부위 명칭

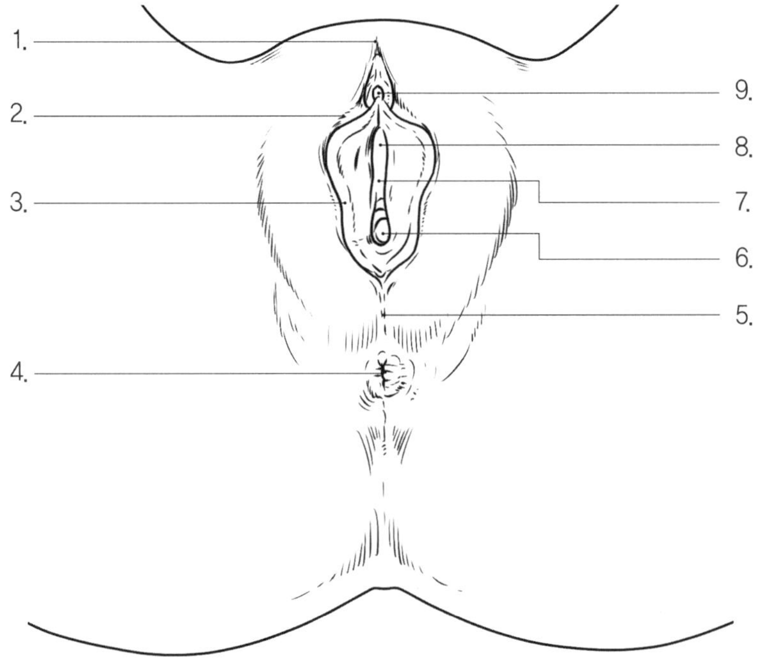

■ 음부 주변의 근육

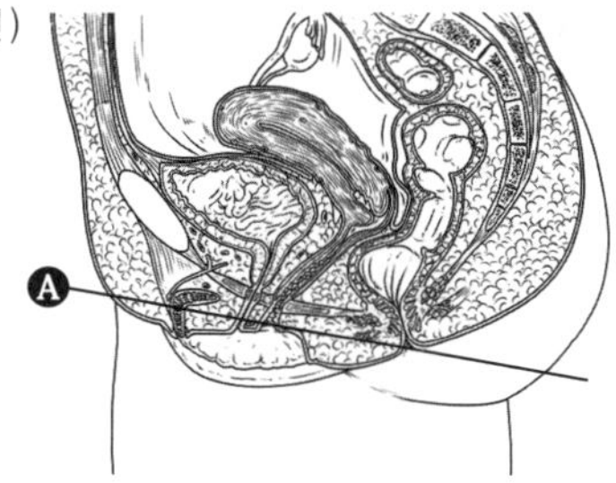

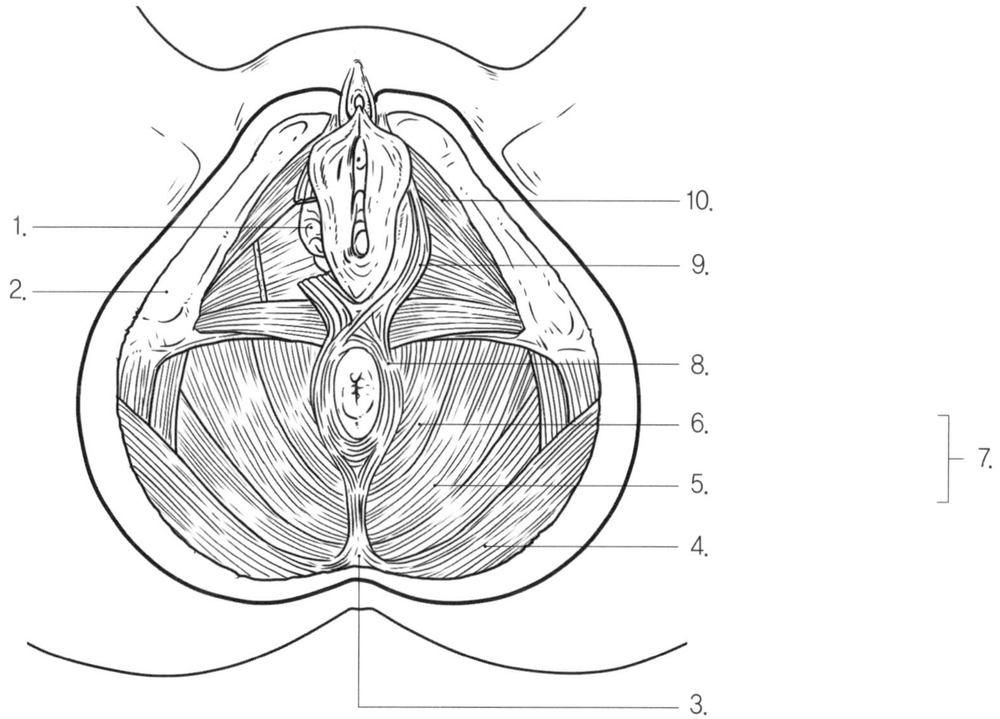

수정 기전

생식에 관여하는 호르몬의 농도가 약 1개월 주기로 변하기 때문에 난소와 자궁에 다양한 변화가 생긴다.
수정이 일어나면 수정란이 자궁속막에 착상하여 임신이 시작된다.

■ 수정란의 성장

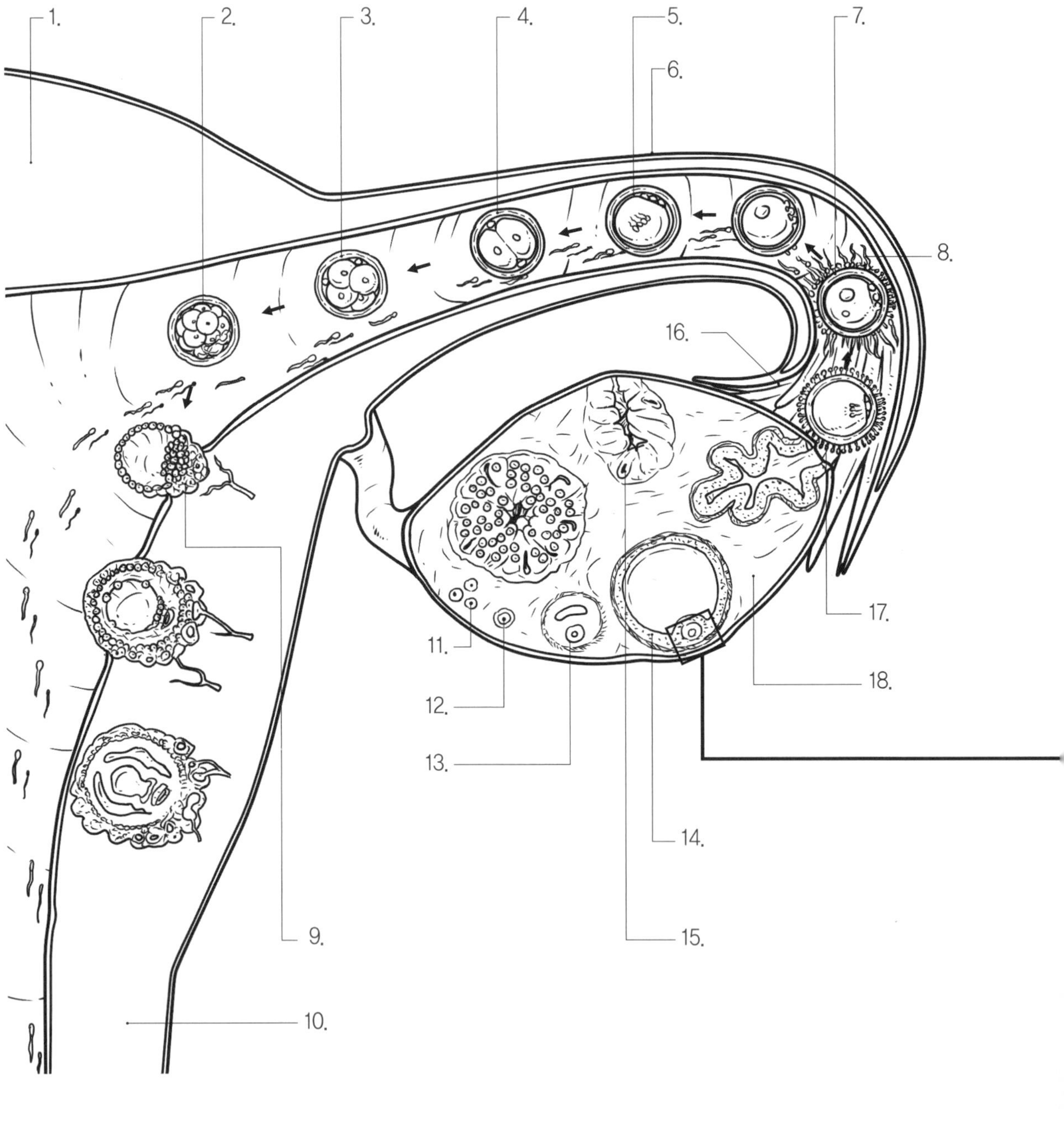

【난포세포더미】

(확대도)

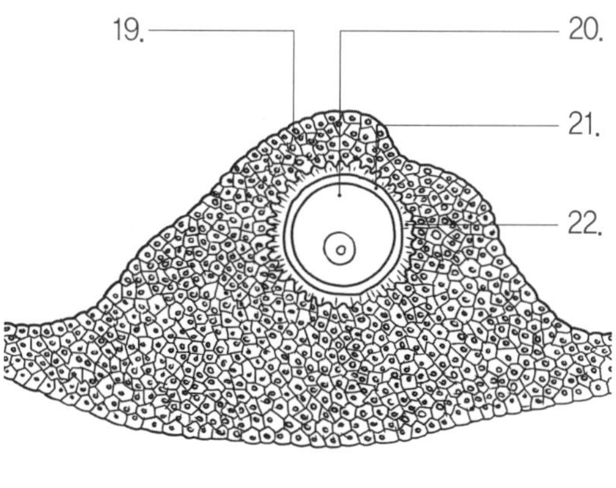

■ 태아와 태반

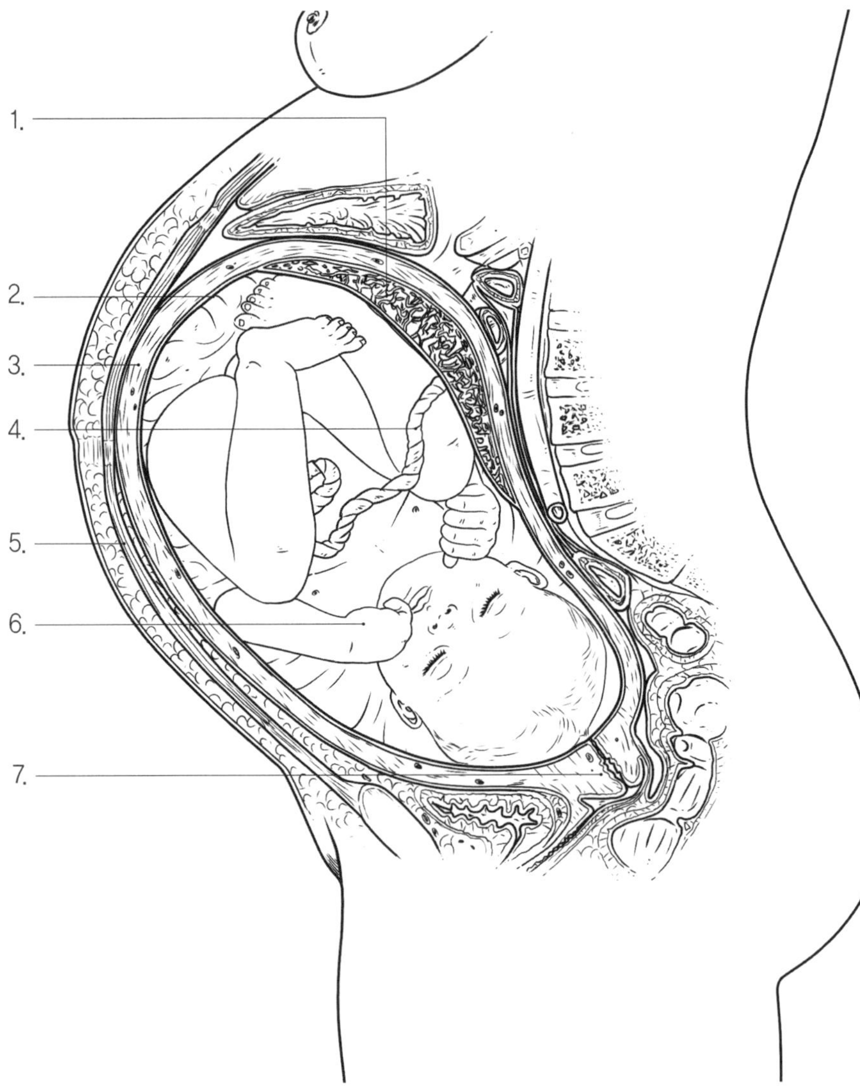

젖의 구조

젖은 지방조직이 발달한 것으로 내부에 젖샘이 있다.
수유기에는 젖분비호르몬의 작용으로 젖을 만드는 샘꽈리가 발달하고 젖샘관을 통해 분비된다.

■ 젖의 각 부위 명칭

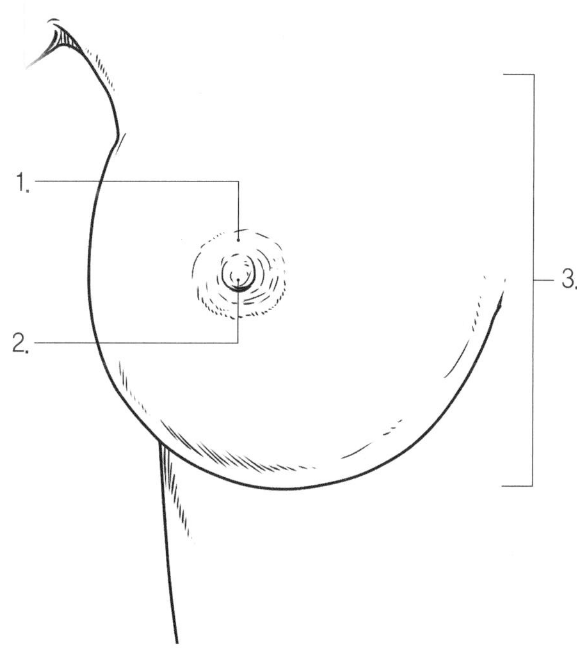

■ 젖 주위의 림프절

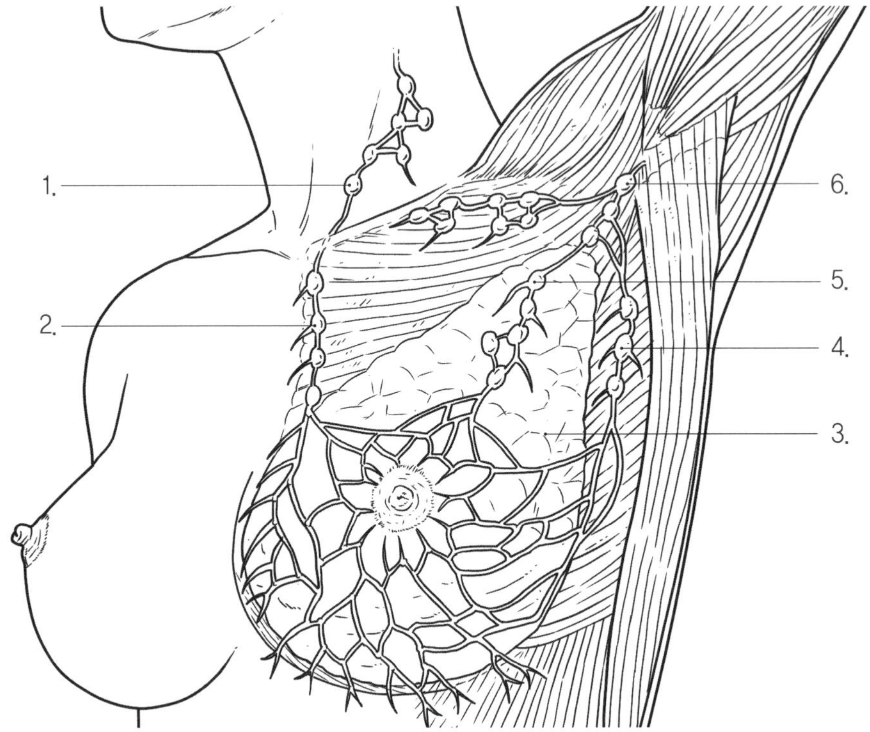

■ 젖의 구조

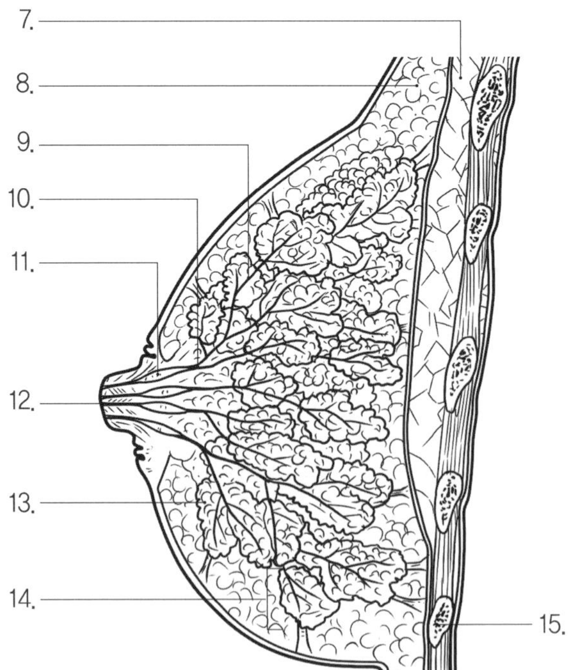

정답

1장 서론

인체의 구분

■ 몸 표면의 구분 (p.10)

1. **갈비활**(늑골궁, costal arch)
2. **샅굴부위**(서혜부, groin)
3. **다리**(하지, lower limb)
4. **팔**(상지, upper limb)
5. **배**(복부, abdomen)
6. **가슴**(흉부, chest)
7. **목**(경부, neck)
8. **머리**(두부, head)
9. **어깨뼈봉우리**(견봉, acromion)

■ 인체 내부의 공간 (p.11)

1. **머리안**(두개강, cranial cavity)
2. **척주관**(spinal canal)
3. **가슴안**(흉강, thoracic cavity)
4. **가로막**(횡격막, diaphragm)
5. **배안**(복강, abdominal cavity)
6. **골반안**(골반강, pelvic cavity)

해부학 용어

■ 인체의 단면을 표현하는 용어 (p.12)

1. **관상면**(coronal plane)
2. **시상면**(sagittal plane)
3. **정중면**(median plane)

■ 몸의 방향을 표현하는 용어 (p.14)

1. **가쪽**(외측, lateral)
2. **안쪽**(내측, medial)
3. **몸쪽**(근위, proximal)
4. **먼쪽**(원위, distal)
5. **정강쪽**(경골측, tibial)
6. **종아리쪽**(비골측, fibular)
7. **자쪽**(척골측, ulnar)
8. **노쪽**(요골측, radial)
9. **배쪽**(복측, ventral)
10. **등쪽**(배측, dorsal)
11. **머리쪽**(두측, cranial)
12. **꼬리쪽**(미측, caudal)
13. **손바닥쪽**(장측, palmar)
14. **등쪽**(배측, dorsal)
15. **등쪽**(배측, dorsal)
16. **발바닥쪽**(저측, plantar)

인체부위

■ 머리와 목의 각 부위 명칭 – 앞면 (p.15)

1. **관자부위**(측두부, temporal region)
2. **관자아래부위**(측두하부, infratemporal region)
3. **광대부위**(관골부, zygomatic region)
4. **귀밑샘부위**(이하선부, parotid region)
5. **볼부위**(협부, buccal region)
6. **목빗근부위**(흉쇄유돌근부, sternocleidomastoid region)
7. **큰빗장위오목**(대쇄골상와, greater supraclavicular fossa)
8. **작은빗장위오목**(소쇄골상와, lesser supraclavicular fossa)
9. **목아래패임**(경절흔, jugular notch)
10. **뒤목부위**(후경부, posterior cervical region)
11. **뒤목삼각**(후경삼각, posterior triangle of neck)
12. **앞목부위**(전경부, anterior cervical region)
13. **턱끝부위**(이부, mental region)
14. **입부위**(구부, oral region)
15. **코부위**(비부, nasal region)
16. **눈아래부위**(안와하부, infraorbital region)
17. **눈부위**(안와부, orbital region)
18. **이마부위**(전두부, frontal region)
19. **마루부위**(두정부, parietal region)

■ 머리와 목의 각 부위 명칭 – 옆면 (p.16)

1. **작은빗장위오목**(소쇄골상와, lesser supraclavicular fossa)
2. **큰빗장위오목**(대쇄골상와, greater supraclavicular fossa)
3. **뒤목삼각**(후경삼각, posterior triangle of neck)
4. **뒤목부위**(후경부, posterior cervical region)
5. **목빗근부위**(흉쇄유돌근부, sternocleidomastoid region)
6. **뒤통수부위**(후두부, occipital region)
7. **관자부위**(측두부, temporal region)
8. **마루부위**(두정부, parietal region)

■ 앞목부위의 각 부위 명칭 (p.17)

1. **턱끝부위**(이부, mental region)
2. **큰빗장위오목**(대쇄골상와, greater supraclavicular fossa)
3. **작은빗장위오목**(소쇄골상와, lesser supraclavicular fossa)
4. **목아래패임**(경절흔, jugular notch)
5. **뒤목부위**(후경부, posterior cervical region)
6. **뒤목삼각**(후경삼각, posterior triangle of neck)
7. **목빗근부위**(흉쇄유돌근부, sternocleidomastoid region)
8. **근삼각**(muscular triangle)

9. **목동맥삼각**(경동맥삼각, carotid triangle)
10. **턱밑삼각**(악하삼각, submandibular triangle)
11. **턱끝밑삼각**(이하삼각, submental triangle)

■ 가슴부위 명칭 (p.18)

1. **가슴근부위**(흉근부, pectoral region)
2. **빗장아래오목**(쇄골하와, infraclavicular fossa)
3. **빗장아래삼각**(쇄골흉삼각, clavipectoral triangle)
4. **가쪽가슴부위**(측흉부, lateral thoracic region)
5. **갈비밑부위**(늑하부, hypochondriac region)
6. **젖**(유방, breast) **밑부**
7. **겨드랑부위**(액와부, axillary region)
8. **어깨세모근부위**(삼각근부, deltoid region)
9. **복장뼈**(흉골, sternum)**부위**

■ 배부위 명칭 (p.19)

1. **명치부위**(심와부, epigastric region)
2. **넙다리삼각**(대퇴삼각, femoral triangle)
3. **두덩부위**(치골부, pubic region)
4. **샅굴부위**(서혜부, inguinal region)
5. **옆구리**(측복부, flank)
6. **배꼽부위**(제부, umbilical region)
7. **갈비밑부위**(늑하부, hypochondriac region)

■ 등부위 명칭 (p.20)

1. **어깨위부위**(견갑상부, suprascapular region)
2. **척주부위**(척주부, vertebral region)
3. **항문부위**(항문부, anal triangle)
4. **볼기부위**(둔부, gluteal region)
5. **엉치부위**(천골부, sacral region)
6. **허리부위**(요부, lumbar region)
7. **가쪽가슴부위**(측흉부, lateral thoracic region)
8. **어깨아래부위**(견갑하부, infrascapular region)
9. **어깨세모근부위**(삼각근부, deltoid region)
10. **어깨뼈부위**(견갑부, scapular region)
11. **어깨사이부위**(견갑간부, interscapular region)

■ 팔부위 명칭 (p.21)

1. **위팔**(상완, brachium)
2. **아래팔**(전완, forearm)
3. **손**(hand)
4. **손바닥**(palm)
5. **손목앞부위**(전수근부, front of wrist)
6. **아래팔앞부위**(전전완부, front of forearm)
7. **팔꿉앞부위**(전주부, front of elbow)
8. **위팔앞부위**(전상완부, front of arm)
9. **겨드랑부위**(액와부, axillary region)
10. **어깨세모근부위**(삼각근부, deltoid region)
11. **빗장아래삼각**(쇄골흉삼각, clavipectoral triangle)
12. **아래팔뒤부위**(후전완부, back of forearm)
13. **손목뒤부위**(후수근부, back of wrist)
14. **손등**(dorsum manus)
15. **팔꿉뒤부위**(후주부, back of elbow)
16. **위팔뒤부위**(후상완부, back of arm)
17. **어깨뼈부위**(견갑부, scapular region)
18. **어깨세모근부위**(삼각근부, deltoid region)

■ 다리부위 명칭 (p.22)

1. **넙다리**(대퇴부, thigh)
2. **종아리**(하퇴부, leg)
3. **발**(foot)
4. **발등**(족배, instep)
5. **종아리뒤부위**(후하퇴부, back of leg)
6. **종아리앞부위**(전하퇴부, front of leg)
7. **무릎앞부위**(전슬부, front of knee)
8. **넙다리삼각**(대퇴삼각, femoral triangle)
9. **넙다리앞부위**(전대퇴부, front of thigh)
10. **볼기부위**(둔부, gluteal region)
11. **넓적다리뒤부위**(후대퇴부, back of thigh)
12. **무릎뒤부위**(후슬부, back of knee)
13. **종아리뒤부위**(후하퇴부, back of leg)
14. **가쪽복사오목**(외과와, malleolar fossa)
15. **발꿈치뼈**(종골, heel bone)
16. **발바닥**(sole)

2장 골격계

인체의 골격

■ 인체의 골격 – 앞면 (p.24)

1. **머리뼈**(두개골, cranium)
2. **가슴뼈대**(흉곽, thorax)
3. **가슴뼈**(늑골, rib)
4. **복장뼈**(흉골, sternum)
5. **척주**(등골뼈, vertebral column)
6. **골반**(pelvis)
7. **볼기뼈**(관골, hip bone)
8. **엉치뼈**(천골, sacrum)
9. **꼬리뼈**(미골, coccyx)
10. **발의 뼈**
11. **정강뼈**(경골, tibia)

12. **종아리뼈**(비골, fibula)
13. **무릎뼈**(슬개골, patella)
14. **넙다리뼈**(대퇴골, femur)
15. **손의 뼈**
16. **아래팔**(전완, forearm)
17. **자뼈**(척골, ulna)
18. **노뼈**(요골, radius)
19. **위팔뼈**(상완골, humerus)
20. **어깨뼈**(견갑골, scapula)
21. **빗장뼈**(쇄골, clavicle)
22. **팔이음뼈**(상지대, shoulder girdle)

■ 인체의 골격 – 뒷면(p.25)

1. **머리뼈**(두개골, cranium)
2. **빗장뼈**(쇄골, clavicle)
3. **어깨뼈**(견갑골, scapula)
4. **위팔뼈**(상완골, humerus)
5. **가슴뼈**(늑골, rib)
6. **노뼈**(요골, radius)
7. **자뼈**(척골, ulna)
8. **손의 뼈**
9. **볼기뼈**(관골, hip bone)
10. **종아리뼈**(비골, fibula)
11. **정강뼈**(경골, tibia)
12. **넙다리뼈**(대퇴골, femur)
13. **꼬리뼈**(미추, coccygeal vertebra)
14. **엉치뼈**(천추, sacral vertebra)
15. **허리뼈**(요추, lumbar vertebra)
16. **등뼈**(흉추, thoracic vertebra)
17. **목뼈**(경추, cervical vertebra)
18. **척주**(등골뼈, vertebral column)

뼈의 구조

■ 긴뼈의 내부 구조 및 뼈아교질의 구조 (p.26)

1. **뼈끝선**(골단선, epiphyseal line)
2. **뼈끝**(골단, epiphysis)
3. **뼈속질공간**(골수강, marrow space)
4. **뼈몸통**(골간, bone shaft)
5. **해면질**(spongy substance)
6. **관통관**(perforating canal; 볼크만관)
7. **치밀질**(compact substance)
8. **뼈막**(골막, periosteum)
9. **사이질판**(간질판, interstitial lamella)
10. **속주위층판**(내주위층판, inner circumferential lamella)
11. **바깥주위층판**(외주위층판, outer circumferential lamella)
12. **하버스관**(haversian canal)
13. **혈관**(blood vessel)
14. **뼈층판**(골층판, lamella of bone)
15. **뼈단위**[(골원, osteon), **하버스층판**(haversian lamella)]

머리의 뼈

■ 머리뼈를 구성하는 뼈와 각 부위의 명칭 – 앞면 (p.27)

1. **코뼈**(비골, nasal bone)
2. **눈물뼈**(누골, lacrimal bone)
3. **광대뼈**(관골, zygomatic bone)
4. **아래코선반**(하비갑개, inferior nasal concha)
5. **보습뼈**(서골, vomer)
6. **위턱뼈**(상악골, maxilla)
7. **아래턱뼈**(하악골, mandible)
8. **벌집뼈**(사골, ethmoid bone)
9. **눈확아래구멍**(안와하공, infraorbital foramen)
10. **나비뼈**(접형골, sphenoid bone)
11. **관자뼈**(측두골, temporal bone)
12. **이마뼈**(전두골, frontal bone)

■ 머리뼈를 구성하는 뼈와 각 부위의 명칭 – 옆면 (p.28)

1. **이마뼈**(전두골, frontal bone)
2. **눈물뼈**(누골, lacrimal bone)
3. **광대뼈**(관골, zygomatic bone)
4. **위턱뼈**(상악골, maxilla)
5. **근육돌기**(coronoid process)
6. **턱뼈몸통**(하악체, body of mandible)
7. **턱뼈각**(하악각, mandibular angle)
8. **턱뼈가지**(하악지, ramus of mandible)
9. **관자아래우묵**(측두하와, infratemporal fossa)
10. **관절돌기**(articular process)
11. **뒤통수뼈**(후두골, occipital bone)
12. **관자우묵**(측두와, temporal fossa)
13. **광대활**(관골궁, zygomatic arch)
14. **관자뼈**(측두골, temporal bone)
15. **마루뼈**(두정골, parietal bone)

가슴의 뼈

■ 갈비뼈와 복장뼈의 명칭 (p.29)

1. **갈비뼈**(늑골, costa)
2. **복장뼈각**(흉골각, sternal angle)
3. **갈비뼈몸통**(늑골체, body of rib)
4. **갈비연골**(늑연골, costal cartilage)
5. **갈비활**(늑골궁, costal arch)

6. **칼돌기**(검상돌기, xiphisternum)
7. **복장뼈몸통**(흉골체, mesosternum)
8. **복장뼈자루**(흉골병, manubrium sterni)
9. **복장뼈**(흉골, sternum)

척주

■ 척주의 구조와 형태 (p.30)

1. **목뼈**(경추, cervical vertebra)
2. **등뼈**(흉추, thoracic vertebra)
3. **허리뼈**(요추, lumbar vertebra)
4. **엉치뼈**(천추, sacral vertebra)
5. **꼬리뼈**(미추, coccygeal vertebra)
6. **가시돌기**(극돌기, spinous process)
7. **가로돌기**(횡돌기, transverse process)
8. **위관절돌기**(상관절돌기, superior articular process)
9. **가시돌기**(극돌기, spinous process)
10. **척추뼈구멍**(vertebral foramen)
11. **위관절돌기**(상관절돌기, superior articular process)
12. **가로돌기**(횡돌기, transverse process)
13. **척추뼈몸통**(척추체, vertebral body)
14. **가시돌기** (극돌기 , spinous process)
15. **위관절돌기**(상관절돌기, superior articular proces)
16. **척추뼈몸통**(척추체, vertebral body)
17. **가시돌기**(극돌기, spinous process)
18. **꼭지돌기**(유두돌기, mamillary process)
19. **가로돌기**(횡돌기, transverse process)
20. **척추뼈구멍**
21. **척추뼈몸통**(척추체)
22. **앞엉치뼈구멍**(골반천추공, pelvic sacral foramen)
23. **엉치꼬리관절**(천미관절, sacrococcygeal joint)
24. **위관절돌기**(상관절돌기)
25. **척추뼈몸통**(척추체)
26. **위관절돌기**(상관절돌기)
27. **아래관절돌기**(하관절돌기, inferior articular process)
28. **척추뼈구멍**
29. **가로돌기**(횡돌기, transverse process)
30. **가로구멍**(횡돌기공, foramen transversarium)
31. **척추뼈고리**(척추궁, vertebral arch)

골반

■ 골반을 구성하는 뼈의 각 부위 명칭 (p.31)

1. **볼기뼈**(관골, hip bone)
2. **엉덩뼈**(장골, ilium)
3. **두덩뼈**(치골, pubis)
4. **궁둥뼈**(좌골, ischium)
5. **폐쇄구멍**(폐쇄공, obturator foramen)
6. **볼기뼈절구**(관골구, acetabulum)
7. **두덩결합**(치골결합, pubic symphysis)
8. **활꼴선**(궁상선, arcuate line)
9. **꼬리뼈**(미골, coccyx)
10. **엉치엉덩관절**(천장관절, sacroiliac joint)
11. **엉치뼈**(천골, sacrum)
12. **엉치뼈곶**(천골갑각, sacral promontory)

팔의 뼈

■ 팔의 뼈 (p.32)

1. **빗장뼈**(쇄골, clavicle)
2. **부리돌기**(오훼돌기, coracoid process)
3. **위팔뼈**(상완골, humerus)
4. **노뼈**(요골, radius)
5. **손목뼈**(수근골, carpal bone)
6. **손가락뼈**(수지골, phalanx)
7. **손허리뼈**(중수골, metacarpal bone)
8. **자뼈**(척골, ulna)
9. **안쪽위관절융기**(내측상과, medial epicondyle)
10. **어깨뼈**(견갑골, scapula)
11. **빗장뼈**(쇄골, clavicle)
12. **어깨뼈봉우리**(견봉, acromion)
13. **어깨뼈**(견갑골, scapula)
14. **위팔뼈**(상완골, humerus)
15. **팔꿈치머리**(주두, olecranon)
16. **노뼈**(요골, radius)
17. **자뼈**(척골, ulna)
18. **손목뼈**(수근골, carpal bone)
19. **손허리뼈**(중수골, metacarpal bone)
20. **손가락뼈**(수지골, phalanx)

■ 오른손의 뼈 (p.33)

1. **먼쪽손가락사이관절**(원위지절간관절, distal interphalangeal joint)
2. **몸쪽손가락사이관절**(근위지절간관절, proximal interphalangeal joint)
3. **손가락뼈사이관절**(지절간관절, interphalangeal joint)
4. **손허리손가락관절**(중수지관절, metacarpophalangeal joint)
5. **손목손허리관절**(수근중수관절, carpometacarpal joint)
6. **손목관절**(수근관절, wrist joint)
7. **노뼈**(요골, radius)
8. **자뼈**(척골, ulna)
9. **손목뼈**(수근골, carpal bone)
10. **손허리뼈**(중수골, metacarpal bone)
11. **첫마디뼈**(기절골, proximal phalanx)
12. **중간마디뼈**(중지골, middle phalanx)

13. **끝마디뼈**(말절골, distal phalanx)
14. **다섯째손가락**(소지, little finger)
15. **넷째손가락**(약지, ring finger)
16. **셋째손가락**(중지, middle finger)
17. **둘째손가락**(시지, index finger)
18. **첫째손가락**(엄지, pollex)
19. **손가락뼈**(수지골, phalanx)

다리의 뼈

■ 다리의 뼈 (p.34)

1. **볼기뼈**(관골, hip bone)
2. **넙다리뼈**(대퇴골, femur)
3. **무릎뼈**(슬개골, patella)
4. **정강뼈**(경골, cnemis)
5. **종아리뼈**(비골, fibula)
6. **발허리뼈**(중족골, metatarsal bone)
7. **발가락뼈**(족지골, phalanges)
8. **발꿈치뼈**(종골, heel bone)
9. **가쪽복사**(외과, lateral malleolus)
10. **안쪽복사**(내과, medial malleolus)
11. **종아리뼈**(비골, fibula)
12. **정강뼈**(경골, cnemis)
13. **가쪽관절융기**(외측과, lateral condyle)
14. **안쪽관절융기**(내측과, medial condyle)
15. **넙다리뼈**(대퇴골, femur)
16. **궁둥뼈결절**(좌골결절, ischial tuberosity)
17. **큰궁둥구멍**(대좌골공, greater sciatic foramen)
18. **볼기뼈**(관골, hip bone)

■ 오른발의 뼈 – 발등쪽 (p.35)

1. **발꿈치뼈**(종골, heel bone)
2. **입방뼈**(입방골, cuboid bone)
3. **중간쐐기뼈**(중간설상골, intermediate cuneiform bone)
4. **발가락뼈[중간마디뼈**(중지골, middle phalanx)]
5. **발가락뼈[끝마디뼈**(말절골, distal phalanx)]
6. **발가락뼈[첫마디뼈**(기절골, proximal phalanx)]
7. **발허리뼈**(중족골, metatarsal bone)
8. **안쪽쐐기뼈**(내측설상골, medial cuneiform bone)
9. **가쪽쐐기뼈**(외측설상골, lateral cuneiform bone)
10. **발배뼈**(주상골, navicular bone)
11. **목말뼈**(거골, talus)

■ 오른발의 뼈 – 발안쪽 (p.36)

1. **발허리뼈**(중족골, metatarsal bone)
2. **첫마디뼈**(기절골, proximal phalanx)
3. **끝마디뼈**(말절골, distal phalanx)
4. **족궁**(arches of the foot)
5. **발꿈치뼈**(종골, heel bone)
6. **발목관절**(거퇴관절, talocrural articulation)
7. **정강뼈**(경골, cnemis)
8. **목말뼈**(거골, talus)
9. **발배뼈**(주상골, navicular bone)
10. **안쪽쐐기뼈**(내측설상골, medial cuneiform bone)

3장 관절계

관절의 형태와 구조

■ 머리뼈의 봉합 (p.38)

1. **관상봉합**(coronal suture)
2. **비늘봉합**(인상봉합, squamous suture)
3. **시옷봉합**(삼각봉합, lambdoid suture)
4. **시상봉합**(sagittal suture)

■ 아동의 머리뼈와 숫구멍(p.38)

1. **이마뼈**(전두골, frontal bone)
2. **뒤통수뼈**(후두골, occipital bone)
3. **마루뼈**(두정골, parietal bone)
4. **앞숫구멍**(대천문, anterior fontanelle)
5. **뒤숫구멍**(소천문, fonticulus minor)
6. **이마뼈**(전두골, frontal bone)
7. **앞숫구멍**(대천문, anterior fontanelle)
8. **마루뼈**(두정골, parietal bone)

■ 가슴의 연골관절 (p.39)

1. **갈비뼈**(늑골, costa)
2. **복장뼈각**(흉골각, sternal angle)
3. **갈비뼈몸통**(늑골체, body of rib)
4. **갈비연골**(늑연골, costal cartilage)
5. **갈비활**(늑골궁, costal arch)
6. **칼돌기**(검상돌기, xiphisternum)
7. **복장뼈몸통**(흉골체, mesosternum)
8. **복장뼈자루**(흉골병, manubrium sterni)
9. **복장뼈**(흉골, sternum)

■ 척주의 연골관절 (p.39)

1. **돌기사이관절**(추간관절, zygapophysial joint)
2. **속질핵**(수핵, nucleus pulposus)
3. **섬유테**(섬유륜, annulus fibrosus)
4. **척추뼈몸통**(척추체, vertebral body)
5. **척추사이원반**(추간판, intervertebral disc)
6. **척추사이구멍**(추간공, intervertebral foramen)

■ 관절 구조의 모식도 (p.40)

1. **관절면**(articular surface)
2. **관절연골**(articular cartilage)
3. **관절오목**(관절와, articular fovea)
4. **관절안**(관절강, articular cavity)
5. **관절머리**(관절두, articular head)
6. **윤활막**(synovial membrane)
7. **섬유막**(fibrous membrane)
8. **관절주머니**(관절낭, articular capsule)

■ 관절의 주요 종류와 운동방향(p.41)

1. **절구관절**(구관절, spheroidal joint)
   1-1. **어깨관절**(견관절, shoulder joint)
   1-2. **엉덩관절**(고관절, hip joint)
2. **중쇠관절**(차축관절, pivot joint)
   2-1. **몸쪽노자관절**(상요척관절, superior radioulnar joint)
   2-2. **먼쪽노자관절**(하요척관절, distal radioulnar joint)
3. **타원관절**(ellipsoidal joint)
   3-1. **손목관절**(요골수근관절, wrist joint)
4. **경첩관절**(접번관절, hinge joint)
   4-1. **무릎관절**(슬관절, knee joint)
   4-2. **손가락뼈사이관절**(지절간관절, interphalangeal joint)
   4-3. **위팔자관절**(상완척골관절, humeroulnar joint)
5. **안장관절**(saddle joint)
   5-1. **엄지의 손목손허리관절**(수근중수관절, carpometacarpal joint)
6. **평면관절**(plane joint)
   6-1. **돌기사이관절**(추간관절, zygapophysial jont)

■ 엉덩관절의 구조 (p.42)

1. **큰돌기**(대전자, greater trochanter)
2. **넙다리뼈**(대퇴골, femur)
3. **작은돌기**(소전자, lesser trochanter)
4. **윤활막**(synovial membrane)
5. **넙다리뼈머리인대**(대퇴골두인대, ligament of femoral head)
6. **볼기뼈절구**(관골구, acetabulum)

■ 무릎관절의 구조와 인대 (p.42)

1. **넙다리뼈**(대퇴골, femur)
2. **안쪽반달**(내측반월, medial meniscus)
3. **안쪽곁인대**(내측측부인대, medial collateral ligament)
4. **정강뼈**(경골, cnemis)
5. **종아리뼈**(비골, fibula)
6. **가쪽곁인대**(외측측부인대, lateral collateral ligament)
7. **가쪽반달**(외측반월, lateral meniscus)
8. **앞십자인대**(전십자인대, anterior cruciate ligament)
9. **뒤십자인대**(후십자인대, posterior cruciate ligament)

몸의 운동

■ 몸의 운동 (p.43)

1. **굽힘**(굴곡, flexion)
2. **폄**(신전, extension)
3. **벌림**(외전, abduction)
4. **모음**(내전, adduction)
5. **바깥돌림**(외회전, external rotation)
6. **안쪽돌림**(내회전, internal rotation)
7. **뒤침**(회외, supination)
8. **엎침**(회내, pronation)

4장 근육계

인체의 근육

■ 온몸의 주요 골격근 – 앞면 (p.46)

1. **표정근**(muscles of facial expression)
2. **이마근**(전두근, frontal muscle)
3. **눈둘레근**(안륜근, orbicularis oculi muscle)
4. **입둘레근**(구륜근, orbicularis oris muscle)
5. **큰가슴근**(대흉근, pectoralis major muscle)
6. **앞톱니근**(전방거근, serratus anterior muscle)
7. **배바깥빗근**(외복사근, external oblique abdominal muscle)
8. **긴모음근**(장내전근, adductor longus muscle)
9. **넙다리빗근**(봉공근, sartorius muscle)
10. **가자미근**(soleus muscle)
11. **앞정강근**(전경골근, tibialis anterior muscle)
12. **넙다리네갈래근**(대퇴사두근, quadriceps femoris muscle)
13. **노쪽손목굽힘근**(요골측수근굴근, fiexor carpi radialis muscle)
14. **위팔노근**(상완요골근, brachioradialis muscle)
15. **배곧은근**(복직근, rectus abdominis muscle)
16. **어깨세모근**(삼각근, deltoid muscle)
17. **등세모근**(승모근, trapezius muscle)

18. 목빗근(흉쇄유돌근, sternocleidomastoid muscle)

■ 온몸의 주요 골격근 – 뒷면 (p.47)

1. 뒤통수근(후두근, occipitalis muscle)
2. 등세모근(승모근, trapezius muscle)
3. 넓은등근(광배근, latissimus dorsi muscle)
4. 큰볼기근(대둔근, gluteus maximus muscle)
5. 장딴지근(비복근, gastrocnemius muscle)
6. 반막근(반막형근, semimembraous muscle)
7. 반힘줄근(반건형근, semitendinosus muscle)
8. 넙다리두갈래근(대퇴이두근, biceps femoris muscle)
9. 큰모음근(대내전근, adductor magnus muscle)
10. 배바깥빗근(외복사근, external oblique abdominal muscle)
11. 위팔세갈래근(상완삼두근, triceps brachii muscle)
12. 어깨세모근(삼각근, deltoid muscle)

■ 근육의 형상 (p.48)

1. 방추근육(방추상근, fusiform muscle)
2. 두갈래근(이두근, biceps)
3. 깃근육(우상근, bipennate muscle)
4. 나눔힘줄(건획, tendinous intersection)
5. 배근육(복근, abdominal muscle)
6. 톱니근(거근, serratus muscle)

근육의 구조

■ 뼈대근육의 구조 (p.49)

1. 미오신(굵은근육미세섬유, myosin)
2. 액틴(가는근육미세섬유, actin)
3. 근육다발(muscle fascicle)
4. 근육바깥막(epimysium)
5. 근육다발막(근주위막, perimysium)
6. 근육속막(근내막, endomysium)
7. 근섬유(근세포, muscle fiber)
8. 가로세관(T세관, transverse tubule)
9. 근원섬유(myofibril)
10. 사립체(미토콘드리아, mitochondria)
11. 핵(nucleus)

근육의 보조장치와 근육의 종류

■ 각종 보조장치 (p.50)

1. 지지띠(retinaculum)
2. 힘줄집(건초, tendon sheath)
3. 윤활액(synovial fluid)
4. 뼈(bone)
5. 힘줄(tendon)
6. 윤활막(synovial membrane)
7. 섬유막(fibrous membrane)
8. 종자뼈(sesamoid)
9. 힘줄(tendon)
10. 윤활막주머니(윤활막낭, synovial cyst)
11. 근육도르래(근활차, muscular trochlea)

■ 근육의 종류와 구조 (p.51)

1. 근원섬유(myofibril)
2. 사이원반(개재원반, intercalated disc)
3. 내장근육(visceral muscle; 제대로근)
4. 뼈대근육(골격근, skeletal muscle; 맘대로근)
5. 심장근육(myocardium; 제대로근)

머리의 근육

■ 얼굴 표정근 – 앞면 (p.52)

1. 눈살근(비근근, procerus muscle)
2. 이마근(전두근, frontal muscle)
3. 눈둘레근(안륜근, orbicularis oculi muscle)
4. 위입술콧방울올림근(상순비익거근, elevator labii superioris alaeque nasi muscle)
5. 작은광대근(소관골근, zygomatic minor muscle)
6. 큰광대근(대관골근, zygomaticus major muscle)
7. 입꼬리당김근(소근, risorius muscle)
8. 입꼬리내림근(구각하제근, depressor anguli oris muscle)
9. 아랫입술내림근(하순하제근, depressor labii inferioris muscle)
10. 턱끝근(이근, mentalis muscle)
11. 입둘레근(구륜근, orbicularis oris muscle)
12. 깨물근(교근, masseter muscle)
13. 볼근(협근, buccinator muscle)
14. 입꼬리올림근(구각거근, levator anguli oris muscle)
15. 위입술올림근(상순거근, levator labii superioris muscle)
16. 코근(비근, nasalis muscle)
17. 눈썹주름근(추미근, corrugator supercilii muscle)
18. 머리덮개널힘줄(모상건막, galea aponeurotica)

■ 얼굴 표정근 – 옆면 (p.53)

1. 이마근(전두근, frontal muscle)
2. 관자마루근(측두두정근, temporoparietalis muscle)
3. 앞귓바퀴근(전이개근, anterior auricular muscle)
4. 넓은목근(광경근, platysma muscle)
5. 등세모근(승모근, trapezius muscle)
6. 목빗근(흉쇄유돌근, sternocleidomastoid muscle)

7. **뒤귓바퀴근**(후이개근, posterior auricular muscle)
8. **뒤통수근**(후두근, laryngeal muscle)
9. **위귓바퀴근**(상이개근, superior auricular muscle)
10. **머리덮개널**(모상건막힘줄, galea aponeurotica)

■ 씹기근육 (p.54)

1. **관자근**(측두근, temporalis muscle)
2. **깨물근**(교근, masseter muscle)
3. **가쪽날개근**(외측익돌근, lateral pterygoid muscle)
4. **안쪽날개근**(내측익돌근, medial pterygoid muscle)

목의 근육

■ 목뿔위근육과 목뿔아래근육 (p.55)

1. **턱목뿔근**(악설골근, mylohyoid muscle)
2. **두힘살근**(악이복근, digastric muscle)
3. **붓목뿔근**(경상설골근, stylohyoid muscle)
4. **목빗근**(흉쇄유돌근, sternocleidomastoid muscle)
5. **등세모근**(승모근, trapezius muscle)
6. **빗장뼈**(쇄골, clavicle)
7. **갈비뼈**(제1늑골, costa)
8. **방패연골**(갑상연골, thyroid cartilage)
9. **복장뼈**(흉골, sternum)
10. **복장빗장관절**(흉쇄관절, sternoclavicular articulation)
11. **어깨목뿔근**(견갑설골근, omohyoid muscle)
12. **복장방패근**(흉갑상근, sternothyroid muscle)
13. **방패목뿔근**(갑상설골근, thyrohyoid muscle)
14. **복장목뿔근**(흉설골근, sternohyoid muscle)
15. **목뿔뼈**(설골, hyoid bone)
16. **목뿔혀근**(설골설근, hyoglossus muscle)
17. **붓혀근**(경상설근, styloglossus muscle)
18. **턱끝혀근**(이설근, genioglossus muscle)
19. **턱끝목뿔근**(이설골근, geniohyoid muscle)

■ 목갈비근 무리와 척추앞근육 무리 (p.56)

1. **중간목갈비근**(중사각근, scalenus medius muscle)
2. **뒤목갈비근**(후사각근, scalenus posterior muscle)
3. **제3등뼈**(흉추, thoracic vertebra)
4. **목갈비근사이**(사각근간, interscalene)
5. **중간목갈비근**(중사각근, scalenus medius muscle)
6. **앞목갈비근**(전사각근, scalenus anterior muscle)
7. **긴목근**(경장근, longus colli muscle)
8. **긴머리근**(두장근, longus capitis muscle)
9. **가쪽머리곧은근**(외측두직근, rectus capitis lateralis muscle)
10. **앞머리곧은근**(전두직근, rectus capitis anterior muscle)

가슴의 근육

■ 가슴의 주요 근육 (p.57)

1. **큰가슴근**(대흉근, pectoralis major muscle)
2. **배바깥빗근**(외복사근, external oblique abdominal muscle)
3. **앞톱니근**(전방거근, serratus anterior muscle)
4. **작은가슴근**(소흉근, pectoralis minor muscle)

■ 호흡에 관여하는 근육 (p.58)

1. **갈비뼈각**(늑골각, costal angle)
2. **바깥갈비사이근**(외늑간근, external intercostal muscle)
3. **속갈비사이근**(내늑간근, internal intercostal muscle)

배와 등의 근육

■ 배부위의 주요 근육 (p.59)

1. **배가로근**(복횡근, transversus abdominis muscle)
2. **배속빗근**(내복사근, internal oblique abdominal muscle)
3. **배바깥빗근**(외복사근, external oblique abdominal muscle)
4. **배곧은근**(복직근, rectus abdominis muscle)
5. **샅고랑인대**(서혜인대, inguinal ligament)
6. **백색선**(백선, linea alba)

■ 등부위의 주요 근육 (p.60)

1. **등세모근**(승모근, trapezius muscle)
2. **큰원근**(대원근, teres major muscle)
3. **넓은등근**(광배근, latissimus dorsi muscle)
4. **큰볼기근**(대둔근, gluteus maximus muscle)
5. **등허리근막**(요배근막, lumbodorsal fascia)
6. **배바깥빗근**(외복사근, external oblique abdominal muscle)
7. **아래뒤톱니근**(하후거근, serratus posterior inferior muscle)
8. **가시아래근**(극하근, infraspinatus muscle)
9. **마름근**(능형근, rhomboid muscle)
10. **어깨뼈가시**(견갑극, spine of scapula)
11. **어깨올림근**(견갑거근, levator scapulae muscle)

■ 배 · 등부위의 근육 (p.61)

1. **큰허리근**(대요근, psoas major muscle)
2. **배곧은근집**(복직근초, rectus sheath)
3. **배곧은근**(복직근, rectus abdominis muscle)
4. **배바깥빗근**(외복사근, external oblique abdominal muscle)
5. **배속빗근**(내복사근, internal oblique abdominal muscle)
6. **배가로근**(복횡근, transversus abdominis muscle)
7. **허리네모근**(요방형근, quadratus lumborum muscle)
8. **고유배근**(epaxial muscle)

9. **척추뼈**(척추골, vertebra)
10. **백색선**(백선, linea alba)

■ 고유배근 – 가쪽근육무리 (p.62)

1. **가장긴근**(최장근, longissimus muscle)
2. **엉덩갈비근**(장늑근, iliocostalis muscle)
3. **가로돌기사이근육**(횡돌기간근, intertransversii muscle)
4. **널판근**(판상근, splenius muscle)

■ 고유배근 – 안쪽근육무리 (p.63)

1. **가로돌기가시근육**(횡돌기극근, transversospinalis muscle)
2. **반가시근**(반극근, semispinal muscle)
3. **돌림근**(회선근, rotatores muscle)
4. **뭇갈래근**(다열근, multifidus muscle)
5. **가시근**(극근, spinalis muscle)
6. **가시사이근육**(극간근, interspinales muscle)

골반의 근육

■ 골반가로막 (p.64)

1. **궁둥구멍근**(이상근, piriform muscle)
2. **꼬리근**(미골근, coccygeus muscle)
3. **항문올림근**(항문거근, levator ani muscle)
4. **엉덩꼬리근**(장미골근, iliococcygeus muscle)
5. **두덩꼬리근**(치골미골근, pubococcygeus muscle)
6. **두덩곧창자근**(치골직장근, puborectalis muscle)
7. **속폐쇄근**(내폐쇄근, obturator internus muscle)
8. **두덩결합**(치골결합, pubic symphysis)

■ 음부 주변의 근육 (p.65)

1. **궁둥뼈결절**(좌골결절, ischial tuberosity)
2. **질어귀망울**(전정구, vestibular bulb)
3. **깊은샅가로근**(심횡회음근, deep transverse perineal muscle)
4. **망울해면체근**(구해면체근, bulbocavernosus muscle)
5. **바깥항문조임근**(외항문괄약근, sphincter ani externus muscle)
6. **두덩꼬리근**(치골미골근, pubococcygeus muscle)
7. **엉덩꼬리근**(장미골근, iliococcygeus muscle)
8. **항문올림근**(항문거근, levator ani muscle)
9. **큰볼기근**(대둔근, gluteus maximus muscle)
10. **항문꼬리인대**(항문미골인대, anococcygeal ligament)

■ 골반근 무리 (p.66)

1. **엉덩허리근**(장요근, iliopsoas muscle)
2. **큰허리근**(대요근, psoas major muscle)
3. **엉덩근**(장근, iliacus muscle)
4. **샅고랑인대**(서혜인대, inguinal ligament)
5. **작은돌기**(소전자, lesser trochanter)
6. **근육칸**(lacuna musculorum)

팔의 근육

■ 팔의 근육 – 앞면 (p.67)

1. **어깨세모근**(삼각근, deltoid muscle)
2. **위팔두갈래근**(상완이두근, biceps brachii muscle)
3. **위팔노근**(상완요골근, brachioradialis muscle)
4. **노쪽손목굽힘근**(요골측수근굴근)
5. **굽힘근지지띠**(굴근지대, flexor retinaculum)
6. **짧은엄지벌림근**(단무지외전근, abductor pollicis brevis muscle)
7. **얕은손가락굽힘근**(표재지굴근, flexor digitorum superficialis muscle)
8. **긴손바닥근**(장수장근, palmaris longus muscle)
9. **자쪽손목굽힘근**(척골측수근굴근, flexor carpi ulnaris muscle)
10. **원엎침근**(원형회내근, pronator teres muscle)
11. **어깨밑근**(견갑하근, subscapularis muscle)
12. **위팔두갈래근**(상완이두근, biceps brachii muscle)
13. **긴갈래**(장두, long head)
14. **짧은갈래**(단두, short head)
15. **네모엎침근**(방형회내근, pronator quadratus muscle)
16. **긴엄지굽힘근**(장수무지굴근, flexor pollicis longus muscle)
17. **깊은손가락굽힘근**(심수지굴근, flexor digitorum profundus muscle)
18. **위팔근**(상완근, brachialis muscle)
19. **부리위팔근**(오훼완근, coracobrachialis muscle)
20. **작은가슴근**(소흉근, pectoralis minor muscle)

■ 팔의 근육 – 뒷면 (p.68)

1. **넓은등근**(광배근, latissimus dorsi muscle)
2. **자쪽손목굽힘근**(척골측수근굴근, flexor carpi ulnaris muscle)
3. **자쪽손목폄근**(척골측수근신근, extensor carpi ulnaris muscle)
4. **새끼폄근**(소지신근, extensor digiti minimi muscle)
5. **손가락폄근**(지신근, extensor digitorum muscle)
6. **짧은노쪽손목폄근**(단요골측수근신근, extensor carpi radialis brevis muscle)
7. **긴노쪽손목폄근**(장요골측수근신근, extensor carpi radialis longus muscle)
8. **위팔노근**(상완요골근, brachioradialis muscle)
9. **위팔세갈래근**(상완삼두근, triceps brachii muscle)
10. **어깨세모근**(삼각근, deltoid muscle)
11. **가시아래근**(극하근, infraspinatus muscle)
12. **어깨뼈가시**(견갑극, spine of scapula)
13. **등세모근**(승모근, trapezius muscle)
14. **큰원근**(대원근, teres major muscle)

15. **위팔세갈래근**(상완삼두근, triceps brachii muscle)
16. **가쪽갈래**(외측두, lateral head)
17. **안쪽갈래**(장두, long head)
18. **긴갈래**(내측두, medial head)
19. **긴엄지폄근**(장수무지신근, extensor pollicis longus muscle)
20. **집게폄근**(시지신근, extensor indicis muscle)
21. **짧은엄지폄근**(단무지신근, extensor hallucis brevis muscle)
22. **긴엄지벌림근**(장무지외전근, abductor pollicis longus muscle)
23. **손뒤침근**(회외근, supinator muscle)
24. **삼각공간**(내측액와극, triangular space)
25. **네모공간**(외측액와극, quadrilateral space)
26. **작은원근**(소원근, teres minor muscle)
27. **가시아래근**(극하근, infraspinatus muscle)
28. **가시위근**(극상근, supraspinatus muscle)

■ 오른쪽 팔의 가로절단면 (p.69)

1. **위팔세갈래근-가쪽갈래**(외측두, lateral head)
2. **위팔뼈**(상완골, humerus)
3. **위팔근**(상완근, brachialis muscle)
4. **위팔두갈래근**(상완삼두근, triceps brachii muscle)
5. **노신경**(요골신경, radial nerve)
6. **근육피부신경**(근피신경, musculocutaneous nerve)
7. **정중신경**(median nerve)
8. **자신경**(척골신경, ulnar nerve)
9. **위팔정맥**(상완정맥, brachial vein)
10. **위팔동맥**(상완동맥, brachial artery)
11. **위팔세갈래근-안쪽갈래**(내측두, medial head)
12. **위팔세갈래근-긴갈래**(장두, long head)
13. **자쪽손목폄근**(척골측수근신근, extensor carpi ulnaris muscle)
14. **새끼폄근**(소지신근, extensor digiti minimi muscle)
15. **손가락폄근**(지신근, extensor digitorum muscle)
16. **노뼈**(요골, radius)
17. **긴노쪽손목폄근**(장요골측수근신근, extensor carpi radialis longus muscle)
18. **짧은노쪽손목폄근**(단요골측수근신근, extensor carpi radialis brevis muscle)
19. **위팔노근**(상완요골근, brachioradialis muscle)
20. **노동맥**(요골동맥, radial artery)
21. **원엎침근**(원형회내근, pronator teres muscle)
22. **긴엄지굽힘근**(장수무지굴근, flexor pollicis longus muscle)
23. **노쪽손목굽힘근**(요골측수근굴근, fiexor carpi radialis muscle)
24. **정중신경** (median nerve)
25. **긴손바닥근**(장수장근, palmaris longus muscle)
26. **얕은손가락굽힘근**(표재지굴근, flexor digitorum superficialis muscle)
27. **자쪽손목굽힘근**(척골측수근굴근, flexor carpi ulnaris muscle)
28. **자동맥**(척골동맥, ulnar artery)
29. **자신경**(척골신경, ulnar nerve)
30. **짧은엄지폄근**(단무지신근, extensor hallucis brevis muscle)
31. **긴엄지벌림근**(장무지외전근, abductor pollicis longus muscle)
32. **긴엄지폄근**(장수무지신근, extensor pollicis longus muscle)
33. **깊은손가락굽힘근**(심수지굴근, flexor digitorum profundus muscle)
34. **자뼈**(척골, ulna)

■ 오른쪽 손바닥의 힘줄과 근육 (p.70)

1. **바닥쪽뼈사이근**(장측골간근, palmar interosseus muscle)
2. **새끼두덩**(소지구, hypothenar eminence)
3. **새끼벌림근**(소지외전근, abductor digiti minimi muscle)
4. **짧은새끼굽힘근**(단소지굴근, flexor digiti minimi brevis muscle)
5. **새끼맞섬근**(소지대립근, opponens digiti minimi muscle)
6. **굽힘근지지띠**(굴근지대, flexor retinaculum)
7. **손목굴**(수근관, carpal canal)
8. **엄지맞섬근**(무지대립근, pollicis muscle)
9. **짧은엄지벌림근**(단무지외전근, abductor pollicis brevis muscle)
10. **짧은엄지굽힘근**(단수무지굴근, flexor pollicis brevis muscle)
11. **엄지모음근**(무지내전근, adductor hallucis muscle)
12. **엄지두덩**(무지구, thenar eminence)
13. **긴엄지굽힘근힘줄**(장수무지굴근건, flexor hallucis longus tendon)
14. **얕은손가락굽힘근힘줄**(표재지굴근건, flexor digitorum superficialis tendon)
15. **깊은손가락굽힘근힘줄**(심수지굴근건, flexor digitorum profundus tendon)

■ 오른쪽 손등의 힘줄 (p.71)

1. **폄근널힘줄**(신근건막, extensor expansion)
2. **긴엄지폄근힘줄**(장무지신근건, flexor hallucis longus tendon)
3. **긴엄지벌림근힘줄**(장무지외전근건, abductor pollicis longus tendon) 및 **짧은엄지폄근힘줄**(단무지신근건, extensor pollicis brevis tendon)
4. **집게폄근힘줄**(시지신근건, extensor indicis tendon)
5. **긴노쪽손목폄근힘줄**(장요측수근신근건, extensor carpi radialis longus tendon)
6. **짧은노쪽손목폄근힘줄**(단요측수근신근건, extensor carpi radialis brevis tendon)
7. **폄근지지띠**(신근지대, extensor retinaculum)
8. **손가락폄근힘줄**(지신근건, extensor digitorum tendon)
9. **새끼폄근힘줄**(소지신근건, extensor digiti minimi tendon)
10. **힘줄사이연결**(건간연결, intertendinous connection)
11. **등쪽뼈사이근**(배측골간근, dorsal interosseus muscle)

■ 노쪽에서 본 오른손 손가락 (p.71)

1. **끝마디뼈**(말절골, distal phalanx)
2. **깊은손가락굽힘근힘줄**(심수지굴근건, flexor digitorum profundus tendon)
3. **중간마디뼈**(중지골, middle phalanx)

4. **얕은손가락굽힘근힘줄**(표재지굴근건, flexor digitorum superficialis tendon)
5. **벌레근**(충양근, lumbrical muscle)
6. **뼈사이근**(골간근, interosseous muscle)
7. **손허리뼈**(중수골, metacarpal bone)
8. **폄근널힘줄**(신근건막, extensor expansion)

다리의 근육

■ 다리의 근육 – 앞면 (p.72)

1. **넙다리근막긴장근**(대퇴근막장근, tensor fasciae latae muscle)
2. **넙다리빗근**(봉공근, sartorius muscle)
3. **엉덩정강근막띠**(장경대, iliotibial tract)
4. **넙다리곧은근**(대퇴직근, rectus femoris muscle)
5. **가쪽넓은근**(외측광근, vastus lateralis)
6. **안쪽넓은근**(내측광근, vastus medialis)
7. **긴종아리근**(장비골근, peroneus longus muscle)
8. **짧은종아리근**(단비골근, peroneus brevis muscle)
9. **긴발가락폄근**(장지신근, extensor digitorum longus muscle)
10. **가자미근**(soleus muscle)
11. **앞정강근**(전경골근, tibialis anterior muscle)
12. **장딴지근**(비복근, gastrocnemius muscle)
13. **무릎인대**(슬개인대, patellar ligament) [**무릎힘줄**(슬개건, patellar tendon)]
14. **두덩정강근**(박근, gracilis muscle)
15. **긴모음근**(장내전근, adductor longus muscle)
16. **두덩근**(치골근, pectineus muscle)
17. **엉덩허리근**(장요근, iliopsoas muscle)
18. **샅고랑인대**(서혜인대, inguinal ligament)

■ 골반근 무리 (p.73)

1. **엉덩허리근**(장요근, iliopsoas muscle)
2. **큰허리근**(대요근, psoas major muscle)
3. **엉덩근**(장근, iliacus muscle)
4. **샅고랑인대**(서혜인대, inguinal ligament)
5. **작은돌기**(소전자, lesser trochanter)
6. **근육칸**(lacuna musculorum)

■ 다리의 근육 – 뒷면 (p.74)

1. **아족**(거위발, pes anserinus)
2. **발꿈치힘줄**(종골건, calcaneal tendon)
3. **가자미근**(soleus muscle)
4. **장딴지근**(비복근, gastrocnemius muscle)
5. **다리오금**(슬와, popliteal fossa)
6. **반막근**(반막형근, semimembranous muscle)
7. **반힘줄근**
8. **넙다리두갈래근**
9. **넙다리뒤인대**(hamstring)
10. **큰모음근**(대내전근, adductor magnus muscle)
11. **두덩정강근**(박근, gracilis muscle)
12. **큰볼기근**(대둔근, gluteus maximus muscle)
13. **중간볼기근**(중둔근, gluteus medius muscle)
14. **작은볼기근**(소둔근, gluteus minimus muscle)
15. **궁둥구멍근**(이상근, piriform muscle)
16. **바깥폐쇄근**(외폐쇄근, obturator externus)
17. **오금근**(슬와근, popliteus muscle)
18. **뒤정강근**(후경골근, tibialis posterior muscle)
19. **긴발가락굽힘근**(장지굴근, flexor digitorum longus muscle)
20. **긴엄지굽힘근**(장족무지굴근, flexor hallucis longus muscle)

■ 오른쪽 다리의 가로절단면 (p.75)

1. **넙다리동맥**(대퇴동맥, femoral artery)
2. **넙다리정맥**(대퇴정맥, femoral vein)
3. **넙다리빗근**(봉공근, sartorius muscle)
4. **긴모음근**(장내전근, adductor longus muscle)
5. **두덩정강근**(박근, gracilis muscle)
6. **짧은모음근**(단내전근, adductor brevis muscle)
7. **큰모음근**(대내전근, adductor magnus muscle)
8. **반막근**(반막형근, semimembranous muscle)
9. **반힘줄근**(반건형근, semitendinosus muscle)
10. **넙다리두갈래근**(대퇴이두근, biceps femoris muscle)
11. **궁둥신경**(좌골신경, sciatic nerve)
12. **넙다리뼈**(대퇴골, femur)
13. **가쪽넓은근**(외측광근, vastus lateralis)
14. **중간넓은근**(중간광근, vastus intermedius)
15. **넙다리곧은근**(대퇴직근, rectus femoris muscle)
16. **안쪽넓은근**(내측광근, vastus medialis)
17. **넙다리네갈래근**(대퇴사두근, quadriceps)
18. **앞정강근**(전경골근, tibialis anterior muscle)
19. **정강뼈**(경골, cnemis)
20. **뒤정강근**(후경골근, tibialis posterior muscle)
21. **긴발가락굽힘근**(장지굴근, flexor digitorum longus muscle)
22. **뒤정강정맥**(후경골정맥, posterior tibial vein)
23. **뒤정강동맥**(후경골동맥, posterior tibial artery)
24. **장딴지근**(비복근, gastrocnemius muscle)
25. **가자미근**(soleus muscle)
26. **종아리세갈래근**(하퇴삼두근, triceps surae muscle)
27. **긴엄지굽힘근**(장족무지굴근, flexor hallucis longus muscle)
28. **종아리뼈**(비골, fibula)
29. **짧은종아리근**(단비골근, peroneus brevis muscle)
30. **긴종아리근**(장비골근, peroneus longus muscle)
31. **긴발가락폄근**(장지신근, extensor digitorum longus muscle)
32. **긴엄지폄근**(장족무지신근, extensor hallucis longus muscle)

■ 왼발의 근육과 힘줄 (p.76)

1. **긴엄지폄근**(장족무지신근, extensor hallucis longus muscle)
2. **짧은발가락폄근**(단지신근, extensor digitorum brevis muscle)
3. **짧은엄지폄근**(단족무지신근, musculus extensor hallucis brevis muscle)
4. **긴발가락폄근**(장지신근, extensor digitorum longus muscle)
5. **아래폄근지지띠**(하신근지대, inferior extensor retinaculum)
6. **가쪽복사**(외과, lateral malleolus)
7. **위폄근지지띠**(상신근지대, superior extensor retinaculum)

■ 오른발의 근육과 힘줄 (p.77)

1. **긴엄지폄근**(장족무지신근, extensor hallucis longus muscle)
2. **앞정강근**(전경골근, tibialis anterior muscle)
3. **위폄근지지띠**(상신근지대, superior extensor retinaculum)
4. **아래폄근지지띠**(하신근지대, inferior extensor retinaculum)
5. **짧은발가락굽힘근**(단지굴근, flexor digitorum brevis muscle)
6. **긴발가락굽힘근**(장지굴근, flexor digitorum longus muscle)
7. **굽힘근지지띠**(굴근지대, flexor retinaculum)
8. **발꿈치힘줄**(종골건, calcaneal tendon) [**아킬레스힘줄**(아킬레스건, Achilles tendon)]
9. **긴엄지굽힘근**(장족무지굴근, flexor hallucis longus muscle)
10. **안쪽복사**(내과, medial malleolus)
11. **뒤정강근**(후경골근, tibialis posterior muscle)
12. **정강뼈**(경골, cnemis)
13. **긴발가락굽힘근**(장지굴근, flexor digitorum longus muscle)
14. **종아리세갈래근**(하퇴삼두근, triceps surae muscle)

5장 신경계

중추신경계와 말초신경계

■ 신경계의 분포 (p.80)

1. **뇌신경**(cranial nerve)
2. **척수신경**(spinal nerve)
3. **척수**(spinal cord)
4. **뇌**(brain)

■ 온몸의 주요 신경 (p.81)

1. **미주신경**(vagus nerve)
2. **삼차신경**(trigeminal nerve)
3. **척수신경**(spinal nerve)
4. **목신경**(경신경, cervical nerve)
5. **가슴신경**(흉부신경, thoracic nerve)
6. **허리신경**(요신경, lumbar nerve)
7. **엉치신경**(천골신경, sacral nerve)
8. **꼬리신경**(미골신경, coccygeal nerve)
9. **음부신경얼기**(pudendal plexus)
10. **엉치신경얼기**(천골신경총, sacral plexus)
11. **허리신경얼기**(요신경총, lumbar plexus)
12. **팔신경얼기**(완신경총, brachial plexus)
13. **목신경얼기**(경신경총, cervical plexus)
14. **중추신경**(central nerve)
15. **척수**(spinal cord)
16. **숨뇌**(연수, myelencephalon)
17. **소뇌**(cerebellum)
18. **대뇌**(cerebrum)

신경구조

■ 신경세포(뉴런, neuron)의 구조 (p.82)

1. **시냅스**(연접, synapse)
2. **세포체**(cell body)
3. **핵**(nucleus)
4. **중추신경계**(central nervous system)
5. **희소돌기아교세포**(희돌기교세포, oligodendroglia)
6. **랑비에결절**(node of Ranvier)
7. **말이집**(수초, myelin)
8. **가지돌기**(수상돌기, dendrite)
9. **축삭**(신경돌기, axon)

■ 말초신경의 말이집신경섬유 (p.83)

10. **축삭**(axon)
11. **슈반세포**(Schwann cell)
12. **시냅스**(synapse; **신경종말**)
13. **곁가지**(측지, collateral branch)
14. **근육**(muscle)
15. **말초신경계**(peripheral nervous system)

뇌신경

■ 뇌줄기와 뇌신경의 위치관계 (p.84)

1. **시상**
2. **시각로**(시삭)
3. **다리뇌**(교뇌)
4. **시신경**
5. **눈돌림신경**(동안신경)
6. **삼차신경**
7. **얼굴신경**(안면신경)
8. **갓돌림신경**(외전신경)

9. **허인두신경**(설인신경)
10. **숨뇌의 피라미드로**
11. **미주신경**
12. **혀밑신경**(설하신경)
13. **더부신경**(척수근)
14. **앞가쪽고랑**(전외측구)
15. **뒤가쪽고랑**(후외측구)
16. **올리브**
17. **숨뇌**(연수)
18. **속귀신경**(전정와우신경)
19. **도르래신경**(활차신경)
20. **아래둔덕**(하구)
21. **위둔덕**(상구)
22. **가쪽무릎체**
23. **중간뇌**(중뇌)

■ 뇌신경의 종류와 목적지 및 기능 (p.85)

24. **도르래신경**(활차신경, trochlear nerve; 제Ⅳ뇌신경)
25. **눈돌림신경**(동안신경, oculomotor nerve; 제Ⅲ뇌신경)
26. **갓돌림신경**(외전신경, abducens nerve; 제Ⅵ뇌신경)
27. **속귀신경**(전정와우신경, vestibulocochlear nerve; 제Ⅷ뇌신경)
28. **미주신경**(vagus nerve; 제Ⅹ뇌신경)
29. **후각신경**(olfactory nerve; 제Ⅰ뇌신경)
30. **시각교차**(optic chiasm)
31. **시각로**(시삭, optic tract)
32. **더부신경**(부신경, accessory nerve; 제Ⅺ뇌신경)
33. **숨뇌**(연수, myelencephalon)
34. **다리뇌**(교뇌, pons)
35. **혀밑신경**(설하신경, hypoglossal nerve; 제Ⅻ뇌신경)
36. **허인두신경**(설인신경, glossopharyngeal nerve; 제Ⅸ뇌신경)
37. **얼굴신경**(안면신경, facial nerve; 제Ⅶ뇌신경)
38. **삼차신경**(trigeminal nerve; 제Ⅴ뇌신경)
39. **시신경**(optic nerve; 제Ⅱ뇌신경)

척수신경

■ 척수신경의 단면 – 가슴신경 (p.86)

1. **척수신경절**(spinal ganglion)
2. **척수신경**(spinal nerve)
3. **교감신경절**(sympathetic ganglion)
4. **교감신경줄기**(교감신경간, sympathetic trunk)
5. **앞가지**(전지, anterior branch)
6. **회색교통가지**(회색교통지, gray rami communicantes)
7. **백색교통가지**(백색교통지, white rami communicantes)
8. **뒤가지**(후지, posterior branch)
9. **뒤뿌리**(후근, dorsal root)
10. **앞뿌리**(전근, foreroot)

■ 척수신경의 단면 – 앞면 (p.87)

1. **목신경**(경신경, cervical nerve)
2. **허리신경**(요신경, lumbar nerve)
3. **꼬리신경**(미골신경, coccygeal nerve)
4. **엉치신경**(천골신경, sacral nerve)
5. **가슴신경**(흉신경, thoracic nerve)

운동신경과 감각신경

■ 내림 전도로 – 운동신경 (p.89)

1. **대뇌겉질**(대뇌피질, cerebral cortex)**의 운동영역**(motor area)
2. **속섬유막**(내포, internal capsule)
3. **대뇌다리**(대뇌각, cerebral peduncle)
4. **겉질척수로**(피질척수로, corticospinal tract)
5. **피라미드**(추체, pyramid)
6. **앞겉질척수로**(전피질척수로, anterior corticospinal tract)
7. **가쪽겉질척수로**(외측피질척수로, lateral corticospinal tract)
8. **배쪽뿔**(전각, anterior horn)
9. **척수**(spinal cord)

■ 오름 전도로 – 감각신경 (p.89)

1. **대뇌겉질**(대뇌피질, cerebral cortex)**의 감각영역**(sensation area)
2. **시상**(thalamus)
3. **척수시상로**(spinothalamic tract)
4. **뒤기둥 · 안쪽섬유띠경로**(posterior column·medial lemniscal pathway)
5. **안쪽섬유띠**(내측섬유띠, medial lemniscus)
6. **피라미드**(추체, pyramid)
7. **뒤뿌리신경절**(후근신경절, dorsal root ganglion)
8. **척수**(spinal cord)
9. **뒤뿌리**(후근, dorsal root)
10. **뒤뿔**(후각, dorsal horn)
11. **뒤섬유단**(후삭, posterior funiculus)

자율신경계

■ 자율신경계의 기능 (p.90~91)

1. **목신경**(경신경, cervical nerve)
2. **가슴신경**(흉신경, thoracic nerve)
3. **교감신경줄기**(교감신경간, sympathetic trunk)
4. **위목신경절**(상경신경절, superior cervical ganglion)
5. **중간목신경절**(중경신경절, middle cervical ganglion)
6. **별신경절**(성상신경절, stellate ganglion)

7. **가슴심장신경**(thoracic cardiac nerve)
8. **큰내장신경**(대내장신경, greater splanchnic nerve)
9. **아래창자간막신경절**(하장간막신경절, inferior mesenteric ganglion)
10. **위창자간막신경절**(상장간막신경절, superior mesenteric ganglion)
11. **복강신경절**(celiac ganglion)
12. **날개입천장신경절**(익구개신경절, pterygopalatine ganglion)
13. **눈돌림신경**(동안신경, oculomotor nerve)
14. **턱밑신경절**(악하신경절, submandibular ganglion)
15. **섬모체신경절**(모양체신경절, ciliary ganglion)
16. **귀신경절**(이신경절, otic ganglion)
17. **얼굴신경**(안면신경, facial nerve)
18. **혀인두신경**(설인신경, glossopharyngeal nerve)
19. **미주신경**(vagus nerve)
20. **골반내장신경**(pelvic splanchnic nerve)

뇌를 보호하는 구조

■ 뇌의 구조 (p.92)

1. **머리뼈**(두개골, cranial bone)
2. **뇌들보**(뇌량, corpus callosum)
3. **뇌활**(뇌궁, fornix)
4. **사이뇌**(간뇌, deutencephalon)
5. **시상**(thalamus)
6. **시상하부**(hypothalamus)
7. **뇌하수체**(hypophysis)
8. **척수**(spinal cord)
9. **숨뇌**(연수, myelencephalon)
10. **다리뇌**(교뇌, pons)
11. **중간뇌**(중뇌, mesencephalon)
12. **뇌줄기**(뇌간, brain stem)
13. **소뇌천막**(tentorium cerebelli)
14. **소뇌**(cerebellum)
15. **솔방울샘**(송과체, pineal gland)
16. **뇌척수막**(meninges)
17. **대뇌**(cerebrum)

■ 경질막과 거미막 (p.93)

1. **머리뼈**(두개골, cranial bone)
2. **경질막**(경막, dura mater)
3. **거미막**(지주막, arachnoid membrane)
4. **거미막과립**(지주막과립, arachnoidal granulation)

■ 뇌척수액의 흐름 (p.94)

1. **제3뇌실 맥락얼기**(choroid plexus)
2. **제3뇌실**(third ventricle)
3. **제4뇌실**(fourth ventricle)
4. **제4뇌실 맥락얼기**
5. **소뇌**(cerebellum)
6. **경질막정맥굴**(경막정맥동, dural venous sinus)
7. **거미막밑공간**(지주막하강, subarachnoid space)
8. **거미막**(지주막)
9. **경질막 안쪽막**
10. **경질막 바깥막**
11. **머리뼈**(두개골)
12. **거미막과립**(지주막과립)
13. **대뇌**(cerebrum)

뇌의 구조

■ 뇌의 윗면과 바닥면 (p.95)

1. **이마엽**(전두엽, frontal lobe)
2. **대뇌세로틈새**(대뇌종열, longitudial fissure)
3. **중심고랑**(중심구, central sulcus)
4. **마루엽**(두정엽, parietal lobe)
5. **뒤통수엽**(후두엽, occipital lobe)
6. **관자엽**(측두엽, temporal lobe)
7. **소뇌**(cerebellum)
8. **숨뇌**(연수, myelencephalon)
9. **다리뇌**(교뇌, pons)
10. **후각로**(후삭, olfactory tract)
11. **후각망울**(후구, olfactory bulb)
12. **시신경**(optic nerve)

■ 뇌의 각 부위 명칭과 기능(p.96)

1. **운동앞구역**(전운동영역, premotor area)
2. **브로카영역**(Broca's area; **운동성 언어중추**)
3. **이마연합영역**(전두연합영역, frontal association area)
4. **가쪽고랑**(외측구, lateral sulcus)
5. **관자연합영역**(측두연합영역, temporal association area)
6. **청각영역**(acoustic area)
7. **베르니케영역** (Wernicke's area; **감각성 언어중추**)
8. **마루연합영역**(두정연합영역, parietal association area)
9. **몸감각영역**(체성감각영역, somatosensory area)
10. **1차 운동영역**(primary motor area)

■ 뇌의 정중단면(p.97)

1. **뇌들보**(뇌량, corpus callosum)
2. **이마엽**(전두엽, frontal lobe)
3. **관자엽**(측두엽, temporal lobe)
4. **뇌하수체**(hypophysis)
5. **시상**(thalamus)
6. **시각영역**(visual area)
7. **뒤통수엽**(후두엽, occipital lobe)

8. **마루엽**(두정엽, parietal lobe)
9. **중심고랑**(중심구, central sulcus)

뇌의 내부 구조

■ 대뇌의 이마면 (p.98)

1. **속질**(백색질, white matter)
2. **대뇌겉질**(회색질, gray matter)
3. **뇌고랑**(뇌구, sulcus)
4. **이랑**(뇌회, convolution)
5. **속섬유막**(내포, internal capsule)
6. **대뇌다리**(대뇌각, cerebral peduncle)
7. **시상** (thalamus)
8. **제3뇌실**(third ventricle)
9. **다리뇌**(교뇌, pons)
10. **편도체**(amygdaloid body)
11. **해마**(hippocampus)
12. **창백핵**(담창구, globus pallidus)
13. **조가비핵** (putamen)
14. **꼬리핵**(미상핵)
15. **줄무늬체**(선조체, corpus striatum)
16. **가쪽뇌실**(측뇌실, lateral ventricle)
17. **뇌들보**(뇌량, corpus callosum)
18. **대뇌세로틈새**(대뇌종열, longitudial fissure)

■ 대뇌겉질의 운동영역과 감각영역(p.99)

1. **침 분비**
2. **씹기**
3. **운동영역**(motor area)
4. **중심고랑**
5. **감각영역** (sensation area)

■ 대뇌 바닥핵 (p.100)

1. **오른뇌**(right brain)
2. **꼬리핵**(미상핵, caudate nucleus)
3. **조가비핵**(putamen)
4. **창백핵**(담창구, globus pallidus)
5. **소뇌** (cerebellum)
6. **다리뇌**(교뇌, pons)
7. **중간뇌**(중뇌, mesencephalon)
8. **뇌줄기의 일부**
9. **사이뇌**(간뇌, deutencephalon)
10. **뇌들보**(뇌량, corpus callosum)
11. **띠이랑**(대상회, cingulate gyrus)

소뇌와 뇌줄기의 구조

■ 소뇌의 외부 구조 (p.101)

1. **소뇌다리**(소뇌각, cerebellar peduncle)
2. **수평틈새**(수평열, horizontal fissure)
3. **벌레목젖**(충부수, uvula)
4. **소뇌반구**(cerebellar hemisphere)
5. **소뇌계곡**(소뇌곡, vallecula)
6. **소절**(결절, nodule)
7. **타래**(편엽, flocculus)
8. **타래결절엽**(편엽소절엽, flocculonodular lobe)
9. **뒤엽**(후엽, posterior lobe)
10. **소뇌편도**(tonsil of cerebellum)
11. **소뇌소설**(소뇌혀, lingual)
12. **앞엽**(전엽, anterior lobe)
13. **벌레**(충부, vermis)

■ 사이뇌 · 소뇌 · 뇌줄기의 정중단면 (p.102)

1. **시상사이붙음**(시상간유착, interthalamic adhesion)
2. **시상**(thalamus)
3. **시상하부**(hypothalamus)
4. **뇌하수체**(hypophysis)
5. **제3뇌실**(third ventricle)
6. **중간뇌**(중뇌, mesencephalon)
7. **다리뇌**(교뇌, pons)
8. **숨뇌**(연수, myelencephalon)
9. **제4뇌실**(fourth ventricle)
10. **소뇌**(cerebellum)
11. **중간뇌수도관**(중뇌수도, mesencephalic aqueduct)
12. **솔방울샘**(송과체, pineal gland)
13. **맥락얼기**(맥락막총, choroid plexus)
14. **뇌활**(뇌궁, fornix)
15. **뇌들보**(뇌량, corpus callosum)

■ 뇌줄기의 외부 구조 (p.103)

1. **시상**(thalamus)
2. **시신경** (optic nerve)
3. **대뇌다리**(대뇌각, cerebral peduncle)
4. **도르래신경**(활차신경, trochlear nerve)
5. **삼차신경**(trigeminal nerve)
6. **소뇌다리**(소뇌각, cerebellar peduncle)
7. **얼굴신경**(안면신경, facial nerve)
8. **속귀신경**(전정와우신경, vestibulocochlear nerve)
9. **갓돌림신경**(외전신경, abducens nerve)
10. **혀인두신경**(설인신경, glossopharyngeal nerve)
11. **미주신경** (vagus nerve)
12. **혀밑신경**(설하신경, hypoglossal nerve)
13. **제1목신경**(cervical nerve)

14. **더부신경**(부신경, accessory nerve)
15. **숨뇌**(연수, myelencephalon)
16. **다리뇌**(교뇌, pons)
17. **중간뇌**(중뇌, mesencephalon)

머리의 신경

■ 삼차신경의 분포 (p.104)

1. **눈신경**(안신경, opthalmic nerve)
2. **위턱신경**(상악신경, maxillary nerve)
3. **이마신경**(전두신경, frontal nerve)
4. **눈확위신경**(안와상신경, supraorbital nerve)
5. **도르래위신경**(활차상신경, supratrochlear nerve)
6. **도르래아래신경**(활차하신경, infratrochlear nerve)
7. **눈물샘신경**(누선신경, lacrimal nerve)
8. **눈확아래신경**(안와하신경, infraorbital nerve)
9. **위이틀신경**(상치조신경, superior alveolar nerve)
10. **섬모체신경절**(모양체신경절, ciliary ganglion)
11. **턱끝신경**(이신경, mental nerve)
12. **아래이틀신경**(하치조신경, inferior alveolar nerve)
13. **혀신경**(설신경, lingual nerve)
14. **볼신경**(협신경, buccal nerve)
15. **날개입천장신경절**
(익구개신경절, pterygopalatine ganglion)
16. **아래턱신경**(하악신경, mandibular nerve)
17. **반월신경절**(삼차신경절, semilunar ganglion)

■ 얼굴신경의 분포 (p.105)

1. **관자가지**(측두지, temporal branch)
2. **광대가지**(관골지, zygomatic branch)
3. **볼가지**(협근지, buccal branch)
4. **아래턱모서리가지**(하악연지, mandibular marginal branch)
5. **목가지**(경지, cervical branch)
6. **귀밑샘속신경얼기**(이하선내신경총, intraparotid plexus)
7. **고실끈신경**(고삭신경, chorda tympani nerve)
8. **뒤귓바퀴신경**(후이개신경, posterior auricular nerve)
9. **등자근신경**(등골근신경, stapedial nerve)
10. **얼굴신경핵**(안면신경핵, facial nucleus)
11. **무릎신경절**(슬신경절, geniculate ganglion)
12. **큰바위신경**(대추체신경, greater petrosal nerve)

목의 신경

■ 목의 교감신경줄기와 미주신경 (p.106)

1. **바깥목동맥신경**(외경동맥신경, external carotid nerve)
2. **위후두신경**(상후두신경, superior laryngeal nerve)
3. **제X뇌신경**(미주신경, vagus nerve)
4. **되돌이신경**(반회신경, recurrent nerve)
5. **빗장밑동맥**(쇄골하동맥, subclavian artery)
6. **별신경절**(성상신경절, stellate ganglion)
7. **중간목심장신경**(중경심장신경, middle cervical cardiac nerve)
8. **중간목신경절**(중경신경절, middle cervical ganglion)
9. **교감신경줄기**(교감신경간, sympathetic trunk)
10. **위목심장신경**(상경심장신경, superior cervical cardiac nerve)
11. **위목신경절**(상경신경절, superior cervical ganglion)
12. **속목동맥신경**(내경동맥신경, internal carotid nerve)
13. **속목동맥**(내경동맥, internal carotid artery)
14. **바깥목동맥**(외경동맥, external carotid artery)

팔과 다리의 신경

■ 팔의 주요 신경 (p.107)

1. **근육피부신경**(근피신경, musculocutaneous nerve)
2. **노신경**(요골신경, radial nerve)
3. **정중신경**(median nerve)
4. **자신경**(척골신경, ulnar nerve)

■ 다리의 주요 신경 (p.108)

1. **큰궁둥구멍**(대좌골공, greater sciatic foramen)
2. **엉치결절인대**(천결절인대, sacrotuberous ligament)
3. **엉치가시인대**(천극인대, sacrospinal ligament)
4. **궁둥신경**(좌골신경, sciatic nerve)
5. **온종아리신경**(총비골신경, common peroneal nerve)
6. **정강신경**(경골신경, tibial nerve)
7. **넙다리신경**(대퇴신경, femoral nerve)

6장 내분비계

내분비계의 개요

■ 온몸의 주요 내분비기관과 호르몬의 기능 (p.110)

1. **뇌하수체**(hypophysis)
2. **갑상샘**(갑상선, thyroid gland)
3. **부갑상샘**(부갑상선, parathyroid gland)
4. **부신겉질**(부신피질, adrenal cortex)
5. **부신속질**(부신수질, adrenal medulla)
6. **난소**(ovary)
7. **고환**(testis)
8. **샘창자**(십이지장, duodenum)
9. **콩팥**(신장, kidney)

10. **이자**(췌장, pancreas)
11. **위 [날문샘**(유문선, pyloric gland)]
12. **심장**(heart)
13. **가슴샘**(흉선, thymus gland)
14. **솔방울샘**(송과체, pineal gland)

■ 뇌하수체에서 분비되는 호르몬의 작용 (p.111)

1. **시상하부**(hypothalamus)
2. **뇌하수체**(hypophysis)
3. **앞엽**(전엽, anterior lobe)
4. **뒤엽**(후엽, posterior lobe)
5. **갑상샘자극호르몬**(갑상선자극호르몬, thyrotropin)
6. **성장호르몬**(somatotrophin)
7. **젖분비호르몬**(프로락틴, prolactin)
8. **부신겉질자극호르몬**(부신피질자극호르몬, adrenal corticotropic hormone, ACTH)
9. **난포자극호르몬**(follicle stimulating hormone)
10. **황체형성호르몬**(luteinizing hormone)
11. **바소프레신**(vasopressin; 항이뇨호르몬, anti–diuretic hormone, ADH)
12. **옥시토신**(oxytocin)

이자의 구조

■ 이자의 각 부위 명칭 (p.112)

1. **덧이자관**(부췌관, accessory pancreatic duct)
2. **이자관**(췌관, pancreatic duct)
3. **온쓸개관**(총담관, common bile duct)
4. **이자머리**(췌두, head of pancreas)
5. **갈고리돌기**(구상돌기, uncinate process)
6. **작은샘창자유두**(소십이지장유두, lesser duodenal papilla)
7. **큰샘창자유두**(대십이지장유두, greater duodenal papilla) [**파터유두**(papillar of Vater)]
8. **빈창자**(공장, jejunum)
9. **위창자간막정맥**(상장간막정맥, superior mesenteric vein)
10. **위창자간막동맥**(상장간막동맥, superior mesenteric artery)
11. **이자관**(췌관, pancreatic duct)
12. **이자몸통**(췌체, body of pancreas)
13. **이자꼬리**(췌미, tail of pancreas)

■ 랑게르한스섬의 구조 (p.113)

1. **도관**(duct)
2. **샘꽈리세포**(세엽세포, acinar cell)
3. **샘꽈리중심세포**(중심선방세포, centroacinar cell)
4. **이자액**(췌액, pancreatic juice)
5. **δ(D)세포**(delta cell)
6. **β(B)세포**(beta cell)
7. **α(A)세포**(alpha cell)

7장 순환계

순환계의 개요

■ 온몸의 혈액순환 (p.116)

1. **허파동맥**(폐동맥, pulmonary trunk)
2. **위대정맥**(상대정맥, superior vena cava)
3. **오른심방**(우심방, right atrium)
4. **오른심실**(우심실, right ventricle)
5. **간**(liver)
6. **아래대정맥**(하대정맥, inferior vena cava)
7. **콩팥**(신장, kidney)
8. **소화관**(alimentary tract)
9. **심장**(heart)
10. **왼심실**(좌심실, left ventricle)
11. **왼심방**(좌심방, left atrium)
12. **허파정맥**(폐정맥, pulmonary vein)
13. **허파**(폐, lung)

혈관의 구조

■ 동맥 · 정맥의 구조 (p.117)

1. **내막**(intima)
2. **내탄력판**(internal elastic lamina)
3. **중간막**(tunica media)
4. **외탄력판**(external elastic lamina)
5. **외막**(adventitia)
6. **판막**(valve)

■ 모세혈관그물 (p.118)

1. **모세혈관**(capillary)
2. **션트**(shunt)
3. **모세혈관이전조임근**(precapillary sphincter)
4. **세동맥**(arteriole)
5. **세정맥**(venule)

혈액의 성분과 기능

■ 혈액의 성분 (p.119)

1. 액체성분
2. 세포성분
3. 혈장(plasma)
4. 혈소판(platelet)
5. 백혈구(leukocyte)
6. 적혈구(erythrocyte)

■ 백혈구의 종류와 비율 (p.119)

7. 호중구 (neutrophil)
8. 호산구(eosinophil)
9. 호염기구(basophil)
10. 림프구 (lymphocyte)
11. 단핵구 (monocyte)
12. 과립구(granulocyte)

■ 혈액이 응고하는 기전 (p.120)

1. 적혈구(erythrocyte)
2. 백혈구(leukocyte)
3. 혈소판(platelet)
4. 피브린(섬유소, fibrin)

심장의 구조

■ 심장의 각 부위 명칭 – 정면에서 본 모습 (p.121)

1. 대동맥활(대동맥궁, aortic arch)
2. 위대정맥(상대정맥, superior vena cava)
3. 허파동맥판막(폐동맥판, pulmonary valve)
4. 오른심방(우심방, right atrium)
5. 삼첨판(오른방실판막, right atrioventricular valve)
6. 오른심실(우심실, right ventricle)
7. 아래대정맥(하대정맥, inferior vena cava)
8. 왼심실(좌심실, left ventricle)
9. 꼭지근(유두근, papillary muscle)
10. 힘줄끈(건삭, chordae tendineae)
11. 승모판(왼방실판막, left atrioventricular valve)
12. 대동맥판막(대동맥판, aortic valve)
13. 왼심방(좌심방, left atrium)
14. 왼허파정맥(좌폐정맥, left pulmonary vein)
15. 왼허파동맥(좌폐동맥, left pulmonary artery)

판막의 구조와 심장전도계통

■ 4 가지 판막의 움직임 (p.122)

1. 반달판막(반월판, semilunar valve)
2. 허파동맥판막(폐동맥판, pulmonary valve)
3. 대동맥판막(aortic valve)
4. 이첨판(bicuspid valve)
5. 승모판(mitral valve)
6. 삼첨판(tricuspid valve)
7. 방실판막(atrioventricular valve)
8. 혈액(blood)
9. 심실(cardiac ventricle)
10. 오른심장동맥(우관상동맥, right coronary artery)
11. 뒤반달판막(후반월판, posterior semilunar valve)
12. 오른반달판막(우반월판, right semilunar valve)
13. 앞반달판막(전반월판, anterior semilunar valve)
14. 왼반달판막(좌반월판, left semilunar valve)
15. 왼심장동맥(좌관상동맥, left coronary artery)
16. 뒤첨판(후첨판, posterior cusp)
17. 앞첨판(전첨판, anterior cusp)
18. 심실(cardiac ventricle)
19. 사이첨판(중격첨판, septal cusp)
20. 뒤첨판(후첨판, posterior cusp)
21. 앞첨판(전첨판, anterior cusp)

■ 등쪽 중앙에서 본 심장 (p.123)

1. 왼팔머리정맥(좌완두정맥, left brachiocephalic vein)
2. 대동맥활(대동맥궁, aortic arch)
3. 왼허파동맥(좌폐동맥, left pulmonary artery)
4. 왼허파정맥(좌폐정맥, left pulmonary vein)
5. 심장정맥굴(관상정맥동, coronary sinus)
6. 아래대정맥(하대정맥, inferior vena cava)
7. 오른허파정맥(우폐정맥, right pulmonary vein)
8. 오른허파동맥(우폐동맥, right pulmonary artery)
9. 위대정맥(상대정맥, superior vena cava)
10. 오른팔머리정맥(우완두정맥, right brachiocephalic vein)

■ 심장전도계통 (p.124)

1. 시상하부(hypothalamus)
2. 심장 중추(cardiac center)
3. 부교감신경(parasympathetic nerve)
4. 위대정맥(상대정맥, superior vena cava)
5. 교감신경(sympathetic nerve)
6. 굴심방결절(동심방결절, sinoatrial node)
7. 방실결절(atrioventricular node)
8. 방실다발[atrioventricular bundle; 히스다발(His bundle)]
9. 푸르킨예섬유(Purkinje fiber)

10. **심실사이막**(심실중격, interventricular septum)
11. **오른갈래**(우각, right bundle branch)
12. **왼갈래**(좌각, left bundle branch)
13. **꼭지근**(유두근, papillary muscle)
14. **힘줄끈**(건삭, chordae tendineae)
15. **왼심실**(좌심실, left ventricle)
16. **왼심방**(좌심방, left atrium)

심장에 영양을 공급하는 혈관

■ 심장의 동맥과 정맥 – 앞면 (p.125)

1. **오름대동맥**(상행대동맥, ascending aorta)
2. **위대정맥**(상대정맥, superior vena cava)
3. **오른심방**(우심방, right atrium)
4. **방실사이고랑**(관상구, coronary sulcus)
5. **오른심장동맥**(우관상동맥, right coronary artery)
6. **심장정맥굴**(관상정맥동, coronary sinus)
7. **오른모서리가지**(우연지, right marginal branch)
8. **오른심실**(우심실, right ventricle)
9. **왼심실**(좌심실, left ventricle)
10. **중간심장정맥**(중심장정맥, middle cardiac vein)
11. **앞심실사이고랑**(전심실간구, anterior interventricular sulcus)
12. **큰심장정맥**(대심장정맥, great cardiac vein)
13. **앞심실사이가지**(전실간지, anterior interventricular branch) [**내림앞가지**(전하행지, anterior descending branch)]
14. **왼모서리가지**(좌연지, left marginal branch)
15. **휘돌이가지**(회선지, circumflex branch)
16. **왼심장동맥**(좌관상동맥, left coronary artery)
17. **왼허파동맥**(좌폐동맥, left pulmonary artery)

■ 심장의 동맥과 정맥 – 뒷면 (p.126)

1. **왼허파정맥**(좌폐정맥, left pulmonary vein)
2. **휘돌이가지**(회선지, circumflex branch)
3. **큰심장정맥**(대심장정맥, great cardiac vein)
4. **왼심실뒤정맥**(좌심실후정맥, posterior veins of left ventricle)
5. **뒤심실사이고랑**(후심실간구, posterior interventricular sulcus)
6. **중간심장정맥**(중심장정맥, middle cardiac vein)
7. **뒤심실사이가지**(후실간지, posterior interventricular branch) [**내림뒤가지**(후하행지, posterior descending branch)]
8. **오른심장동맥**(우관상동맥, right coronary artery)
9. **작은심장정맥**(소심장정맥, small cardiac vein)
10. **심장정맥굴**(관상정맥동, coronary sinus)
11. **아래대정맥**(하대정맥, inferior vena cava)
12. **오른허파정맥**(우폐정맥, right pulmonary vein)
13. **위대정맥**(상대정맥, superior vena cava)

인체의 주요 동맥

■ 온몸의 주요 동맥 (p.127)

1. **속목동맥**(내경동맥, internal carotid artery)
2. **바깥목동맥**(외경동맥, external carotid artery)
3. **팔머리동맥**(완두동맥, brachiocephalic trunk)
4. **대동맥활**(대동맥궁, aortic arch)
5. **오름대동맥**(상행대동맥, ascending aorta)
6. **내림대동맥**(하행대동맥, descending aorta)
7. **가슴대동맥**(흉대동맥, thoracic aorta)
8. **배대동맥**(복부대동맥, abdominal aorta)
9. **콩팥동맥**(신장동맥, renal artery)
10. **온엉덩동맥**(총장골동맥, common iliac artery)
11. **바깥엉덩동맥**(외장골동맥, external iliac artery)
12. **정중엉치동맥**(정중천골동맥, median sacral artery)
13. **속엉덩동맥**(내장골동맥, internal iliac artery)
14. **종아리동맥**(비골동맥, fibular artery)
15. **뒤정강동맥**(후경골동맥, posterior tibial artery)
16. **앞정강동맥**(전경골동맥, anterior tibial artery)
17. **오금동맥**(슬와동맥, popliteal artery)
18. **넙다리동맥**(대퇴동맥, femoral artery)
19. **자동맥**(척골동맥, ulnar artery)
20. **노동맥**(요골동맥, radial artery)
21. **복강동맥**(celiac trunk)
22. **갈비사이동맥**(늑간동맥, intercostal artery)과 **허리동맥**(요동맥, lumbar artery) 등
23. **위팔동맥**(상완동맥, brachial artery)
24. **겨드랑동맥**(액와동맥, axillary artery)
25. **빗장밑동맥**(쇄골하동맥, subclavian artery)
26. **온목동맥**(총경동맥, common carotid artery)
27. **척추동맥**(추골동맥, vertebral artery)

■ 머리의 동맥 (p.128)

1. **얕은관자동맥**(천측두동맥, superficial temporal artery)
2. **눈구석동맥**(안각동맥, angular artery)
3. **위입술동맥**(상순동맥, superior labial artery)
4. **아랫입술동맥**(하순동맥, inferior labial artery)
5. **혀동맥**(설동맥, lingual artery)
6. **얼굴동맥**(안면동맥, facial artery)
7. **바깥목동맥**(외경동맥, external carotid artery)
8. **위갑상샘동맥**(상갑상선동맥, superior thyroid artery)
9. **빗장밑동맥**(쇄골하동맥, subclavian artery)
10. **온목동맥**(총경동맥, common carotid artery)
11. **척추동맥**(vertebral artery)
12. **속목동맥**(내경동맥, internal carotid artery)
13. **뒤통수동맥**(후두동맥, occipital artery)
14. **위턱동맥**(상악동맥, maxillary artery)
15. **뒤귓바퀴동맥**(후이개동맥, posterior auricular artery)

■ 뇌바닥의 동맥 (p.129)

1. **속목동맥**(내경동맥, internal carotid artery)
2. **바깥목동맥**(외경동맥, external carotid artery)
3. **온목동맥**(총경동맥, common carotid artery)
4. **척추동맥**(vertebral artery)
5. **대동맥활**(대동맥궁, aortic arch)
6. **대뇌동맥고리**(대뇌동맥륜, cerebral arterial circle)
7. **뒤대뇌동맥**(후대뇌동맥, posterior cerebral artery)
8. **뒤교통동맥**(후교통동맥, posterior communicating artery)
9. **속목동맥**(내경동맥, internal carotid artery)
10. **중간대뇌동맥**(중대뇌동맥, middle cerebral artery)
11. **앞대뇌동맥**(전대뇌동맥, anterior cerebral artery)
12. **앞교통동맥**(전교통동맥, anterior communicating artery)

■ 팔의 주요 동맥 (p.130)

1. **빗장밑동맥**(쇄골하동맥, subclavian artery)
2. **겨드랑동맥**(액와동맥, axillary artery)
3. **온뼈사이동맥**(총골간동맥, common interosseous artery)
4. **노동맥**(요골동맥, radial artery)
5. **얕은손바닥동맥활**(표재수장궁, superficial palmar arch)
6. **깊은손바닥동맥활**(심부수장궁, deep palmar arch)
7. **자동맥**(척골동맥, ulnar artery)
8. **위팔동맥**(상완동맥, brachial artery)
9. **깊은위팔동맥**(상완심동맥, deep brachial artery)

■ 다리의 주요 동맥 (p.131)

1. **넙다리동맥**(대퇴동맥, femoral artery)
2. **뒤정강동맥**(후경골동맥, posterior tibial artery)
3. **가쪽발바닥동맥**(외측족저동맥, lateral plantar artery)
4. **종아리동맥**(비골동맥, fibular artery)
5. **앞정강동맥**(전경골동맥, anterior tibial artery)
6. **오금동맥**(슬와동맥, popliteal artery)
7. **깊은넙다리동맥**(대퇴심동맥, deep femoral artery)
8. **바깥엉덩동맥**(외장골동맥, external iliac artery)

인체의 주요 정맥

■ 온몸의 주요 정맥 (p.132)

1. **바깥목정맥**(외경정맥, external jugular vein)
2. **속목정맥**(내경정맥, internal jugular vein)
3. **위대정맥**(상대정맥, superior vena cava)
4. **아래대정맥**(하대정맥, inferior vena cava)
5. **온엉덩정맥**(총장골정맥, common iliac vein)
6. **바깥엉덩정맥**(외장골정맥, external iliac vein)
7. **큰두렁정맥**(대복재정맥, great saphenous vein)
8. **작은두렁정맥**(소복재정맥, small saphenous vein)
9. **뒤정강정맥**(후경골정맥, posterior tibial vein)
10. **앞정강정맥**(전경골정맥, anterior tibial vein)
11. **오금정맥**(슬와정맥, popliteal vein)
12. **넙다리정맥**(대퇴정맥, femoral vein)
13. **자쪽피부정맥**(척골측피부정맥, basilic vein)
14. **노쪽피부정맥**(요골측피부정맥, cephalic vein)
15. **위팔정맥**(상완정맥, brachial vein)
16. **겨드랑정맥**(액와정맥, axillary vein)
17. **빗장밑정맥**(쇄골하정맥, subclavian vein)
18. **정맥각**(venous angle)
19. **팔머리정맥**(완두정맥, brachiocephalic vein)

■ 머리의 정맥 (p.133)

1. **위눈정맥**(상안정맥, superior ophthalmic vein)
2. **눈구석정맥**(안각정맥, angular vein)
3. **아래눈정맥**(하안정맥, inferior ophthalmic vein)
4. **위턱정맥**(상악정맥, maxillary vein)
5. **얼굴정맥**(안면정맥, facial vein)
6. **턱끝밑정맥**(이하정맥, submental vein)
7. **위갑상샘정맥**(상갑상선정맥, superior thyroid vein)
8. **앞목정맥**(전경정맥, anterior jugular)
9. **빗장밑정맥**(쇄골하정맥, subclavian vein)
10. **어깨위정맥**(견갑상정맥, suprascapular vein)
11. **속목정맥**(내경정맥, internal jugular vein)
12. **바깥목정맥**(외경정맥, external jugular vein)
13. **아래턱뒤정맥**(하악후정맥, retromandibular vein)
14. **척추정맥**(vertebral vein)
15. **뒤통수정맥**(후두정맥, occipital vein)
16. **뒤귓바퀴정맥**(후이개정맥, posterior auricular vein)
17. **얕은관자정맥**(천측두정맥, superficial temporal vein)

■ 경질막정맥굴 (p.134)

1. **위시상정맥굴**(상시상정맥동, superior sagittal sinus)
2. **아래시상정맥굴**(하시상정맥동, inferior sagittal sinus)
3. **해면정맥굴**(해면정맥동, carvenous sinus)
4. **나비마루정맥굴**(접형두정정맥동, sphenoparietal sinus)
5. **위바위정맥굴**(상추체정맥동, superior petrosal sinus)
6. **아래바위정맥굴**(하추체정맥동, inferior petrosal sinus)
7. **속목정맥**(내경정맥, internal jugular vein)
8. **구불정맥굴**(S상정맥동, sigmoid sinus)
9. **소뇌천막**(tentorium cerebelli)
10. **가로정맥굴**(횡정맥동, transverse sinus)
11. **정맥굴합류**(정맥동교회, confluence of the sinuses)
12. **곧은정맥굴**(직정맥동, straight sinus)
13. **목정맥구멍**(경정맥공, jugular foramen)
14. **대뇌낫**(대뇌겸, falx cerebri)

■ 팔의 주요 정맥 (p.135)

1. **빗장밑정맥**(쇄골하정맥, subclavian vein)
2. **겨드랑정맥**(액와정맥, axillary vein)
3. **노쪽피부정맥**(요골측피부정맥, cephalic vein)
4. **노정맥**(요골정맥, radial vein)
5. **자정맥**(척골정맥, ulnar vein)
6. **팔오금중간정맥**(정중주와정맥, median cubital vein)
7. **위팔정맥**(상완정맥, brachial vein)
8. **자쪽피부정맥**(척골측피부정맥, basilic vein)

■ 다리의 주요 정맥 (p.136)

1. **큰두렁정맥**(대복재정맥, great saphenous vein)
2. **뒤정강정맥**(후경골정맥, posterior tibial vein)
3. **작은두렁정맥**(소복재정맥, small saphenous vein)
4. **오금정맥**(슬와정맥, popliteal vein)
5. **넙다리정맥**(대퇴정맥, femoral vein)
6. **바깥엉덩정맥**(외장골정맥, external iliac vein)

■ 갈비사이동맥과 갈비사이정맥 (p.136)

1. **갈비사이정맥**(늑간정맥, intercostal vein)
2. **갈비사이동맥**(늑간동맥, intercostal artery)
3. **속가슴정맥**(내흉정맥, internal thoracic vein)
4. **속가슴동맥**(내흉동맥, internal thoracic artery)
5. **복장뼈**(흉골, sternum)
6. **가슴대동맥**(흉대동맥, thoracic aorta)
7. **홀정맥**(기정맥, azygos vein)

태아의 혈액순환

■ 태아의 심장과 혈액순환 (p.137)

1. **대동맥활**(대동맥궁, aortic arch)
2. **위대정맥**(상대정맥, superior vena cava)
3. **오른심방**(우심방, right atrium)
4. **타원구멍**(난원공, oval foramen)
5. **문맥**(portal vein)
6. **간**(liver)
7. **아래대정맥**(하대정맥, inferior vena cava)
8. **배꼽동맥**(제동맥, umbilical artery)
9. **태반**(placenta)
10. **배꼽정맥**(제정맥, umbilical vein)
11. **배꼽**(제, umbilicus)
12. **배대동맥**(복부대동맥, abdominal aorta)
13. **정맥관**(ductus venosus)
14. **오른심실**(우심실, right ventricle)
15. **왼심실**(좌심실, left ventricle)
16. **왼심방**(좌심방, left atrium)
17. **왼허파정맥**(좌폐정맥, left pulmonary vein)
18. **허파동맥**(폐동맥, pulmonary artery)
19. **동맥관**(ductus arteriosus)

인체의 림프계

■ 온몸의 림프관 주행 (p.138)

1. **목림프절**(경부림프절, cervical lymph node)
2. **목림프관줄기**(경림프본간, jugular trunk)
3. **빗장밑림프관줄기**(쇄골하림프본간, subclavian trunk)
4. **림프관줄기**(림프본간, lymphatic trunk)
5. **겨드랑림프절**(액와림프절, axillary lymph nodes)
6. **배림프절**(abdominal lymph nodes)
7. **샅고랑림프절**(서혜림프절, inguinal node)
8. **오금림프절**(슬와림프절, popliteal lymph nodes)
9. **가슴림프관팽대**(유미조, cisterna chili)
10. **가슴림프관**(흉관, thoracic duct)
11. **정맥각**(venous angle)

■ 목의 주요 림프절 (p.139)

1. **림프의 흐름**
2. **턱끝밑림프절**(이하림프절, submental lymph node)
3. **턱밑림프절**(악하림프절, submandibular lymph node)
4. **속목정맥**(내경정맥, internal jugular vein)
5. **빗장밑정맥**(쇄골하정맥, subclavian vein)
6. **가슴림프관**(흉관, thoracic duct)
7. **깊은목림프절**(심경부림프절, deep cervical lymph node)**의 아래부위**=아래깊은목림프절(inferior deep cervical lymph node)
8. **깊은목림프절**(심경부림프절, deep cervical lymph node)**의 위부위**=위깊은목림프절(superior deep cervical lymph node)
9. **얕은목림프절**(천경부림프절, superficial cervical lymph node)
10. **뒤통수림프절**(후두림프절, occipital lymph node)
11. **귀밑샘림프절**(이하선림프절, parotid node)
12. **귓바퀴뒤림프절**(이개후림프절, retroauricular lymph node)

림프조직의 구조

■ 림프관과 림프절 (p.140)

1. **림프관판막**(lymphatic valve)
2. **림프절**(lymph node)
3. **림프절**(lymph node)
4. **모세림프관**(lymphatic capillary)
5. **사이질액**(간질액, interstitial fluid)
6. **실핏줄**(모세혈관, capillary)
7. **림프구**(lymphocyte)

8. 작은창자의 점막(mucosa)
9. 중심림프관(central lacteal)
10. 림프소절(lymphatic nodule)
11. 정맥각(venous angle)
12. 속목정맥(내경정맥, internal jugular vein)
13. 림프관(lymphatic vessel)
14. 빗장밑정맥(쇄골하정맥, subclavian vein)
17. 기관샘(기관선, tracheal gland)
18. 점액층(slime layer)
19. 종자세포(germ cell)
20. 섬모(cilia)
21. 바닥세포(기저세포, basal cell)
22. 섬모원주상피(ciliated columnar epithelial cell)
23. 섬모상피(ciliated epithelium)

8장 호흡계

호흡계의 개요

■ 호흡기의 전경 (p.142)

1. 상기도(upper airway)
2. 하기도(lower airway)
3. 오른허파(우폐, right lung)
4. 갈비뼈(늑골, costa)
5. 갈비사이근(늑간근, intercostal muscle)
6. 가로막(횡격막, diaphragm)
7. 주기관지(main bronchus)
8. 왼허파(좌폐, left lung)
9. 기관(trachea)
10. 식도(esophagus)
11. 후두(larynx)
12. 인두(pharynx)
13. 코안(비강, nasal cavity)

■ 기관지의 구분과 가로절단면 (p.143)

1. 후두(larynx)
2. 기관(trachea)
3. 기관지(bronchus)
4. 세기관지(bronchiole)
5. 허파꽈리(폐포, alveoli)
6. 종말세기관지(terminal bronchiole)
7. 윤상인대(annular ligament)
8. 기관연골(tracheal cartilages)
9. 방패연골(갑상연골, thyroid cartilage)
10. 뒤벽(후벽, posterior wall)
11. 바깥막(외막, adventitia)
12. 기관근(tracheal muscle)
13. 기관연골(tracheal cartilages)
14. 기도 점막(airway mucosa)
15. 점막고유층(lamina propria mucosae)
16. 기도 상피(airway epithelium)

가슴의 내장

■ 가슴의 내장 (p.144)

1. 오른허파(우폐, right lung)
2. 위대정맥(상대정맥, superior vena cava)
3. 갈비뼈(늑골, costa)
4. 심장(heart)
5. 대동맥(aorta)
6. 왼허파(좌폐, left lung)
7. 기관(trachea)

■ 가슴의 단면 (p.145)

1. 식도(esophagus)
2. 오른허파 아래엽(하엽, inferior lobe)
3. 오른허파 중간엽(중엽, middle lobe)
4. 오른허파 위엽(상엽, superior lobe)
5. 심낭막(pericardium)
6. 섬유심장막(섬유성심막, fibrous pericardium)
7. 벽쪽심장막(벽측심막, parietal pericardium)
   (장막심장막, serous pericardium)
8. 내장쪽심장막(내장측심막, visceral pericardium)
9. 오른심방(right atrium)
10. 오른심실(right ventricle)
11. 복장뼈(흉골, sternum)
12. 왼심실(left ventricle)
13. 왼심방(left atrium)
14. 내장쪽가슴막(내장측흉막, visceral pleura)
15. 벽쪽가슴막(벽측흉막, parietal pleura)
16. 왼허파 위엽(상엽, superior lobe)
17. 대동맥(aorta)
18. 왼허파 아래엽(하엽, inferior lobe)
19. 척수(spinal cord)
20. 척추뼈(척추골, vertebra)

허파의 구조

■ 허파의 각 부위 명칭 (p.146)

1. 오른허파(우폐, right lung)

2. **허파꼭대기**(폐첨, apex of lung)
3. **위엽**(상엽, superior lobe)
4. **기관지**(bronchus)
5. **엽기관지**(lobar bronchus)
6. **수평틈새**(수평열, horizontal fissure)
7. **중간엽**(중엽, middle lobe)
8. **빗틈새**(경사열, oblique fissure)
9. **아래엽**(하엽, inferior lobe)
10. **허파바닥**(폐저, base of lung)
11. **아래모서리**(하연, inferior margin)
12. **아래엽**(하엽, inferior lobe)
13. **빗틈새**(경사열, oblique fissure)
14. **위엽**(상엽, superior lobe)
15. **허파문**(폐문, pulmonary hilum) **부위**
16. **앞모서리**(전연, anterior margin)
17. **기관**(trachea)
18. **왼허파**(좌폐, left lung)

호흡기전

■ 가로막 (p.147)

1. **대정맥구멍**(대정맥공, vena caval foramen)
2. **대동맥구멍**(aortic hiatus)
3. **척추세움근**(척주기립근, erector spinae muscle)
4. **큰허리근**(대요근, psoas major muscle)
5. **척추뼈**(척추골, vertebra)
6. **식도구멍**(esophageal hiatus)
7. **중심널힘줄**(건중심, central tendon)
8. **복장뼈**(흉골, sternum)

가스교환 기전

■ 허파꽈리의 구조 (p.148)

1. **종말세기관지**(terminal bronchiole)
2. **호흡세기관지**(respiratory bronchiole)
3. **허파동맥**(폐동맥, pulmonary artery)**의 가지**
4. **허파꽈리관**(폐포관, alveolar duct)
5. **허파꽈리방**(폐포방, alveolar atrium)
6. **허파꽈리의 모세혈관**(capillary)
7. **허파꽈리**(폐포, pulmonary alveolus)
8. **꽈리주머니**(폐포낭, alveolar sac)
9. **민무늬근육**(평활근, nonstriated muscle)
10. **허파정맥**(폐정맥, pulmonary vein)**의 가지**

9장 소화계

소화계의 개요

■ 소화에 관여하는 장기와 기관 (p.150)

1. **혀밑샘**(설하선, sublingual gland)
2. **턱밑샘**(악하선, submandibular gland)
3. **식도**(esophagus)
4. **간**(liver)
5. **쓸개**(담낭, gallbladder)
6. **작은창자**(소장, small intestine)
7. **항문**(anus)
8. **곧창자**(직장, rectum)
9. **큰창자**(대장, large intestine)
10. **이자**(췌장, pancreas)
11. **위**(stomach)
12. **인두**(pharynx)
13. **귀밑샘**(이하선, parotid gland)

이의 구조

■ 간니의 구조 (p.151)

1. **제2작은어금니**(second bicuspid)
2. **제1작은어금니**(제1소구치, first bicuspid)
3. **가쪽앞니**(측절치, lateral incisor)
4. **중심앞니**(중절치, central incisor)
5. **송곳니**(견치, canine)
6. **제1큰어금니**(제1대구치, first molar)
7. **제2큰어금니**(second molar)
8. **제3큰어금니**[third molar; **사랑니**(지치, wisdom tooth)]
9. **제3큰어금니**(third molar)
10. **제2큰어금니**(second molar)
11. **제1큰어금니**(first molar)
12. **가쪽앞니**(측절치, lateral incisor)
13. **중심앞니**(중절치, central incisor)
14. **송곳니**(견치, canine)
15. **제1작은어금니**(first bicuspid)
16. **제2작은어금니**(second bicuspid)

■ 이의 조직 (p.152)

1. **에나멜질**(사기질, enamel)
2. **상아질**(dentin)
3. **시멘트질**(cementum)
4. **정맥**(vein)

5. **동맥**(artery)
6. **신경**(nerve)
7. **이틀뼈**(치조골, alveolar bone)
8. **치아주위막**(치막, periodontal membrane)
9. **잇몸**(치은, gingiva)
10. **치아속질**(치수, dental pulp)
11. **치아머리**(치관, dental crown)
12. **치아뿌리**(치근, dental root)

목의 구조

■ 인두와 후두 (p.153)

1. **단단입천장**(경구개, hard palate)
2. **물렁입천장**(연구개, soft palate)
3. **혀**(tongue)
4. **목구멍편도**(구개편도, palatine tonsil)
5. **후두덮개**(후두개, epiglottis)
6. **목뿔뼈**(설골, hyoid bone)
7. **후두**(larynx)
8. **성대**(vocal cord)
9. **방패연골**(갑상연골, thyroid cartilage)
10. **반지연골**(윤상연골, cricoid cartilage)
11. **기관**(trachea)
12. **식도**(esophagus)
13. **후두인두**(하인두, hypopharynx)
14. **입인두**(중인두, oropharynx)
15. **코인두**(상인두, epipharynx)
16. **목젖**(구개수, palatine uvula)
17. **인두편도**(pharyngeal tonsil)
18. **귀관인두구멍**(이관인두구, pharyngeal orifice of auditory tube)

■ 후두의 단면 (p.154)

1. **성대인두**(vocal ligament)
2. **성대근**(vocal muscle)
3. **성대주름**(vocal fold)
4. **성대문**(성문, glottis)
5. **성대**(vocal cord)
6. **안뜰주름**(전정주름, vestibular fold)
7. **방패연골**(갑상연골, thyroid cartilage)
8. **후두덮개**(후두개, epiglottis)
9. **목젖**(구개수, palatine uvula)

■ 성대 (p.155)

1. **정중혀후두덮개주름**(정중설후두개주름, median glossoepiglottic fold)
2. **후두덮개**(후두개, epiglottis)
3. **안뜰주름**(전정주름, vestibular fold)
4. **성대주름**(vocal fold)
5. **성대문틈새**(성문열, rima glattidis)
6. **모뿔연골**(피열연골, arytenoid cartilage)**의 성대돌기** (vocal process)
7. **기관**(trachea)
8. **성대문틈새**(성문열, rima glattidis)

■ 귀관인두구멍 및 귀관의 구조 (p.156)

1. **귀관인두구멍**(이관인두구, pharyngeal orifice of auditory tube)
2. **귀관**(이관, auditory tube)
3. **가운데귀**(중이, middle ear)
4. **고막**(ear drum)
5. **입천장긴장근**(구개범장근, tensor veli palatini muscle)

배의 내장

■ 앞 배벽을 연 모습 (p.157)

1. **간**(liver) [**오른엽**(우엽, right lobe)]
2. **쓸개**(담낭, cholecyst)
3. **큰창자**(대장, large intestine) [**오름(잘록)창자**, 상행결장, ascending colon]
4. **작은창자**(소장, small intestine)
5. **큰그물막**(대망, greater omentum)
6. **위**(stomach)
7. **낫인대**(겸상인대, falciform ligament)
8. **간**(liver) [**왼엽**(좌엽, left lobe)]

■ 배막과 배막안 (p.158)

1. **아래대정맥**(하대정맥, inferior vena cava)
2. **가로막**(횡격막, diaphragm)
3. **벽쪽배막**(벽측복막, parietal peritoneum)
4. **내장쪽배막**(내장측복막, visceral peritoneum)
5. **배막안**(복막강, peritoneal cavity)
6. **간**(liver)
7. **위**(stomach)
8. **지라**(비장, spleen)
9. **왼콩팥**(좌신, left kidney)
10. **배대동맥**(복부대동맥, abdominal aorta)
11. **척추뼈**(척추골, vertebra)

■ 배막과 창자사이막 (p.159)

1. **가로막**(횡격막, diaphragm)
2. **작은그물막**(소망, lesser omentum)
3. **위**(stomach)
4. **큰그물막**(대망, greater omentum)

5. **내장쪽배막**(내장측복막, visceral peritoneum)
6. **벽쪽배막**(벽측복막, parietal peritoneum)
7. **방광**(bladder)
8. **자궁**(uterus)
9. **작은창자**(소장, small intestine)
10. **창자사이막뿌리**(장간막근, root of enterry)
11. **샘창자**(십이지장, duodenum)
12. **이자**(췌장, pancreas)
13. **그물막주머니**(망낭, omental bursa)
14. **간**(liver)
15. **간겹상인대**(coronary ligament of liver)

소화관의 위치관계와 기능

■ 위 · 작은창자 · 큰창자의 위치관계 (p.160)

1. **이자**(췌장, pancreas)
2. **큰창자**(대장, large intestine)
   [**가로(잘록)창자**, 횡행결장, transverse colon]
3. **큰창자**(대장) [**오름(잘록)창자**, 상행결장, ascending colon]
4. **작은창자**(소장, small intestine)
5. **곧창자**(직장, rectum)
6. **항문**(anus)
7. **큰창자**(대장)
   [**구불(잘록)창자**, S상결장, 구불결장, sigmoid colon]
8. **큰창자**(대장) [**내림잘록창자**(하행결장, descending colon)]
9. **위**(stomach)

위와 샘창자

■ 위와 샘창자의 구조 (p.161)

1. **모패임**(각절흔, angular notch)
2. **샘창자**(십이지장, duodenum)
3. **날문조임근**(유문괄약근, pyloric sphincter)
4. **날문**(유문, pylorus)
5. **작은샘창자유두**(소십이지장유두, lesser duodenal papilla)
6. **큰샘창자유두**(대십이지장유두, greater duodenal papilla)
7. **빗섬유**(사섬유, oblique fiber)
8. **돌림근육층**(윤주근층, circular muscle layer)
9. **세로근육층**(종주근층, longitudinal muscle layer)
10. **들문**(분문, cardia)
11. **식도**(esophagus)

위의 점막

■ 위벽의 구조 (p.162)

1. **줄기세포**(간세포, stem cell)
2. **덧세포**(보조세포, accessory cell)
3. **벽세포**(parietal cell)
4. **으뜸세포**(주세포, principal cell)
5. **세로근육층**(종주근층, longitudinal muscle layer)
6. **돌림근육층**(윤주근층, circular muscle layer)
7. **빗섬유**(사섬유, oblique fiber)
8. **점막밑조직**(점막하조직, submucous tissue)
9. **점막근육판**(점막근판, lamina muscularis mucosae)
10. **고유위샘**(고유위선, gastric gland proper)
11. **위 점막상피와 고유층**
12. **위소구역**(위소구, gastric area)
13. **위오목**(위소와, gastric pit)

■ 날문 부근의 벽 구조 (p.163)

1. **창자움**(장음와, intestinal crypt) [**창자샘**(장선, intestinal gland)]
2. **창자융모**(장융모, intestinal villi)
3. **샘창자샘**(십이지장선, duodenal gland)
4. **날문조임근**(유문괄약근, pyloric sphincter)
5. **점막근육판**(점막근판, lamina muscularis mucosae)
6. **점막밑조직**(점막하조직, submucous tissue)
7. **날문샘**(유문선, pyloric gland)
8. **고유층**(lamina propria)
9. **(점막)상피**(epithelium)
10. **위**(stomach)
11. **샘창자**(십이지장, duodenum)

작은창자의 구조

■ 작은창자의 단면 (p.164)

1. **근육층**(muscle layer)
2. **세로근육층**(종주근층, longitudinal muscle layer)
3. **돌림근육층**(윤주근층, circular muscle layer)
4. **돌림주름**(윤상주름, circular fold)
5. **점막밑조직**(점막하조직, submucous tissue)
6. **창자사이막**(장간막, mesentery)

■ 샘창자의 점막 (p.165)

1. **창자융모**(장융모, intestinal villi)
2. **샘창자샘**(십이지장선, duodenal gland)

■ 창자융모의 단면 (p.165)

3. **창자융모**(장융모, intestinal villi)
4. **창자움**[장음와, intestinal crypt; **창자샘**(장선, intestinal gland)]
5. **세동맥**(arteriole)
6. **세정맥**(venule)
7. **림프소절**(lymphatic nodule)
8. **림프관**(lymphatic vessel)

9. **배세포**(blastocyte)
10. **작은창자 상피세포**(enterocyte)
11. **미세융모**(microvilli)
12. **점액**(mucus)

큰창자 · 항문의 구조

■ 곧창자와 항문의 구조 (p.166)

1. **위곧창자가로주름**(상직장횡주름, superior transverse rectal fold)
2. **세로근육층**(종주근층, longitudinal muscle layer)
3. **돌림근육층**(윤주근층, circular muscle layer)
4. **곧은창자정맥얼기**(직장정맥총, rectal venous plexus)
5. **곧창자팽대**(직장팽대, rectal ampulla)
6. **항문관**(anal canal)
7. **피부밑정맥얼기**(피하정맥총, subcutaneous venous plexus)
8. **항문가리비**[항문즐, anal pectin; **치대**(hemorrhoidal zone)]
9. **바깥항문조임근**(외항문괄약근, sphincter ani externus muscle)
10. **속항문조임근**(내항문괄약근, sphincter ani internus muscle)
11. **아래곧창자가로주름**(하직장횡주름, inferior transverse rectal fold)
12. **항문올림근**(항문거근, levator ani muscle)
13. **항문기둥**(anal column)
14. **중간곧직장가로주름**(중직장횡주름, middle transverse rectal fold)

■ 막창자에서 곧창자까지의 구조 (p.167)

1. **잘록창자띠**(결장띠, taenia coli)
2. **오름(잘록)창자**(상행결장, ascending colon)
3. **돌막창자유두구멍**(회맹구, ileocecal opening)
4. **막창자**(맹장, cecum)
5. **막창자꼬리**(충수, vermiform appendix)
6. **작은창자**[small intestine; **돌창자**(회장, ileum)]
7. **반달주름**(반월주름, semilunar fold)
8. **복막주렁**(복막수, appendix epiploica)
9. **가로(잘록)창자**(횡행결장, transverse colon)
10. **구불(잘록)창자**(구불결장, S상결장, sigmoid colon)
11. **곧창자**(직장, rectum)
12. **항문**(anus)
13. **내림잘록창자**(하행결장, descending colon)

간의 구조

■ 간의 바닥면 (p.168)

1. **정맥관인대**(ligamentum venosum)
2. **위자국**(위압흔, gastric impression)
3. **문맥**(portal vein)
4. **고유간동맥**(proper hepatic artery)
5. **온쓸개관**(총담관, common bile duct)
6. **간문부**(porta hepatis)
7. **네모엽**(방형엽, quadrate lobe)
8. **쓸개**(담낭, cholecyst)
9. **잘록창자자국**(결장압흔, colic impression)
10. **콩팥자국**(신장압흔, renal impression)
11. **온간관**(총간관, common hepatic duct)
12. **무장막구역**(bare area)
13. **꼬리엽**(미상엽, caudate lobe)
14. **아래대정맥**(하대정맥, inferior vena cava)

■ 간과 문맥 (p.169)

1. **문맥**(portal vein)
2. **위창자간막정맥**(상장간막정맥, superior mesenteric vein)
3. **간**[liver; **오른엽**(우엽, right lobe)]
4. **오른주름창자정맥**(우결장정맥, right colic vein)
5. **돌주름창자정맥**(회결장정맥, ileocolic vein)
6. **구불주름창자정맥**(S상결장정맥, sigmoid vein)
7. **아래창자간막정맥**(하장간막정맥, inferior mesenteric vein)
8. **지라정맥**(비장정맥, splenic vein)
9. **왼위그물막정맥**(좌위대망정맥, left gastro-omentalepiploic vein)
10. **지라**(비장, spleen)
11. **위**(stomach)
12. **간**[liver; **왼엽**(좌엽, left lobe)]
13. **이자**(췌장, pancreas)
14. **간낫인대**(간겸상인대, falciform ligament of liver)

■ 간소엽의 구조 (p.170)

1. **굴모세혈관**(동모양모세혈관, sinusoidal capillary)
   [**굴모양혈관**(유동, sinusoid)]
2. **쿠퍼세포**(별큰포식세포, Kupffer's cell)
3. **중심정맥**(central vein)
4. **간세포**(hepatocyte)
5. **간세동이**(간삼조, hepatic triad)
6. **소엽사이동맥**(소엽간동맥, interlobular artery)
7. **소엽사이정맥**(소엽간정맥, interlobular vein)
8. **소엽사이쓸개관**(소엽간담관, interlobular bile duct)

쓸개의 구조

■ 쓸개와 쓸개로 (p.171)

1. **쓸개몸통**(담낭체, body of gallbladder)
2. **쓸개바닥**(담낭저, fundus of gallbladder)
3. **작은샘창자유두**(소십이지장유두, lesser duodenal papilla)
4. **큰샘창자유두**(대십이지장유두, greater duodenal papilla)
   [**파터유두**(papillar of Vater)]
5. **샘창자 내림부분**(십이지장 하행부, descending part of duodenum)

6. 덧이자관(부췌관, accessory pancreatic duct)
7. 이자관(췌관, pancreatic duct)
8. 이자(췌장, pancreas)
9. 온쓸개관(총담관, common bile duct)
10. 온간관(총간관, common hepatic duct)
11. 쓸개주머니관(담낭관, cystic duct)

10 장 감각계

피부의 구조

■ 표피의 구조 (p.174)

1. 각질층 (horny layer)
2. 투명층(clear layer)
3. 과립층(granular layer)
4. 가시층(유극층, spinous layer)
5. 바닥층(기저층, basal layer)

■ 피부의 구조와 부속기 (p.175)

1. 표피(epidermis)
2. 진피(dermis)
3. 피부밑조직(피하조직, hypodermis)
4. 혈관(blood vessel)
5. 털세움근(입모근, piloerector muscle)
6. 털낭(모낭, pilar cyst)
7. 아포크린샘(부분분비샘, apocrine gland)
8. 마이스너소체(Meissner's corpuscle)
9. 진피유두(dermal papilla)
10. 모세혈관(실핏줄, capillary)
11. 피부기름샘(피지선, sebaceous gland)
12. 땀구멍(sweat pore)
13. 피부능선(cutaneous ridge)
14. 피부고랑(cutaneous sulci)
15. 땀샘(한선, sudoriferous gland)
16. 에크린샘(에크린선, eccrine gland)
17. 털뿌리(모근, root of hair)
18. 피부밑지방(피하지방, hypodermic fat)

■ 털의 구조 (p.176)

1. 털껍질(모소피, hair cuticle)
2. 털겉질(모피질, hair cortex)
3. 털속질(모수질, hair medulla)
4. 털망울(모구, hair bulb)
5. 털유두(모유두, hair papilla)
6. 털바탕질(모기질, hair matrix)
7. 결합조직성 털낭
8. 상피성 털낭(모낭, pilar cyst)
9. 털세움근(입모근, piloerector muscle)
10. 털피지샘(모낭지선, pilosebaseous gland)

■ 손발톱의 각 부위 명칭과 구조 (p.176)

11. 손(발)톱판(조갑판, nail plate)
12. 반달(반월, lunula)
13. 손발톱위허물(조상막, eponychium)
14. 가락뼈(지골, phalanx)
15. 손발톱바탕질(조갑기질, nail matrix)
16. 손발톱바닥(조상, nail bed)
17. 손(발)톱판
18. 손발톱뿌리(조갑근, nail root)

피부의 기능

■ 다양한 감각수용기 (p.177)

1. 메르켈소체(Merkel's corpuscle)
2. 열수용기(heat receptor)
3. 냉각수용기(cold receptor)
4. 메르켈소체(Merkel's corpuscle)
5. 마이스너소체(Meissner's corpuscle)
6. 털의 감각기
7. 자유신경종말(free nerve ending)
8. 파터-파치니소체(Vater-Pacinian corpuscle)
9. 루피니소체(Ruffini corpuscle)

눈의 구조

■ 눈알과 그 주변의 구조 (p.178)

1. 눈썹(eyebrow)
2. 눈확가로막(안와격막, orbital septum)
3. 마이봄샘(마이봄선, meibomian gland)
4. 위눈꺼풀(상안검, upper eyelid)
5. 속눈썹(eyelash)
6. 동공(pupil)
7. 각막(cornea)
8. 수정체(crystalline lens)
9. 섬모체근(모양체근, ciliary muscle)
10. 아래눈꺼풀(하안검, lower eyelid)
11. 결막(conjunctiva)
12. 섬모체(모양체, ciliary body)
13. 홍채(iris)
14. 맥락막(얼킴막, choroids)
15. 흰자위막(공막, sclera)

16. **망막**(retina)
17. **아래곧은근**(하직근, inferior rectus muscle)
18. **아래빗근**(하사근, inferior oblique muscle)
19. **시신경유두**(optic disk)
20. **시신경**(optic nerve)
21. **망막중심동맥**(central retinal artery)
22. **황반**(macula lutea)
23. **유리체**(초자체, vitreous body)
24. **위곧은근**(상직근, superior rectus muscle)
25. **눈꺼풀올림근**(안검거근, levator palpebrae superioris muscle)

■ 눈방수의 흐름 (p.179)

1. **각막**(cornea)
2. **앞방**(전방, anterior chamber)
3. **홍채**(iris)
4. **폰타나강**(space of Fontana)
5. **슐렘관**(Schlemm's canal)
   [**공막정맥굴**(공막정맥동, scleral venous sinus)]
6. **결막**(conjunctiva)
7. **공막위정맥**(공막상정맥, episcleral vein)
8. **흰자위막**(공막, sclera)
9. **섬모체띠섬유**(모양체소대, zonular fiber)
10. **섬모체**(모양체, ciliary body)
11. **뒷방**(후방, posterior chamber)
12. **수정체**(crystalline lens)
13. **눈물샘**(lacrimal gland)
14. **배출관**(drain)
15. **눈물소관**(누소관, lacrimal canaliculus)
16. **눈물점**(누점, lacrimal punctum)
17. **눈물주머니**(누낭, dacryocyst)
18. **코눈물관**(비루관, nasolacrimal duct)
19. **코안**(비강, nasal cavity)

사물이 보이는 기전

■ 눈알을 움직이는 근육 (p.180)

1. **도드래**(활차, trochlear)
2. **위빗근**(상사근, superior oblique muscle)
3. **아래빗근**(하사근, inferior oblique muscle)
4. **아래곧은근**(하직근, inferior rectus muscle)
5. **가쪽곧은근**(외측직근, lateral rectus muscle)
6. **안쪽곧은근**(내측직근, medial rectus muscle)
7. **위곧은근**(상직근, superior rectus muscle)

■ 망막의 구조 (p.180)

8. **망막**(retina)
9. **맥락막**(얼킴막, choroids)
10. **흰자위막**(공막, sclera)
11. **신경절세포층**(ganglionic layer)
12. **막대 · 원뿔세포층**(layer of rods and cones)
13. **색소상피층**(pigmented layer)
14. **신경섬유**(nerve fiber)
15. **신경절세포**(신경세포, ganglion cell)
16. **수평세포**(horizontal cell)
17. **두극세포**(양극세포, bipolar cell)
18. **원뿔세포**(cone cell)
19. **막대세포**(rod cell)
20. **시각세포**(visual cell)
21. **색소상피세포**(pigment epithelial cell)

귀의 구조

■ 귓바퀴의 각 부위 명칭 (p.181)

1. **귓바퀴**(이개, auricle)
2. **맞구슬**(대주, antitragus)
3. **귓볼**(이수, lobule of auricle)
4. **귀구슬**(이주, tragus)
5. **바깥귀길**(외이도, external auditory canal)
   [**바깥귓구멍**(외이공, external acoustic pore)]
6. **세로오목**(삼각와, triangular depression)

■ 바깥귀 · 가운데귀 · 속귀의 구조 (p.182)

1. **귓바퀴**(이개, auricle)
2. **바깥귀길**(외이도, external auditory canal)
3. **망치뼈**(추골, malleus)
4. **모루뼈**(침골, incus)
5. **등자뼈**(등골, stapes)
6. **귓속뼈**(이소골, auditory ossicle)
7. **반고리관**(반규관, semicircular duct)
8. **달팽이**(와우, cochlea)
9. **안뜰**(전정, vestibule)
10. **고실**(mesotympanum)
11. **고막**(ear drum)
12. **귀관**(이관, auditory tube)
13. **속귀**(내이, inner ear)
14. **가운데귀**(중이, middle ear)
15. **바깥귀**(외이, external ear)

소리가 전달되는 기전

■ 소리의 전달 방법 (p.183)

1. **망치뼈**(추골, malleus)
2. **모루뼈**(침골, incus)

3. **등자뼈**(등골, stapes)
4. **고막**(ear drum)
5. **달팽이창/둥근창**(와우창)
6. **귀관**(이관)
7. **고실계단**
8. **달팽이관**(와우관)
9. **안뜰계단**(전정계단)
10. **안뜰창**(전정창, 난원창, fenestra vestibuli, oval window)

■ 달팽이의 구조 (p.184)

1. **반고리관**(반규관, semicircular duct)
2. **앞반고리관**(전반규관, anterior semicircular duct)
3. **가쪽반고리관**(외측반규관, lateral semicircular duct)
4. **뒤반고리관**(후반규관, posterior semicircular duct)
5. **달팽이창/둥근창**(와우창 fenestra cochleae/rotunda, round window)
6. **고실계단**(scala tympani)
7. **달팽이관**(와우관, cochlear duct)
8. **안뜰계단**(전정계단, scala vestibule)
9. **등자뼈**(등골, stapes)

■ 달팽이의 단면 (p.184)

10. **안뜰계단**(전정계단, scala vestibule)
11. **고실계단**(scala tympani)
12. **림프액의 진동**
13. **달팽이신경**(와우신경, cochlear nerve)
14. **달팽이관**(와우관, cochlear duct)
15. **달팽이꼭대기**(와우정, apex of cochlea)

■ 달팽이관의 단면 (p.185)

1. **라이스너막**(Reissner's membrane)
2. **덮개막**(피개막, tectorial membrane)
3. **달팽이신경**(와우신경, cochlear nerve)
4. **나선기관**(코르티기관, organ of Corti)
5. **고실계단**(scala tympani)
6. **바닥판**(기저판, basal plate)
7. **달팽이관**(와우관, cochlear duct)
8. **안뜰계단**(전정계단, scala vestibule)

■ 코르티기관의 구조 (p.185)

9. **속털세포**(내유모세포, inner hair cell)
10. **달팽이신경**(와우신경, cochlear nerve)
11. **나선판가장자리**(spiral limbus)
12. **속나선고랑**(내나선구, inner spiral sulcus)
13. **코르티터널**(Corti's tunnel)
14. **바닥판**(기저판, basal plate)
15. **바깥털세포**(외유모세포, outer hair cell)
16. **부동섬모**(stereocilium)
17. **덮개막**(피개막, tectorial membrane)

코의 구조

■ 코의 구조 (p.186)

1. **이마굴**(전두동, frontal sinus)
2. **코안**(비강, nasal cavity)
3. **위콧길**(상비도, superior nasal meatus)
4. **중간콧길**(중비도, middle nasal meatus)
5. **아래콧길**(하비도, inferior nasal meatus)
6. **코안뜰**(비전정, nasal vestibule)
7. **콧구멍**(비공, nostril)
8. **입안**(구강, oral cavity)
9. **귀관인두구멍**(이관인두구, pharyngeal orifice of auditory tube)
10. **아래코선반**(하비갑개, inferior nasal concha)
11. **중간코선반**(중비갑개, middle nasal concha)
12. **위코선반**(상비갑개, superior nasal concha)
13. **나비굴**(접형동, sphenoidal sinus)
14. **체판**(사판, cribriform plate)

■ 코곁굴의 위치 (p.187)

1. **이마굴**(전두동, frontal sinus)
2. **나비굴**(접형동, sphenoidal sinus)
3. **벌집굴**(사골동, ethmoid sinus)
4. **위턱굴**(상악동, maxillary sinus)
5. **코사이막**(비중격, nasal septum)
6. **코안**(비강, nasal cavity)
7. **벌집굴**(사골동, ethmoid sinus)
8. **나비굴**(접형동, sphenoidal sinus)

냄새를 느끼는 기전

■ 코곁굴이 열리는 장소 (p.188)

1. **이마굴**(전두동, frontal sinus)
2. **이마굴의 구멍**
3. **위턱굴의 구멍**
4. **위턱굴**(상악동, maxillary sinus)
5. **코눈물관**(비루관, lacrimal canal)**의 구멍**
6. **귀관인두구멍**(이관인두구, pharyngeal orifice of auditory tube)
7. **나비굴**(접형동, sphenoidal sinus)
8. **나비굴의 구멍**
9. **벌집굴 뒤부위의 구멍**
10. **벌집굴 앞·중간부위의 구멍**
11. **벌집굴**(사골동, ethmoid sinus)

■ 후각자극의 전달방법 (p.189)

1. **후각망울**(후구, olfactory bulb)
2. **후각상피**(olfactory epithelium)
3. **점액**(mucus)
4. **냄새털**(후각모, olfactory hair)
5. **버팀세포**(지지세포, supporting cell)
6. **후각세포**(olfactory cell)
7. **바닥세포**(기저세포, basal cell)
8. **후각샘**(후선, olfactory gland)
9. **벌집뼈**(사골, ethmoid bone)**의 체판**(사판, cribriform plate)
10. **후각신경**(olfactory nerve)
11. **코안**(비강, nasal cavity)
12. **후각상피**(olfactory epithelium)
13. **후각로**(후삭, olfactory tract)
14. **후각망울**(후구, olfactory bulb)

입의 구조

■ 입의 각 부위 명칭 (p.190)

1. **위입술**(상순, upper labium)
2. **잇몸**(치은, gum)
3. **이**(teeth)
4. **단단입천장**(경구개, hard palate)
5. **물렁입천장**(연구개, soft palate)
6. **목젖**(구개수, palatine uvula)
7. **혀**(tongue)
8. **입안뜰**(구강전정, oral vestibule)
9. **아래입술**(하순, lower labium)
10. **목구멍**(구협, facuces)
11. **목구멍편도**(구개편도, palatine tonsil)
12. **인중**(philtrum)
13. **입꼬리**(구각, oral angle)
14. **입술틈새**(구강열, oral fissure)
15. **아래입술**
16. **위입술**
17. **입술**(labium)
18. **코입술선**(비순구, nasolabial line)

■ 침샘 (p.191)

1. **혀밑샘**(설하선, sublingual gland)
2. **턱밑샘관**(악하선관, submandibular duct)
3. **턱밑샘**(악하선, submandibular gland)
4. **깨물근**(교근, masseter muscle)
5. **귀밑샘**(이하선, parotid gland)

■ 침샘의 구조 (p.191)

6. **샘꽈리**(세엽, glandular acinus)
7. **장액세포**(serous cell)
8. **점액세포**(mucous cell)
9. **사이질부분**(interstitial ortion)
10. **줄무늬부분**(striated portion)
11. **도관**(duct)

맛을 느끼는 기전

■ 혀의 각 부위 명칭과 맛봉오리의 분포 (p.192)

1. **유두고랑**(유두구, papillary groove)
2. **맛봉오리**(미뢰, taste bud)
3. **장액샘**(에브너선, Ebner's glands)
4. **맛봉오리**(미뢰, taste bud)
5. **장액샘**(장액선, serous gland)
6. **후두덮개**(후두개, epiglottis)
7. **혀막구멍**(설맹공, foramen cecum of tongue)
8. **성곽유두**(유곽유두, vallate papilla)
9. **잎새유두**(엽상유두, papillae foliate)
10. **버섯유두**(심상유두, fungiform papilla)
11. **실유두**(사상유두, filliform papilla)
12. **정중고랑**(정중구, median sulcus)
13. **혀끝**(설첨, apex of tongue)
14. **혀몸통**(설체, body of tongue)
15. **혀뿌리**(설근, lingual root)
16. **목구멍편도**(구개편도, palatine tonsil)
17. **혀편도**(설편도, lingual tonsil)

11장 비뇨계

비뇨계의 개요

■ 비뇨기의 전체 (p.194)

1. **콩팥동맥**(신장동맥, renal artery)
2. **콩팥정맥**(신장정맥, renal vein)
3. **방광**(bladder)
4. **요도**(urethra)
5. **바깥요도구멍**(외요도구, external urethral opening)
6. **바깥요도조임근**(외요도괄약근, external urethral sphincter)
7. **속요도조임근**(내요도괄약근, internal urethral sphincter)
8. **속요도구멍**(내요도구, internal urethral opening)
9. **방광삼각**(vesical trigone)
10. **요관구멍**(요관구, ureteral opening)
11. **요관**(ureter)
12. **콩팥**(신장, kidney)
13. **배대동맥**(복부대동맥, abdominal aorta)
14. **아래대정맥**(하대정맥, inferior vena cava)

■ 남성의 요로 (p.195)

1. **오른콩팥**(우신, right kidney)
2. **요관**(ureter)
3. **요관구멍**(요관구, ureteral opening)
4. **방광**(bladder)
5. **음경해면체**(corpus cavernosum penis)
6. **요도**(urethra)
7. **음낭**(scrotum)
8. **고환**(testis)
9. **부고환**(epididymis)
10. **요도해면체**(corpus spongiosum penis)
11. **망울요도샘**(구요도선, bulbourethral gland)
12. **사정관**(ejaculatory duct)
13. **전립샘**(전립선, prostate gland)
14. **정낭**(seminal vesicle)
15. **정관**(vas deferens)

■ 여성의 요로 (p.195)

16. **요관**(ureter)
17. **방광**(bladder)
18. **요관구멍**(요관구, ureteral opening)
19. **요도**(urethra)
20. **음핵**(clitoris)
21. **대음순**(labium major)
22. **소음순**(labium minor)
23. **질**(vagina)
24. **자궁**(uterus)
25. **난소**(ovary)
26. **자궁관**(난관, uterine tube)
27. **오른콩팥**(우신, right kidney)

콩팥의 구조

■ 콩팥의 내부 구조 (p.196)

1. **위끝**(상단, superior extremity)
2. **콩팥엽**(신엽, renal lobe)
3. **안쪽모서리**(내측연, medial border)
4. **콩팥문**(신문, renal hilum)
5. **콩팥동맥**(신장동맥, renal artery)
6. **콩팥정맥**(신장정맥, renal vein)
7. **요관**(ureter)
8. **아래끝**(하단, inferior extremity)
9. **콩팥깔때기**(신우, renal pelvis)
10. **콩팥잔**(신배, calyx)
11. **가쪽모서리**(외측연, lateral border)
12. **콩팥겉질**(신피질, renal cortex)
13. **콩팥속질**(신수질, renal medulla)
14. **콩팥유두**(신유두, renal papilla)
15. **콩팥피라미드**(신추체, renal pyramid)
16. **피막**(capsule)
17. **활꼴정맥**(궁상정맥, arcuate vein)
18. **활꼴동맥**(궁상동맥, arcuate artery)

■ 콩팥의 겉질과 속질의 구조 (p.197)

1. **콩팥겉질**(신피질, renal cortex)
2. **콩팥속질**(신수질, renal medulla)
3. **헨레고리**(콩팥세관고리, Henle's loop)
4. **집합관**(collecting duct)
5. **엽사이동맥**(엽간동맥, interlobar artery)
6. **엽사이정맥**(엽간정맥, interlobar vein)
7. **활꼴동맥**(궁상동맥, arcuate artery)
8. **활꼴정맥**(궁상정맥, arcuate vein)
9. **소엽사이정맥**(소엽간정맥, interlobular vein)
10. **소엽사이동맥**(소엽간동맥, interlobular artery)
11. **콩팥소체**(신소체, renal corpuscle)
12. **요세관**(uriniferous tubule)

소변을 만드는 기전

■ 콩팥단위의 구조 (p.198)

1. **날세동맥**(수출세동맥, efferent arteriole)
2. **들세동맥**(수입세동맥, afferent arteriole)
3. **소엽사이정맥**(소엽간정맥, interlobular vein)
4. **소엽사이동맥**(소엽간동맥, interlobular artery)
5. **활꼴동맥**(궁상동맥, arcuate artery)
6. **활꼴정맥**(궁상정맥, arcuate vein)
7. **헨레고리**(콩팥세관고리, Henle's loop)
8. **집합관**(collecting duct)
9. **토리쪽세관**(근위요세관, proximal tubule)
10. **먼쪽세관**(원위요세관, distal tubule)
11. **콩팥소체**(신소체, renal corpuscle)

■ 콩팥소체의 구조 (p.199)

1. **먼쪽세관**(원위요세관)
2. **날세동맥 · 들세동맥**(수출세동맥 · 수입세동맥)
3. **토리곁장치**(사구체옆장치, juxtaglomerular apparatus)
4. **혈관극**(vascular pole)
5. **토리**(사구체, glomerulus)
6. **토리주머니**(사구체주머니, glomerular capsule)
7. **요세관극**(urinary pole)
8. **토리쪽세관**(근위요세관)

방광과 배뇨반사

■ 배뇨반사기전 (p.200)

1. **요관구멍**(요관구, ureteral opening)
2. **요관**(ureter)
3. **속요도구멍**(내요도구, internal urethral opening)
4. **방광**(bladder)
5. **방광벽의 민무늬근육**[방광배뇨근(detrusor vesicae muscle)]
6. **속요도조임근**(내요도괄약근, internal urethral sphincter)
7. **바깥요도조임근**(외요도괄약근, external urethral sphincter)
8. **음부신경**(pudendal nerve)
9. **골반내장신경**(pelvic splanchnic nerve)
10. **아랫배신경**(하복신경, hypogastric nerve)
11. **배뇨중추**(micturition center)
12. **척수**(spinal cord)
13. **대뇌**(cerebrum)

12 장 생식계

남성 생식기

■ 남성 생식기의 각 부위 명칭 (p.202)

1. **전립샘**(전립선, prostate gland)
2. **방광**(bladder)
3. **두덩뼈**(치골, pubis)
4. **음경**(penis)
5. **음경해면체**(corpus cavernosum penis)
6. **요도**(urethra)
7. **요도해면체**(corpus spongiosum penis)
8. **음경귀두**(glans penis)
9. **바깥요도구멍**(외요도구, external urethral opening)
10. **음낭**(scrotum)
11. **고환집막**(tunica vaginalis)
12. **고환**(testis)
13. **부고환**(epididymis)
14. **요도망울**(요도구, urethral bulb)
15. **망울요도샘**(구요도선, bulbourethral gland)
16. **정낭**(seminal vesicle)
17. **정관팽대부**(ampulla ductus deferentis)
18. **사정관**(ejaculatory duct)

■ 남성 생식기의 각 부위 명칭 (p.203)

1. **요관**(ureter)
2. **요도둔덕**(정구, verumontanum)
3. **샅굴**(서혜관, inguinal canal)
4. **사정관**(ejaculatory duct) **출구**
5. **전립샘**(전립선, prostate gland)
6. **바깥요도조임근**(외요도괄약근, external urethral sphincter)
7. **음경**(penis)
8. **음경해면체**(corpus cavernosum penis)
9. **외요도구**(바깥요도구멍, external urethral opening)
10. **고환**(testis)
11. **부고환**(epididymis)
12. **요도**(urethra)
13. **음경다리**(음경각, crus of penis)
14. **망울요도샘**(구요도선, bulbourethral gland)
15. **사정관**(ejaculatory duct)
16. **정관팽대부**(ampulla ductus deferentis)
17. **정관**(vas deferens)
18. **방광**(bladder)

■ 고환의 구조 (p.204)

1. **부고환**(epididymis)
2. **고환날세관**(고환수출관, ductulus efferens testis)
3. **고환세로칸**(고환종격, mediastinum testis)
4. **고리정세관**(looped seminiferous tubule)
5. **고환소엽**(lobule of testis)
6. **백색막**(tunica albuginea)
7. **고환그물**(고환망, rete testis)
8. **정관**(vas deferens)
9. **덩굴정맥얼기**(만상정맥총, pampiniform plexus)
10. **고환동맥**(testicular artery)

■ 정자의 구조 (p.205)

1. **머리**(head)
2. **목**(neck)
3. **중간**(middle)
4. **꼬리**(tail)
5. **미토콘드리아**(사립체, mitochondria)
6. **핵**(nucleus)
7. **첨단체**(acrosome)

■ 고리정세관의 구조 (p.205)

8. **바닥막**(기저막, basement membrane)
9. **세르톨리세포**(Sertoli cell)
10. **2차 정모세포**(secondary spermatocyte)
11. **정자**(sperm)
12. **정자세포**(spermatid)
13. **1차 정모세포**(primary spermatocyte)
14. **정조세포**(spermatogonium)

여성 생식기

■ 여성 생식기의 각 부위 명칭 (p.206)

1. 자궁관(난관, uterine tube)
2. 자궁(uterus)
3. 방광(bladder)
4. 두덩뼈(치골, pubis)
5. 불두덩(치구, mons pubis)
6. 음핵(clitoris)
7. 대음순(labium major)
8. 소음순(labium minor)
9. 질구멍(질구, vaginal orifice)
10. 질(vagina)
11. 더글라스와(곧창자자궁오목, retrouterine pouch)
12. 곧창자(직장, rectum)
13. 자궁관술(난관채, fimbriae of uterine tube)
14. 난소(ovary)

■ 여성 속생식기관의 각 부위 명칭 (p.207)

1. 자궁관팽대(난관팽대, ampulla of uterine tube)
2. 자궁관복강구멍(난관복강구, abdominal opening of uterine tube)
3. 자궁관술(난관채, fimbriae of uterine tube)
4. 자궁관잘록(난관협부, tubal isthmus)
5. 고유난소인대(고유난소삭, proper ovarian ligament)
6. 자궁바깥구멍(외자궁구, external os of uterus)
7. 질(vagina)
8. 자궁몸통(자궁체, uterine body)
9. 자궁바닥(자궁저, uterine fundus)
10. 자궁관깔때기(난관누두, infundibulum of uterine tube)
11. 난소위체(난소상체, epoophoron)
12. 자궁관(난관, uterine tube)
13. 난소(ovary)
14. 자궁넓은인대(자궁광인대, broad ligament)
15. 자궁목(자궁경부, uterine cervix)

■ 음부의 각 부위 명칭 (p.208)

1. 불두덩(치구, mons pubis)
2. 대음순(labium major)
3. 소음순(labium minor)
4. 항문(anus)
5. 샅(회음, perineum)
6. 질구멍(질구, vaginal orifice)
7. 질어귀(질전정, vestibule)
8. 바깥요도구멍(외요도구, external urethral opening)
9. 음핵(clitoris)

■ 음부 주변의 근육 (p.210~211)

1. 질어귀망울(전정구, vestibular bulb)
2. 궁둥뼈결절(좌골결절, ischial tuberosity)
3. 항문꼬리인대(항문미골인대, anococcygeal ligament)
4. 큰볼기근(대둔근, gluteus maximus muscle)
5. 엉덩꼬리근(장미골근, iliococcygeus muscle)
6. 두덩꼬리근(치골미골근, pubococcygeus muscle)
7. 항문올림근(항문거근, levator ani muscle)
8. 바깥항문조임근(외항문괄약근, sphincter ani externus muscle)
9. 망울해면체근(구해면체근, bulbocavernosus muscle)
10. 깊은샅가로근(심횡회음근, deep transverse perineal muscle)

수정 기전

■ 수정란의 성장 (p.210~211)

1. 자궁(uterus)
2. 오디배(상실배, morula)
3. 4세포기(4 cell stage)
4. 2세포기(2 cell stage)
5. 난할의 시작
6. 자궁관(난관, uterine tube)
7. 수정(fertilization)
8. 정자(sperm)
9. 착상(nidation)
10. 자궁속막(자궁내막, endometrium)
11. 원시난포(primordial follicle)
12. 1차 난포(primary follicle)
13. 2차 난포(secondary follicle)
14. 성숙난포(삼차난포, graafian follicle)
15. 황체(corpus luteum)
16. 자궁관깔때기(난관누두, infundibulum of uterine tube)
17. 배출된 난자(ovum)
18. 난소(ovary)
19. 난포세포더미(난구, oosphere)
20. 성숙난자(난세포, ootid)
21. 투명띠(투명대, zona pellucida)
22. 부챗살관(방선관, corona radiata)

■ 태아와 태반 (p.212)

1. 태반(placenta)
2. 자궁(uterus)
3. 자궁벽(uterine wall)
4. 탯줄(제대, umbilical cord)
5. 배곧은근(복직근, rectus abdominis muscle)
6. 태아(fetus)
7. 자궁목(자궁경부, uterine cervix)

젖의 구조

■ 젖의 각 부위 명칭 (p.213)

1. **젖꽃판**(유륜, areola)
2. **젖꼭지**(유두, mammary papilla)
3. **젖**(유방, breast)

■ 젖 주위의 림프절 (p.214)

1. **빗장위림프절**(쇄골상림프절, supraclavicular node)
2. **안쪽유방림프절**(internal mammary lymph node)
3. **젖조직**(유방조직, breast tissue)
4. **가쪽겨드랑림프절**(lateral axillary lymph nodes)
5. **가슴근겨드랑림프절**(흉근액와림프절, pectoral axillary lymph nodes)
6. **겨드랑림프절**(액와림프절, axillary lymph nodes)

■ 젖의 구조 (p.214)

7. **큰가슴근**(대흉근, pectoralis major muscle)
8. **지방조직**(adipose tissue)
9. **젖세관**(ductule)
10. **젖샘관**(유관, galactophore)
11. **젖샘관팽대**(유관동, lactiferous sinus)
12. **젖꼭지구멍**(papillary foramen)
13. **샘꽈리**(선세엽, glandular acinus)
14. **젖샘엽**(유선엽, lobes of mammary gland)
15. **갈비뼈**(늑골, costa)

저자

김항래 서울대학교 의과대학 교수

교육 》

· 1995년 서울대학교 수의과대학 졸업(학사)
· 1997년 서울대학교 대학원 의학과 졸업(석사)
· 2004년 서울대학교 대학원 의학과 졸업(박사)

경력 》

· 1998~1999 서울대학교 의과대학 조교
· 1999~2004 바이오니아, 분자진단연구소 책임연구원(팀장)
· 2004~2008 예일대학교 의과대학 박사후연구원
· 2008~현재 서울대학교 의과대학 해부학교실 조교수

Board Certification and Membership 》

· 2009~ 현재 대한실험동물학회 편집위원
· 2009~ 현재 미국면역학회 정회원
· 1995~ 현재 대한면역학회 정회원
· 2011~ 현재 독성학회 편집위원

개정판

인체해부학 컬러링 실습노트

2023년 02월 01일 인쇄
2023년 02월 10일 발행

저　　자 김항래
일　　러 강서구
발 행 인 김지연
발 행 처 도서출판 의학서원
등록번호 제 406-00047 호
주　　소 인천광역시 연수구 송도미래로 30 송도스마트밸리 지식산업센터 D동 504호
Tel 032) 816-8070(代) Fax 032) 837-5808
홈페이지 www.dhsw.co.kr
정　　가 25,000 원
I S B N 979-11-6308-020-6 93510

Human Anatomy Coloring Book Note